中医历代名家学术研究丛书

主编 潘桂娟

马淑然 编著

丁甘仁

Academic Research Series of Famous
Doctors of Traditional Chinese
Medicine through the Ages

"十三五"国家重点图书出版规划项目

中国中医药出版社

· 北 京 ·

图书在版编目（CIP）数据

中医历代名家学术研究丛书.丁甘仁/潘桂娟主编；马淑然编
著.—北京：中国中医药出版社，2017.9
ISBN 978-7-5132-3688-1

Ⅰ.①中…　Ⅱ.①潘…②马…　Ⅲ.①中医临床－经验－中
国－近代　Ⅳ.①R249.1

中国版本图书馆 CIP 数据核字（2016）第 250319 号

中国中医药出版社出版

北京市朝阳区北三环东路 28 号易亨大厦 16 层
邮政编码　100013
传真　010 64405750
河北新华第二印刷有限责任公司印刷
各地新华书店经销

开本 880×1230　1/32　印张 9　字数 230 千字
2017 年 9 月第 1 版　2017 年 9 月第 1 次印刷
书号　ISBN 978－7－5132－3688－1

定价　45.00 元
网址　www.cptcm.com

社 长 热 线　010-64405720
购 书 热 线　010-89535836
侵 权 打 假　010-64405753

微信服务号　zgzyycbs
微商城网址　https://kdt.im/LIdUGr
官 方 微 博　http://e.weibo.com/cptcm
天猫旗舰店网址　https://zgzyycbs.tmall.com

如有印装质量问题请与本社出版部联系（010 64405510）

项目来源及国家重点图书出版计划

2005 年度国家"973"计划课题"中医理论体系框架结构与内涵研究"（编号：2005CB532503）

2009 年度科技部基础性工作专项重点项目"中医药古籍与方志的文献整理"（编号：2009FY120300）子课题"古代医家学术思想与诊疗经验研究"

2013 年度国家"973"计划项目"中医理论体系框架结构研究"（编号：2013CB532000）

国家中医药管理局重点研究室"中医理论体系结构与内涵研究室"建设规划

"十三五"国家重点图书、音像、电子出版物出版规划（医药卫生）

中医理论肇始于《黄帝内经》《难经》，本草学探源于《神农本草经》，辨证论治及方剂学发轫于《伤寒杂病论》。在此基础上，历代医家结合自身的思考与实践，提出独具特色的真知灼见，不断革故鼎新，充实完善，使得中医药学具有系统的知识体系结构、丰富的原创理论内涵、显著的临床诊治疗效、深邃的中国哲学背景和特有的话语表达方式。历代医家本身就是"活"的学术载体，他们刻意研精，探微索隐，华叶递荣，日新其用。因此，中医药学发展的历史进程，始终呈现出一派继承不泥古、发扬不离宗的繁荣景象。

中国中医科学院中医基础理论研究所，自 2008 年起相继依托 2005 年度国家"973"计划课题"中医学理论体系框架结构与内涵研究"、2009 年度科技部基础性工作专项重点项目"中医药古籍与方志的文献整理"子课题"古代医家学术思想与诊疗经验研究"、2013 年度国家"973"计划项目"中医理论体系框架结构研究"，以及国家中医药管理局重点研究室"中医理论体系结构与内涵研究室"建设规划，联合北京中医药大学等 16 所高等院校及科研和医疗机构的专家、学者，选取历代具有代表性或学术特色突出的医家，系统地阐释与解析其代表性学术思想和诊疗经验，旨在发掘与传承、丰富与完善中医理论体系，为提升中医师理论水平和临床实践能力和水平提供参考和借鉴。本套丛书即是此系列研究阶段性成果总结而成。

综观历史，凡能称之为"大医"者，大都博览群书，学问淹博赅洽，集百家之言，成一家之长。因此，我们以每位医家独立成书，尽可能尊重原著，进行总结、提炼和阐发。此外，本丛书的另一个特点是，将医家特色学术观点与临床实践相印证，尽可能选择一些典型医案，用以说明理论的实践价值，便于临床施用。本丛书现已列入《"十三五"国家重点图书、音像、电子出版物出版规划》中的"医药卫生"重点图书出版计划，并将于"十三五"期间完成此项出版计划，拟收载历代102名中医名家，总字数约1600万。

丛书各分册作者，有中医基础学科和临床学科的资深专家、国家及行业重点学科带头人，也有中青年教师、科研人员和临床医师中的学术骨干，分别来自全国高等中医院校、科研机构和临床单位。从学科分布来看，涉及中医基础理论、中医各家学说、中医医史文献、中医经典及中医临床基础、中医临床各学科。全体作者以对中医药事业的拳拳之心，共同努力和无私奉献，历经数年成就了这份艰巨的工作，以实际行动切实履行了传承、运用、发展中医药学术的重大使命。

在完成上述科研项目及丛书撰写、统稿与审订的过程中，研究团队暨编委会和审订委员会全体成员，精益求精之心始终如一。在上述科研项目负责人、丛书总主编、中国中医科学院中医基础理论研究所潘桂娟研究员主持下，由常务副主编张宇鹏副研究员、陈曦副研究员及各分题负责人——翟双庆教授、刘桂荣教授、郑洪新教授、邢玉瑞教授、钱会南教授、马淑然教授、文颖娟教授、陆翔教授、杨卫彬研究员、崔为教授、柳亚平副教授、江泳副教授、王静波博士等，以及医史文献专家张效霞副教授，分别承担或参与了团队的组织和协调，课题任务书和丛书编写体例的起草、修订和具体组织实施，各单位课题研究任务的落实和分册文稿编写和审订等工作。编委会还多次组织工作会议和继续教育项目培训，组织审订委员会专家复审和修订；最终由总主编逐册复审、修订、统稿并组织作者再次修订各分册文稿。自 2015 年 6 月开始，编委会将丛书各分册文稿陆续提交中国中医药出版社，拟于 2019 年 12 月之前按计划完成本套丛书的出版。

2016 年 3 月，国家中医药管理局颁布了《关于加强中医理论传承创新的若干意见》，指出"加强对传承脉络清晰、理论特色鲜明的古代医家的学术思想研究，深入研究中医对生命、健康与疾病认知理论，系统总结中医养生保健、防病治病理论精华，提升中医理论指导临床实践和产品研发的能力，切实传承中医生命观、健康观、疾病观和预防治疗观"。上述项目研究及丛书的编写，是研究团队对国家层面"加强中医理论传承与创新"号召的积极响应，体现了当代中医学人敢于担当的勇气和矢志不渝的追求！通过此项全国协作的系统工程，凝聚了中医医史、文献、理论、临床研究的专门人才，培育了一支专业化的学术队伍。

在此衷心感谢中国中医科学院及其所属中医基础理论

研究所、中医药信息研究所、研究生院，以及北京中医药大学、陕西中医药大学、山东中医药大学、云南中医学院、安徽中医药大学、辽宁中医药大学、浙江中医药大学、成都中医药大学、湖南中医药大学、长春中医药大学、黑龙江中医药大学、南京中医药大学、河北中医学院、贵阳中医药大学、中日友好医院等16家科研、教学、医疗单位，对此项工作的大力支持！衷心感谢中国中医药出版社有关领导及华中健编审、伊丽萦博士及全体编校人员对丛书编写及出版的大力支持！

本丛书即将付梓之际，百余名作者感慨万千！希望广大读者透过本丛书，能够概要纵览中医药学术发展之历史脉络，撷取中医理论之精华，传承千载临床之经验，为中医药学术的振兴和人类卫生保健事业做出应有的贡献！

由于种种原因，书中难免有疏漏之处，敬请读者不吝批评指正，以促进本丛书不断修订和完善，共同推进中医药学术的继承与发扬！

《中医历代名家学术研究丛书》编委会

2016 年 9 月

凡例

一、本套丛书选取的医家，均为历代具有代表性或特色学术思想与临床经验的名家，包括汉代至晋唐医家 6 名、宋金元医家 18 名、明代医家 25 名、清代医家 46 名、民国医家 7 名，总计 102 名。每位医家独立成册，旨在对医家学术思想与诊疗经验等内容进行较为详尽的总结阐发，并进行精要论述。

二、丛书的编写，本着历史、文献、理论研究有机结合的原则，全面解读、系统梳理和深入研究医家原著，适当参考古今有关该医家的各类文献资料，对医家学术思想和诊疗经验，加以发掘、梳理、提炼、升华、概括，将其中具有理论意义、实践价值的独特内容阐发出来。

三、丛书在总体框架上，要求结构合理、层次清晰；在内容阐述上，要求概念正确、表述规范，持论公允、论证充分，观点明确、言之有据；在分册体量上，鉴于每个医家的具体情况不同，总体要求控制在 10 万～20 万字。

四、丛书每一分册的正文结构，分为"生平概述""著作简介""学术思想""临证经验"与"后世影响"五个独立的内容范畴。各分册将拟论述的内容按照逻辑与次序，分门别类地纳入以上五个内容范畴之中。

五、"生平概述"部分，主要包括医家姓名字号、生卒年代、籍贯等基本信息，时代背景、从医经历以及相关问题的考辨等。

六、"著作简介"部分，逐一介绍医家的著作名称（包括现存、已经亡佚又经后人辑复的著作）、卷数、成书年代、主要内容、学术价值等。

七、"学术思想"部分,分为"学术渊源"与"学术特色"两部分进行论述。前者重在阐述医家之家传、师承、私淑(中医经典或前代医家思想对其影响)关系,重点发掘医家学术思想的历史传承与学术渊源;后者主要从独特的学术见解、学术成就、学术特点等方面,总结医家的主要学术思想特色。

八、"临证经验"部分,重点考察和论述医家学术著作中的医案、医论、医话,并有选择地收集历代杂文笔记、地方志等材料,从中提炼整理医家临床诊疗的思路与特色,发掘、总结其独到的诊治方法。此外,还根据医家不同情况,以适当方式选录部分反映医家学术思想与临证特色的医案。

九、"后世影响"部分,主要包括"学术影响与历代评价""学派传承(学术传承)""后世发挥"和"国外流传"等内容。其中,对医家的总体评价,重视和体现学术界共识和主流观点,在此基础上,有理有据地阐明新见解。

十、附以"参考文献",标示引用著作名称及版本。同时,分册编写过程中涉及的期刊与学位论文,以及未经引用但能体现一定研究水准的期刊与学位论文也一并列出,以充分体现对该医家研究的整体状况。

十一、附以丛书全部医家名录,依照年代时间先后排列,以便查检。

十二、丛书正文标点符号使用,依据《中华人民共和国国家标准标点符号用法》（GB/T 15834–2011）。医家原书中出现的俗字、异体字等一律改为简化正体字，个别不能对应简化字的繁体字酌予保留。

《中医历代名家学术研究丛书》编委会

2016 年 9 月

内容提要

　　丁甘仁，名泽周，字甘仁，生于清同治五年（1866），卒于1926年，江苏武进县孟河镇人，清末民初著名医家、中医教育家，孟河医派的代表人物；与费伯雄、马培之、巢崇山并称"孟河四大家"。著有《喉痧症治概要》《孟河丁氏医案》《药性辑要》等。丁甘仁善用经方，师古而不泥；学贯古今医界，融合寒温辨治；用药和缓轻灵，重视顾护脾胃；辨证精微准确，擅用反治之法；对各科疾病的治疗，善用祛湿之法；认为痧疹胜于喉症，以畅汗为第一要义；临床治疗内、外、妇、儿、喉各科疾病颇具效验。本书包括丁甘仁的生平概述、著作简介、学术思想、临证经验及后世影响等。

丁甘仁，名泽周，字甘仁，生于清同治五年（1866），卒于1926年，江苏武进县孟河镇人，清末民初著名医家、中医教育家，孟河医派的代表人物；与费伯雄、马培之、巢崇山并称"孟河四大家"；著有《喉痧症治概要》《孟河丁氏医案》《药性辑要》等。丁甘仁善用经方，师古而不泥；学贯古今医界，融合寒温辨治；用药和缓轻灵，重视顾护脾胃；辨证精微准确，擅用反治之法；对各科疾病的治疗，善用祛湿之法；认为痧疹胜于喉症，以畅汗为第一要义；临床治疗内、外、妇、儿、喉各科疾病，颇具效验。丁甘仁一生刻苦钻研岐黄之学、爱国兴业、广济博施、兴教育才、为人师表，为争取中医生存、促进中医发展，呕心沥血，做出了卓越的贡献。

丁甘仁在近现代中医界有较大的学术影响。现代有不少学者，研讨其学术思想和临证经验，或阐发其中医教育思想、介绍其生平事迹等。经中国知网（CNKI）等检索，现代以来（1950—2014）有关丁甘仁的研究论文，总计有82篇。其内容涉及生平轶事和教育思想、基于医案的临证经验整理与探讨、常用治法及经方运用特点研究、验方和膏方等。其中，临床经验方面，涉及外感热病、中风、泄泻、咳嗽、血证、痹病、消渴等内科病证，也有妇科、外科、喉科病证诊治经验探讨。纵观期刊论文发表情况，近3年呈上升趋势。有关丁甘仁学术整理研究的著作有10余部，或以阐述生平事迹为主，如《丁甘仁传》；或以整理和阐述医案、验方为主，如《丁甘仁医书二种》《丁氏百病医方大全》《中医古籍珍稀抄本精选——丁甘仁先生家传真方》《孟河丁甘仁医案》《丁甘仁医案》等。

本书首先概要阐明丁甘仁学术思想形成的政治、经济及文化背景，继而概要介绍其著作情况；在此基础上，重在比较深入而系统地论述其学术渊源、学术特点、临证经验及其对后世的学术影响等，借此系统总结丁甘仁一生的主要学术成就和各方面的贡献。本项研究拟解决三个关键问题：一是丁甘仁学术思想形成的外在环境因素和学术渊源及师承等；二是丁甘仁学术思想和临床经验内涵的挖掘与整理；三是丁氏医派的后世影响、学术评价与传承脉络。

书稿在撰写过程中，编写者曾亲赴孟河镇丁甘仁故居、上海中医药大学等地进行版本调研、搜集相关文献及影像资料，并下载了近50年来主要以丁甘仁生平和学术研究为主的期刊文献82篇，又广泛阅读了丁甘仁的主要著作和后世相关研究资料。

本研究所依据的丁甘仁著作版本，作为本书重点内容的"学术思想"和"临证经验"两部分，所引文献和医案主要参考《丁甘仁医案》一书。"临证经验"部分所引案例的按语均出自本书作者。

参与本书编著的人员还有米雪峰硕士、杨阳博士、单体亮硕士、龙晓华硕士、邸莎硕士、王雪娇硕士、张和韡博士、成西硕士、肖遥硕士。他们在资料的搜集整理、书稿的撰写及后期排版、校对过程中都付出了辛勤的劳动，在此一并表示衷心的感谢！在此对所引文献的作者和支持本项研究的各位同仁表示衷心的感谢！

北京中医药大学　马淑然

2015 年 6 月

目 录

丁甘仁

生平概述

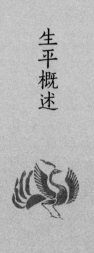

丁甘仁，名泽周，字甘仁，生于清同治五年（1866），卒于1926年，江苏武进县孟河镇人，清末民初著名医家、中医教育家，孟河医派的代表人物；与费伯雄、马培之、巢崇山并称为"孟河四大家"。著有《喉痧症治概要》《孟河丁氏医案》《药性辑要》等。丁甘仁善用经方，师古而不泥；学贯古今医界，融合寒温辨治；用药和缓轻灵，重视顾护脾胃；辨证精微准确，擅用反治之法；对各科疾病的治疗，善用祛湿之法；认为痧疹胜于喉症，以畅汗为第一要义；临床治疗内、外、妇、儿、喉各科疾病颇具效验。

一、时代背景

丁甘仁生活在晚清民初时代，前后跨越了晚清和民国。这一时代是中国丧权辱国的耻辱时期。在"欧风美雨"飘打之下，无论是在政治、经济还是科学、文化上中国都饱受着西方列强的侵略，使得近代中国的发展显得步履维艰。鸦片战争、中法战争、甲午战争接踵而至，晚清政府陷入严重危机之中。迨至清末民初，战争失败所带来的"亡国灭种"忧患意识仍如阴霾一般笼罩国人心头。正如张之洞所云："今日之世变，岂特春秋所未有，抑秦、汉以至元、明所未有也。语其祸，则共工之狂、辛有之痛，不足喻也。"面对这"千余年未有之奇变"，中国人民开始了全面抗争：在政治领域，通过组织武装斗争，全力反击帝国主义的侵略；在经济领域，通过洋务运动，兴办企业、维新图强；在科学领域，通过成立新式学堂、翻译和出版西方科技书籍等方式，介绍和学习西方科学技术，努力寻求富国兴邦之路；在文化领域，通过"经世致用"思想的兴起，开展了一系列"思想风暴"，对旧学思想体系进行抨击，形成新的社会风气。而作为跨越科学和文化两个领域的医学，伴随着西方以实验医学为基础的新医学体系的不断发展及西方传教士来华传教、行医、建立西医诊所和医院、创办西医学院（校）、吸收中国留学生、编译出版西医著作等多种形式的文化战略，当时的清政府和北洋政府对中医学采取了歧视、排斥、消灭等态度，古老的中医学面临着前所未有的生死存亡的挑战。

鸦片战争后，中国逐步沦为半封建半殖民地社会，医学领域形成中西医两种医学体系并存的格局，"医学改良"遂成为当时中国医界最盛行的一种思潮。清政府和北洋军阀政府时期，西医学在我国广泛传播，引起了中医界的普遍重视。一些中医界人士逐渐形成了中西医汇通、中医科学化的思想和学派，对后世产生较大影响，这也是丁甘仁学术和教育思想形成的思想渊源。上海是中国最早的对外开放城市，经济繁荣，社会开放，是当时中国对外交流的中心。丁甘仁的家乡江苏武进县距上海较近，这些都成为丁甘仁学术和教育思想形成的客观要素。可以说，中国古代私塾教育和西方医学的传入，对丁甘仁的学术和教育思想形成起了重要推动作用。

二、生平简介

丁甘仁12岁时，拜家乡名医马仲清（绍成）为师，学习岐黄之术。15岁又师从族伯丁松溪（费氏门人）游学两年，切磋医技，深得其"用药和缓、归醇纠偏"之心悟。后又授业于一代名医马培之，深得其内、外科（包括喉科）之用方和炮制之精传。学成以后，初在无锡、苏州等地行医，与吴医叶桂、薛雪等温病派弟子门人来往交流，在掌握温病法门的"轻灵"

方面颇有收获，因而医道大进。后去上海，经巢崇山推荐，在仁济善堂应诊。其间又师从于伤寒学派大家汪莲石先生，潜心研读舒驰远《伤寒集注》《六经定法》等，在伤寒六经辨证及治法等方面颇多收益。

丁甘仁一生勤学精研，医学造诣颇深，通晓内、外、咽喉诸科，并不拘门户，既精研张仲景学术，又通晓温热诸家之说，临床上不以时方、经方为界，融汇伤寒、温病两派，可谓博采众家之长。他不仅医术精湛、妙手回春，又医德高尚、乐善好施，热心公益事业，常将自己所得诊金捐助学校、医院及慈善机构，还经常为乡里乡间捐款、修桥、铺路等。孙中山曾以大总统的名义授予丁甘仁"博施济众"的金字匾额。丁甘仁也热心于中医教育事业，先后发起创办了"上海中医专门学校""女子中医学校"，沪南、沪北广益中医医院，开展医疗和临床教育工作，培养了大批的中医人才。在中医师承家传的传统教育模式基础上，开创了中医学校教育模式之先河。

丁甘仁的一生，是为继承和发扬中医学奋斗的一生，他刻苦钻研岐黄之道，兴教育才、为人师表、呕心沥血，为近代中医的生存与发展做出了巨大贡献，因而具有广泛的影响。

丁甘仁年谱：

1866年（同治五年）2月8日（农历乙丑年十二月二十三日）丁甘仁出生于江苏省武进县孟河镇城门外的丁氏故居。先氏原籍江苏云阳（今丹阳县）堡港圩，清道光元年（1821）迁居至武进县孟河镇。祖父名齐玎，父亲名惠初，母亲李氏，为惠初继室，原配许氏无出。丁甘仁排行第三，长兄鹤年，次兄炳裕。丁氏家世业儒，克勤克俭，耕商传家，以慈善闻名。至咸丰年间家业已康，后因战乱，祖父齐玎公殁，父亲避居江北，战乱平息返回家园时，祖上产业已荡尽。

1872年（同治十一年）6岁。入镇私塾，读"四书五经"（学庸论孟、诗经礼易），幼聪过人，10 岁开笔，斐然成章。

1878 年（光绪四年）　12 岁。辍学。父惠初以家道中落，无力供读，命丁甘仁弃儒就贾。丁甘仁则以愿习医相求，父笑而颔之，遂从坪塘马仲清（绍成）学习岐黄之术。

1881 年（光绪七年）　15 岁。过继给三叔惠发为嗣子，得嗣父名下薄田数亩，房屋两间。问学于族兄丁松溪（费伯雄门人）。

1883 年（光绪九年）　17 岁。娶原配仲氏为妻。外出习医，从马培之游。马培之为"孟河四大家"之一，擅内、外科，尤以中医外、喉科闻世。

1884 年（光绪十年）　18 岁。赴苏州、无锡行医。

1886 年（光绪十二年）　20 岁。仲氏生次子元彦（仲英）。此两三年间，父母在堂，儿女成行，衣食渐繁，事畜艰难，生活甚为贫苦。行医于苏州、无锡之间，与吴医叶桂、薛雪温病派弟子门人相往来，在掌握温病法门的"轻灵"方面颇有收获，因而医道大进。

1890 年（光绪十六年）　24 岁。因在苏锡一带行医三四年，入不敷出，生计窘迫，乃思上海为各国通商之埠，人烟稠密之区，故而举家移寓申江，租屋一间居之，"业务平平，无所合"。

1894 年（光绪二十年）　28 岁。来沪后，经同乡巢崇山推荐，至上海仁济善堂行医。初一两年，年收入菲薄；后两三年收入渐增，但也不过数百元。其间，与汪莲石、唐容川、张聿青、余听鸿等人相交往，相互切磋，在学术上增益颇多。尤其受汪莲石影响较大，潜心研读舒驰远《伤寒集注》，于伤寒六经辨证及治法等方面获益匪浅。

1896 年（光绪二十二年）　30 岁。沪上流行"烂喉痧"，贫苦穷人罹患尤多，丁甘仁治之多效，故而医道大行。此年收入已满千元。其时，长兄鹤年殁，次兄炳裕衣食不周，丁甘仁不忍独处逸豫，每每补贴接济。搬入福州路中和里。冬，原配仲氏因病亡故。

1897年（光绪二十三年）　31岁。继娶前妻堂妹仲氏为妻，无出。未及一年，弦复中断。

1898年（光绪二十四年）　32岁。门诊渐加兴旺，家道渐而殷实。娶后妻欧阳氏，接父母来沪奉养。是年，康有为等人"公车上书"，反对签署"马关条约"，要求变法维新。

1899年（光绪二十五年）　33岁。父惠初公亡故。因思命途多舛，当积德以遗子孙，故大举行善。诸凡乡间善举，如义学、造桥、救灾、恤邻、养老、育婴等事均竭力襄赞，并参加沪上多处善堂义诊。是年，受皇封为"四品大夫"。

1901年（光绪二十七年）　35岁。在广益善堂施诊。欧阳氏生三子元椿（涵人）。同年，因欧阳氏产后体弱多病，复娶王氏为妾。是年，清政府签订丧权辱国的《辛丑条约》。

1905年（光绪三十一年）　39岁。联合上海的中医药界发起抵制购买和使用进口西洋人参的签名运动。同年与人合股开办药店，以经营中药饮片和中成药为主。李平书、张竹君创办上海女子中西学校。

1908年（光绪三十四年）　42岁。修家谱，重建宗祠。为余听鸿的医著《诊余集》作序，"吴中名医甲天下，孟河名医冠吴中"，并广泛流传。

1910年（宣统二年）　44岁。大病，几至不起。丁福保创办中西医学会和函授新医学讲习所。

1912年　46岁。上海再次痧疫流行，丁甘仁在诊疗中积累经验，认识到喉痧与白喉症虽类似，但病机与治疗均不相同，遂在继承马氏喉科学术的基础上，结合自己的经验，创用温病卫气营血辨证治疗喉痧，得心应手。参加发起组织中华医药联合会，任会董及医部副会长。购白克路（凤阳路）栅家园人和里房产，搬入。预立遗嘱，将福州路中和里寓所分与次子仲英接手应诊。

1913 年　47 岁。任神州医药总会副会长，在中华医药联合会和神州医药总会的多次会议上发表演说，呼吁政府采取中西平等的方针，允许中医加入学系。指出："昌明医学，莫如设立医学堂，经费虽巨，如医界于诊金，每人一元，则助一文；药界所售药资，每值一百，则助一文，每年可筹万金，学校、医院均可创办。"6 月，广益善堂开办义学，承担义塾学费和延请教员事。

1913 年 11 月，上海神州医药总会余伯陶、叶晋叔等人发起全国 19 省市中医救亡晋京请愿团，向北洋政府教育部请愿，要求政府保存国粹，允许中医加入学系，但遭到北洋政府教育总长汪大燮的拒绝。

1914 年　48 岁。应钱存济堂店主钱立缙（字痒元）之聘，总撰《钱存济堂丸散膏丹全集》4 卷，由余继鸿、何华伯参校。

1915 年　49 岁。撰《公民丁泽周等为筹办上海中医学校呈大总统文》和《呈各部文》，并联络同道为开设上海中医学校做准备。与中和国药号联合发明戒烟丹。3 月，妾王氏病故。

1916 年　50 岁。与夏应堂、谢利恒、费访壶等创办上海中医专门学校。该校于 8 月 23 日在白克路人和里栅家园丁宅开学，丁甘仁任总理（总主任）。发表《创办上海中医学校丁甘仁宣言书》。瘁心于中医教育，凡校舍建设、资金筹措、课程设置、教材编写、学校管理等莫不亲自过问。

是年，袁世凯去世。余云岫发表《灵素商兑》，攻击中医。

1917 年　51 岁。广益善堂筹建南北广益中医院，委任丁甘仁总理其事，并任院长。撰写《药性辑要》《脉学辑要》，以思补山房名义刊印，作为中医专门学校学生讲义。

1918 年　52 岁。南北广益中医院分别建成开幕，上海中医专门学校由白克路丁宅搬至南市西门石皮弄南广益中医院处。丁甘仁诊所亦移至此，白克路栅家园仅做居所之用。发明益脑补心汁。

是年，余伯陶、包识生等创办神州中医学校。

1921年　55岁。11月，上海中医学会成立，选丁甘仁为会长。

是年，中国共产党成立。朱少坡、谢利恒等创办神州中医大学，后该校分划为上海中医大学和景和中医大学。

1922年　56岁。包氏生三女文英。长孙济万（秉臣）娶亲。6月，出任上海特别市医生检定委员会委员。发表《喉痧症治概要》，在自述中说："临证二十余年，于此症略有心得，诊治烂喉痧不下一万多次。"指出治烂喉痧"重痧不重喉，疹透喉自愈""以发汗透疹为第一要务"，总的治法分三个层次：初用解肌透疹，中用凉营清气，末用滋阴清肺。

1923年　57岁。与李平书、谢利恒等人发起组织江苏全省中医联合会，被选为副会长。

1924年　58岁，力行其善，晚年德望益重。孙中山以大总统名义颁匾"博施济众"以资嘉勉。

1925年　59岁，春，致函许半龙，邀聘为上海中医专门学校外科教员，并任广益中医院医务工作。后许半龙写成《外科学大纲》，丁甘仁叹谓："予自寓沪以来，从游者不下数百人，而于外科一道，研求者盖寡。今是编行世，不独为吾门光，抑亦造福于病家者，殊匪浅鲜也。"7月，与夏应堂创办上海女子中医专门学校，任校长。

是年，恽铁樵创办"铁樵中医函授学校"。

1926年　自年初春始每月朔望所得诊费，尽助入广益中医院，预备用十年时间得三万元基金，以扩建上海中医专门学校校舍。夏，天行暴暑。因诊务太过繁重，又兼他事策划操劳，积劳成暑湿之患。7月20～29日，尚感微热，未予多加注意。8月4日，体温升高，脉数。5日上午，神志清晰，起居如常，体温104华氏度（40℃）。至晚体温升至107华氏度

（42℃），出现神志昏谵，四肢风动。8月6日（农历六月二十八日），病逝于白克路登贤里寓所，享年60岁。

11月举行公祭和追悼会，谭延恺、曹颖甫、郑传笈等撰写祭文和传记。沪申社会名流、医界同道、医校学生、门人弟子等近千人为丁甘仁送行。归葬于武进县孟河城外嘉山高桥的凤山新阡墓地。

三、从医经历

丁甘仁作为一代宗师，其独特的学术思想和巨大的社会贡献，与其所处的时代背景和从医经历是密不可分的。深入探讨其学术思想发生发展的环境条件和内在因素，对于探明丁氏学派的传承脉络和学术风格具有重要意义。

（一）国破山河在，立志报国心

在近代中医发展史上，清末民初的著名中医学家、中医教育家丁甘仁是极具代表性的人物。他生活在东西方文化碰撞最为激烈的时代，前后跨越了晚清和民国时期。与以往的任何改朝换代不同，这一段历史是中国丧权辱国的耻辱史，无论是在政治、经济还是科学、文化上中国都饱受着西方列强的侵略，使中国长期处于半封建半殖民地的状态。一批批仁人志士深深感受到国家危机、民族危机、文化危机，他们为探索救国之道、民族复兴之道，在黑暗的迷途中摸索、前进。

中医学是中华传统文化的重要组成部分，自古至今为中华民族的文明进步、繁荣昌盛做出了卓越的贡献。但在动荡不安的晚清和民国，国人中乃至医学界出现的全盘否定并诋毁中医的言论和做法，严重影响了世人对中医的正确理解和接受，甚至促使腐败无能的政府当局几近废止中医。丁甘仁正是在中医生死存亡的紧要关头，历尽千辛万苦，保护中医，振兴中医，潜心学习并致力于研究和传播中医。他撇开中医门户之见，博采众家之长，融会贯通，继承和发展了中医理论，并练就精湛的医术，悬壶济世，治病救人，以"医乃仁术"的高尚情操与品德，博得广大民众的赞誉。尤其是他以毕生的精力投身于中医教育事业，对近代中医教育的发展产生了巨大的影响。

（二）体弱又清寒，习医济苍生

丁甘仁于1866年2月8日，出生在江苏武进县孟河镇城门外的丁氏故居。原籍江苏云阳堡港圩，丁氏祖上以耕商为业，克勤克俭，家风醇厚，以慈善闻名。至咸丰年间，家业康盛。后因遭兵变战乱，家产遂以荡尽。丁甘仁自幼聪慧过人，读书过目不忘。父亲为使丁甘仁能成为栋梁之材，在家道日衰、经济拮据的情况下，仍让丁甘仁坚持学习儒家齐家治国的出仕思想，使其接受良好的私塾教育。这对丁甘仁的一生产生了巨大影响，也为他日后学习中医奠定了良好的基础。中国儒家圣贤的教诲、民族的危难，以至后来生活的窘迫、艰难，使他能较早地关注国家和民族的命运，产生了伟大的爱国主义思想和抱负。当时，由于家境变化，丁甘仁的父亲命他弃儒就贾，不再走读书为官的仕途。丁甘仁并未接受父亲的意见，而是"以愿习医相求，父笑而额之"。后来因此事其父找人占卜，算卦先生说丁甘仁"有天医星拱命，宜医"，才勉强同意他跟从马仲清（字绍成，坪塘镇名医）学习岐黄之道。从此，丁甘仁走上中医之路。

实际上，丁甘仁的从医选择一方面是因为家庭困难，迫于生计，从医首先可以解决生存问题；另一方面是受孟河一带名医辈出、崇尚中医、尊重医生的社会氛围影响。而且丁甘仁的父亲与当地名医马培之有深厚的交往，他的本家族兄丁松溪又是中医名家费伯雄的弟子，丁甘仁无疑会受到很深的熏陶。还有一个重要的因素是丁甘仁自幼体弱多病，与中医汤药结下了不解之缘，在丁甘仁的潜意识里就有学习岐黄之道可以强身健体的念头。特别是丁甘仁青少年时就满怀抱负，在他看透当时科举颓废、政治腐败之后，便立下"悬壶济世，弘扬医道"的豪言壮语，可以说"不为良相，便为良医"是丁甘仁一生的寄托和追求。

马仲清是坪塘镇上的名医，为孟河马氏医派之后，又是丁家的远房亲戚。虽分文不收丁家学费，但丁甘仁跟随马仲清做学徒，与旧中国传统的学艺人一样，也是佣工的角色，每日起早贪黑，干粗累的重活，想学习医术，只能自己挤时间背诵方药，看一些中医典籍。在坪塘镇学医的三年，只有学艺的艰苦，没有了少年应有的天真和欢乐。但正是这种苦苦求学的经历锻造了他好学不倦、坚韧不拔的毅力，使他从一个不谙世事的少年逐渐成熟，从最初对岐黄之术的好奇真正转变成对中医的深刻认识和理解。三年后，丁甘仁回到孟河故里，又先后从师于族兄丁松溪和"孟河四大家"之一马培之学习中医。六年的中医学徒经历，加上名师的教化和真传，为他之后在中医临床和中医教育方面取得的成就奠定了坚实基础。

（三）行医姑苏城，广交吴医友

1884年，18岁的丁甘仁才真正出师并独立行医，行医的首站是苏州。主要原因是马培之一直在苏州行医，且早已远近闻名。作为马培之的入室弟子，丁甘仁一方面可以继续得到老师的指点，另一方面自己行医也比较容易立足。随后几年，他以苏州为主，行医拓展到常州、无锡。期间丁甘仁与吴门温病医派交往密切，对掌握温病"轻灵"法门很有见地。苏州、常州、无锡一带的吴门医派是中医学中的一个地域性流派，因名医多、古籍多，又是温病学派的发源地而名闻天下。丁甘仁跟随马培之学习期间曾阅读过很多吴门医籍，也有过与一些名医初步学习、切磋的机会，受到吴门医派的影响是必然的。

经过多年行医，丁甘仁虽然有了一些阅历，积累了一些经验，能够独当一面，但仍不能自立门户，还只是一个初出茅庐的无名郎中，只是依靠行医勉强养家糊口，并没有什么惊人的业绩。

（四）沪上遇恩师，声名震申城

实际上，丁甘仁在苏州、无锡、常州一带行医期间家境清贫，生活艰难，也正是迫于生计，后来选择到人口稠密的上海行医。那时的上海，早已被外国列强的利舰铁炮的淫威所逼，成了清政府割让给外国的对外通商口岸之一。外国侵略者在上海设立租界、医院、教堂、商贸公司，借机霸占、扩大领地，倾销商品，牟取暴利，盘剥欺诈国人，同时变相促进中国殖民地西方资本主义经济的发展和掠夺，并将西方思想、文化强行侵入中国。特别是西方某些传教士为实现其主子们瓜分侵占中国的目的，打着假慈善的宗教幌子，以叫嚣西方医术的神奇，歪曲、诬蔑、否定中国传统医学，使中医陷于濒临灭亡的危险境地。尽管形势如此，丁甘仁仍凭着日益精湛的医术，一年之后在上海有了立足之地。行医站稳脚跟后，经济上稍有好转，就将全家迁到了上海。在初到上海的两三年间，丁甘仁一家的生活仍十分艰难，"僦居卖履者之家，仅足安砚"，亦有说"丁初来沪，住于颜姓之外祖黄某家，某位秀才，以馆塾课徒为生，但贫甚，极力为丁氏揄扬于所稔之申商中，延诊时，然丁氏孑然仅有青竹布长衣。沪俗重衣衫。医者服此恐受轻视，总是借衣于秀才，而后出诊"。

这样的处境终于有了转机。经人介绍，丁甘仁遇到同乡巢崇山。当时的巢崇山已在上海颇有名气，也是孟河医派早年出道于上海的主要人物。两人既是同乡又是同行。巢崇山十分赏识丁甘仁，经巢崇山的关照和竭力推荐，丁甘仁得以在上海济善堂当了一名坐诊医生。随后的一两年，丁甘仁的名气和声望逐渐提高。在济善堂期间，丁甘仁在余闲时间常常求学于安徽名医汪莲石。汪莲石对中医经典研究颇深，虽未悬壶挂牌，以看病为生，其医术却极为高明。汪莲石在学术上崇尚舒驰远注解的《伤寒论》，并著有《伤寒论汇注精华》。通过汪莲石的耐心教诲和启发，丁甘仁悟出要想学好中医就必须对中医经典有很深的研究和造诣。这期间，丁甘仁还常常与同门师兄弟恽铁樵、程门雪，当地名医唐宗海、张聿青等相互交流、学习，切磋医技，不断探求中医的真谛。虽然当时温病学派与伤寒学派争论激烈，但丁甘仁独具慧眼，能抛开门户之见，先学温病后又深研伤寒，博采众长并融会贯通，终于成为名副其实的中医名家。

1896 年是丁甘仁的而立之年，他买下了福州路中和里的一处宅子。这一年初冬，由于上海工厂林立，环境污染严重，加上人烟稠密，流动性大，上海流行一种名为烂喉痧的疫病。这种疫病传染性强，尤其是贫苦大众罹患居多，因病情严重，传播迅速，医护资源匮乏，很多患者被延治误治。丁甘仁曾跟随马培之研习喉科，有所擅长，故治之多效，每起沉疴，声名远播，医道大行。这时的丁甘仁已小有名气，患者也是络绎不绝。对于患者，无论达官显贵还是平民百姓，他都一视同仁，诊金的收取也因人而定。施诊给药广惠贫民的同时，对富人贵胄则收费较高，用收取富人的钱来接济穷人，这是他既有内心的良知又有精明头脑的体现。

正当事业蒸蒸日上之时，他的长兄鹤年、原配仲氏相继去世，遂续娶前妻堂妹为妻，但不久也去世。当时，门诊已渐加兴旺，家道逐渐殷实，又娶后妻欧阳氏，并接父母来上海奉养。一年后，父亲去世。诸位至亲的亡故给了他不小的打击，丁甘仁想到自己的命运多舛，一时心绪低沉。但面对列强欺凌的上海、面对岌岌可危的国医、面对更多贫病交加的百姓，他难以忘怀"悬壶济世，弘扬医道"的宏愿。他迅速从失去至亲的悲伤中站起来，发誓一意推行医道、大举善事。当时的上海动荡不安，广大贫苦百姓生活在水深火热之中，常常是命悬一线，生命根本没有保障。丁甘仁胸怀济世，在行医中不收贫苦百姓的诊费、药费，并常常出资捐助贫困大众和慈善事业，为国人、为社会所称道和敬仰。在家乡行善举的三十多年间，丁甘仁经手接办了经营惨淡的荫沙义渡局救生局、孟城接婴堂、养老院等，独立创办了丁氏义塾善社、通江文社、湟里镇义济施医药局，并多次建桥梁、筑道路、修庙宇，仅恤孤一项就能"月给数百口"，诸多善行不胜枚举。在上海善堂林立，丁甘仁受聘为广益善堂、仁济堂、聊义益会、位中堂、一益善社、同仁辅元堂等诸善堂的理事；屡逢天灾人祸，又参与龙泽厚等人成立的上海救济、医学善会等慈善机构义诊、捐款、筹资、赈灾。

这段时间，丁甘仁受皇封四品卿衔候选道。丁甘仁为人挚诚、大度，因此交际广泛，收了众多门生、弟子，如陈耀堂、潘德明等，与上海众多中医名家有所往来。

（五）忧国兴实业，济众广博施

尽管不能为官从政，但丁甘仁时时刻刻关注着时局变化与国家命运。一个个丧权辱国的不平等条约，加之外国列强的掠夺剥削和清朝内部的腐败无能，可谓内忧外患，民不聊生。空有感慨无济于事，丁甘仁以自己的方式努力着，他常参加一些以爱国为主旨的游行集会。1901年，上海300多名爱国人士在张园集会，要求清政府力拒沙俄提出的书面条款十二条。不久，上海发生了著名的江海关工人罢工运动，逐渐掀起了抵制美货的全国性浪潮。社会各界纷纷响应，在沪的中医药界也加入此行列。丁甘仁倡导并联合上海名医陈莲舫、费绳甫、巢崇山等，一起参加了中医药界抵制西洋参的签名活动，还组织动员老字号药店童涵春堂、蔡同德堂、胡庆余堂等加入，将店内的西洋参撤柜或退货。丁甘仁凭着他的商业头脑和经营理念又与人合股开办药店，以经营中药饮片和中成药为主，这为他奠定了一定的经济基础，也是他响应"实业救国"口号的表现。至此，丁甘仁已是上海首屈一指的名医，丁氏诊所业务繁忙，门庭若市。他上午门诊，下午出诊，常至深夜回家，全年诊金可达十万金。

19世纪80年代后，随着"西学东渐"洋务运动的兴起，科举制度发生改变。1905年，袁世凯、张之洞奏请立停科举。清廷诏准自1906年开始，所有乡会试一律停止，各省岁科考试亦即停止，并令学务大臣迅速颁发各种教科书，责成各督抚实力统筹，严饬府厅州县赶紧于乡城各处遍设蒙小学堂。至此，在中国历史上延续了1300多年的科举制度最终被废除。这期间，中华大地上掀起了兴办新学的浪潮。1885年由浙江名医陈虬在端安创办的利济医学堂是近代开办最早的中医学校，此外有1901年陈日新在南昌主办的江西医学堂等。西方医学传入我国后，为振兴发展中医学术，一些中医学会和中医药学术团体相继成立。丁甘仁的"兴办中医教育"的思想在这种背景下渐渐萌生。

丁甘仁40岁那年，母亲李氏去世。两年后，他又一次回到孟河老家，这次是真正的功成名就、衣锦还乡，而父母兄弟的逝去、破旧沧桑的老宅使他思绪万千。这次归乡是为了修家谱，建宗祠，所谓"参天之树，必有其根；怀山之水，必有其源"，这不只是为自己光宗耀祖，也是为了保佑后人的繁荣昌盛。由于事务繁忙，丁甘仁积劳成疾，一病不起，迁延一年之久。养病期间，丁甘仁潜心研究学术，并仍关心公益事业，其无私之心可谓妇孺皆知。后来丁甘仁到杭州灵隐寺里一边休心养病，一边念诵经文，研习禅学，想在时局动荡的年代从佛教中寻找精神的慰藉，"慈悲为怀，积德从善"的佛教思想无疑对他产生了巨大影响。此时正值"辛亥革命"爆发前夕，上海一带潜伏着大批革命志士。期间，在灵隐寺的丁甘仁救了负枪伤的上海同盟会的夏超（辛亥革命胜利后夏超任杭州警察局局长，后任革命军第十八军中将、军长）。原来夏超被叛徒告发，险遭抓捕，在好友的帮助下，他负伤逃到杭州，先在杭州北郊的一处破庙避风头，又辗转到了灵隐寺。夏超的枪伤十分严重，生命垂危，丁甘仁毫不犹豫地予以施救，体现了丁甘仁英勇无畏的爱国精神。

1911年，辛亥革命爆发，中华民国临时政府成立，清朝宣统皇帝退位，两千年的封建统治被彻底推翻。举国上下无不欢欣鼓舞，人们开始剪发易俗。此时的丁甘仁心中既兴奋又矛盾，由于受"忠君"儒家思想的影响，他怀着对旧制度难以割舍的情愫写下了两首小诗。诗名《自题》。

其一：荧惑煽重阍，端居忆至尊。普天著臣分，一命亦君恩。

忧患满朝社，衣冠示小孙。忝非王谢燕，飞向别家门。

其二：往昔朝仪贵，修容观耿光。外人见应笑，旧国镇难忘。

徐广时伤晋，冬郎耻帝梁。微臣有奢愿，何处吁勤王。

1921年，上海再次爆发痧疫。丁甘仁在继承马氏喉科学术，总结前人如邵琴夫、金保三、叶天士等的学说和医案，再结合以往的诊治经验，并集古今喉科验方，形成了自己治疗喉痧独特的理论和治疗体系，救治病重之人无数，受到广泛赞誉。

辛亥革命成功不久，北洋军阀袁世凯窃取辛亥革命成果，成立了北洋政府。1912年7月，其召开"中华民国临时教育会议"，制定新学制，在医学专科学校的规程中未将中医药学科列入其中（1921年第一次的医药教育规程法令也曾漏列中医药）。这一事件史称"漏列中医案"，在全国中医药界引起轩然大波。福建省陈英如女士率先在《申报》上发表呼吁，袁桂生、俞伯陶等相继提出批评。俞伯陶、丁甘仁等人发起组织了中华医药联合会，丁甘仁任董事医部副会长，并"将约同志为请愿救亡之举"。

（六）办学兴教育，功名垂千古

此前已有很多有识之士认识到中医自身存在的优势与不足，也为中医教育和发展的徘徊低迷而困惑和担忧，认为最关键的一点在于中医的传统教育体制已难以适应现代文明的发展趋势。丁甘仁曾多次发表演说，呼吁政府采取中西平等的方针，允许中医加入教育体系，并提出了兴办中医学校的设想。为筹备办学经费，丁甘仁投资了多家有实力的药店，于1914年受钱存济堂老板之聘，撰写了《钱存济堂丸散膏丹全集》一书，收录了历代宫廷和民间秘方五百多首；又与"中和"国药号合作，潜心研制出戒烟丹。丁甘仁中年以后由于事务繁忙，得了头痛病，便靠吸食鸦片镇痛，患了很大烟瘾。鸦片的泛滥导致很多百姓人财两空。戒烟丹的研制成功，不仅为丁甘仁自己戒掉了烟瘾，也造福了广大"烟民"。

丁甘仁召集了大批的中医名士和商业巨贾，如夏应堂、费访壶、钱庠元等，对开办中医学校给予了经济上和道义上的支持，帮助筹办学校的工作。为了取得政府认可，丁甘仁等人共同起草了《公民丁甘仁等为筹办上海中医专门学校呈大总统文》，之后着力于资金筹措、师资配备、课程选择、规章制度制订和校址选择等工作。由于此时的袁世凯忙于复辟帝制，北洋政府无暇他顾，"呈文"被一度搁置。1916年上半年"呈文"终于等到内务部的批文和政府国务院的正式复文。同年8月，上海中医专门学校成立，它标志着民国后第一所中医教育专门机构的诞生。

上海中医专门学校的校舍位于丁甘仁寓所白克路人和里栅家园。总理丁甘仁亲自制定了校训："精诚勤笃"。学校由一些学问渊博、高风亮节的中医大师担任管理和教学工作，如谢观、邵骥、夏应堂、曹颖甫等。第一期共招收20余名学员，有程门雪、黄文东、丁济万等。课程包括中医、西医、国文、修身各个方面。这些早期的教员和学生后来都成为我国中医界举足轻重的人物，为中医事业的发展做出了卓越贡献。

正当学校办得如火如荼之时，社会上出现了一些不和谐的声音。余云岫在《社会医报》上发表了题为"灵素商兑"的文章，对中医尤其是《黄帝内经》和《难经》大肆抨击，主张废除中医。这一事件很快遭到中医界的驳斥，引发了中西医学间空前激烈的争论。

1917年，广益善堂召开了善堂董事会，决定出资出地，开设医院，施惠贫民。丁甘仁主要负责医院的筹建工作，在上海南北两地各建了一所中医院，均称为广益中医院，丁甘仁任院长。医院以服务广大贫民为宗旨，并作为上海中医专门学校的教学和实习场所。丁甘仁的诊所移至医院，他本人也身兼数职，既要处理学校政务，定期出诊，著书授课，还要参加各种公益慈善活动，但他仍每日读书不辍，精研学术。丁甘仁后又出任上海市医生检定委员会委员和上海中医学会会长。

1922年，北洋政府颁布《医师（士）管理暂行规则》，多项条款都在压制中医，引起了中医界的抗议。上海中医学会邀集各地中医学会代表召开会议，决定成立江苏全省中医联合会，丁甘仁任副会长，并派代表赴南京请愿。

1925年，丁甘仁与夏应堂合作创办了上海女子中医专门学校，因以女子为主要招生对象，尤重视妇产科和儿科的课程，在当时，社会评价甚高。在中医和中医院校如此不受重视的形势下，很多私立中医学校开开停停，难以维系。丁甘仁排除万难，始终坚持办学，并捐出自己的部分收入，用于扩建学校，希望上海中医专门学校能够"添筑房舍，改组大学，为中医最高学府"。为了得到政府的支持和认可中医的合法地位，他领导几所学校的学生会，分别在1926年1月和2月两次致电当时的教育总长章士钊。作为一名有良知和责任感的中医教育者，他无私奉献和锲而不舍的精神令人动容。因为他力行其善，德高望重，孙中山大总统曾亲书"博施济众"四字匾额，褒奖于丁甘仁，以资嘉勉。

1926 年入夏后，因天气炎热、操劳过度，丁甘仁感暑湿之病。初始并未注意，他仍每日坚持工作。十余日后，病情突然恶化，因抢救无效，丁甘仁于 8 月 6 日与世长辞。一代名医，就此陨落。丁甘仁鞠躬尽瘁，呕心沥血，把毕生的精力奉献给中医事业；他悬壶济世，拯救百姓疾苦，登高振臂，为国粹奔走请命，他将作为中医教育事业的先驱而永载史册。

丁甘仁

著作简介

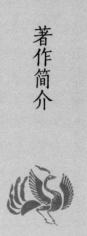

一、《医经辑要》

《医经辑要》，共计7卷，丁甘仁编辑，成书于1917年。本书作为上海中医专门学校的教材，辑录了《黄帝内经》一书中的精要之语，按内容的相关性分为藏象、经络、病机、类证、类病、运气七大类，每类分若干篇目，并加以注释。本书内容条理实用，注文详明，便于初学者使用。《医经辑要》现存较早的版本有1917年上海中医专门学校铅印本，今藏于上海中医药图书馆。

二、《脉学辑要》

《脉学辑要》，丁甘仁编辑，成书于1917年。本书作为上海中医专门学校教材，辑录了李时珍、蒋趾真、陈修园的脉法脉诀，包括诊脉歌、陈修园论脉篇、李濒湖论脉篇、蒋趾真论脉篇等。将李时珍和蒋趾真的脉状主病、相类脉诸诗和注释汇编以取全璧。三家脉法集古今大成，内容简约、条理、实用，有利于后世掌握脉诊要领。《脉学辑要》现存的较早版本有1917年上海中医专门学校铅印本，今藏于北京中医药大学图书馆、上海中医药图书馆和南京中医药大学等。

三、《药性辑要》

《药性辑要》，计两卷，丁甘仁编辑，成书于1917年。本书作为上海中医专门学校教材，辑录了李士材的《本草通玄》，并依据《本草纲目》《本草从新》有所增补，收录366种药物，附药58种，分草、木、果、谷、菜等11部，全面记录了常用药品的性味、功效、用法、配伍禁忌及编者临证心得等，后面附有药性赋，内容编为骈体，易于记诵。《药性辑要》现存的较早版本有 1917 年上海中医专门学校铅印本，今藏于北京中医药大学图书馆、上海中医药图书馆和天津中医药图书馆等。

四、《沐树德堂丸散集》

《沐树德堂丸散集》，共两卷，丁甘仁编辑，成书于 1905 年。本书辑录了古今验方、中医必备方及作者经验方约 380 首，分补益心肾门、诸风伤寒门、妇科丸散门、痰饮咳嗽门等 15 门，包括各方功用、主治及方论，其中以外用膏药最有特色，皆为屡试屡验的方剂。同时收录了丁甘仁根据林则徐戒烟丸改制的五种戒烟丸和功效主治等。《沐树德堂丸散集》现存的较早版本有 1905 年清光绪石印本，今藏于上海中医药大学图书馆。

五、《钱存济堂丸散膏丹全集》

《钱存济堂丸散膏丹全集》，共 4 卷，丁甘仁总撰，成书于 1914 年，由钱存济堂予以刊行。本书辑录了历代宫廷和民间秘方 507 个，分补益心肾、脾胃泄泻等 16 门，并记载方剂的功能、主治，以及中成药配伍、组成和剂量等。本书由民国大总统孙中山先生的武艺教师、清代庠元钱立缙提供，源出中国自五代以来直至清代中期各个朝代御批、钦定出版的正版古本图书与民间流传、家藏的各类单方、秘方（实属中药方大汇编）。

六、《孟河丁氏用药法》

《孟河丁氏用药法》，共两卷，又名《丁氏用药一百十三法》《诊方辑要》和《丁甘仁诊方辑要》，丁甘仁编撰，成书于1917年。本书系丁甘仁出诊处方记录，由其门人归纳整理而成，原为抄本。本书有抄本、油印本、铅印本等多种版本。其内容按语简洁，一法一方，分为时病门、杂病门、外科门、妇科门等7门，足可令后人效法。《孟河丁氏用药法》现存的较早版本有今藏于南京中医药大学图书馆的铅印本。

七、《喉痧症治概要》

《喉痧症治概要》，共两卷，丁甘仁编撰，成书于1927年。本书总结了丁甘仁对喉痧病证的论治、诊治方药、验案和前人喉痧论治经验，为治疗喉痧病（猩红热）提供了有效的方案，也为现代急性呼吸道传染病的诊治提供了新的思路。书中对时疫烂喉、正痧、白喉等进行了总论，自订了八个喉痧常用经验方，并列举了几味吹药、外贴药、敷药，有验案11则，并总结了邵琴夫、金保三、叶天士等前代医家的观点，且附有要方备查。《喉痧症治概要》现存的较早版本有1927年孟河崇礼堂铅印本，今藏于中国中医科学院图书馆、上海图书馆等；1927年上海丁氏医室铅印本，今藏于北京中医药大学图书馆、中国科学院上海生命科学信息中心生命科学图书馆和上海中医药大学图书馆等。

八、《丁甘仁医案》

《丁甘仁医案》，又名《孟河丁甘仁先生医案》《思补山房医案》，共8卷，丁甘仁撰，丁济万编，成书于1927年。本书收载了丁甘仁具有代表性的验案400余首，方案600余则，涉及病证60种。卷一至卷六为内科杂病医案，卷七为妇科杂病和胎前产后医案，卷八为外科医案和膏方。医案翔实，用药灵活，有利于后世全面认识丁甘仁的学术思想和临床经验，对临床亦有较大的参考价值。《丁甘仁医案》现存的较早版本有 1927 年、1928 年、1931 年、1937 年的孟河崇礼堂铅印本，今藏于中国科学院国家科学图书馆、中国中医科学院图书馆、北京中医药大学图书馆等；1927 年上海华丰印刷铸字所铅印本（15 卷），今藏于中国医学科学院、中国中医科学院图书馆、上海中医药大学图书馆等；1931 年海陵罗塘萃农医室铅印本，今藏于长春中医药大学。

九、《丁甘仁医案续编》

《丁甘仁医案续编》，共 5 卷，丁甘仁撰，吴中泰编，成书于 1983 年。本书由锡北名老中医、藏书家邹鹤瑜所珍藏的丁甘仁医案九册抄本中分门别类、编辑整理而成，有内、外、妇、儿、喉诸科，计有数千案例，且大多数《丁甘仁医案》中未有载录。本书增添了丁甘仁现存医案，为学习研究和继承先贤的学术思想和临床经验完善了资料。

十、《百病医方大全》

《百病医方大全》，丁甘仁撰，赵公尚编撰，成书于 1929 年。全书分内科、外科、妇科三部，共收载选方 348 首。其中，内科部有咳嗽类、吐血类、虚损类、消渴类、中风类、胸痹类、泄泻类等 35 类，291 方案；妇科部有调经类、胎前类、产后类等 6 类，19 方案，间附蔡松汀的难产神效方；外科有瘰疬类、痰瘰类、乳岩类、牙疳类、痔疮类、梅毒类等 23 类，38 方案。本书每一处方均附有一则医案，对于疾病的病源、病状、诊断和治法等均有详细说明，分述简洁，便于学习。现存较早的版本有 1929 年、1931

年上海卫生报馆铅印本，今藏于上海中医药大学图书馆和成都中医药大学图书馆；1932年上海铅印本，今藏于苏州大学医学院图书馆；吴兴潘乐时抄本，今藏于上海中医药大学图书馆。

丁甘仁

学术思想

一、学术渊源 🕊

丁氏医派是孟河医派的典型代表，至今已历经 300 多年。孟河丁氏医派之所以历久不衰，与它的传承方式及学术渊源关系密切。其传承方式包括家学相传、师承授受、私淑遥承等。其学术渊源上可遥承《内》《难》学术精髓及《伤寒论》六经辨治思想，中则贯通"金元四大家"的学术经验，近乃活用温病卫气营血三焦理论，并集孟河医派学术思想于大成。四大家族之间的联姻，如丁甘仁娶马培之的女儿为妻、伯雄之子娶马培之妹为妻等，不但促进了孟河丁氏医学的传承，而且加强了孟河医派内部的联系和团结，有利于后代子孙和其他后学者的兼收并蓄。

（一）家学相传

家学相传，即父传子、子传孙，代代相传的一种传承方式。一般多传直系亲属，也有传与旁系亲属的。丁家数代业医，自常州迁至孟河，以幼科见长。至丁甘仁极盛一时。丁氏家族相较于其他三家起步较晚，但是发展迅速，有后来居上之势。

丁甘仁（1825—1926），名泽周，为马培之女婿，12 岁时始读医学经典，学医于马绍成（仲清），15 岁受教于堂兄丁松溪（费伯雄弟子）两年。丁甘仁 19 岁娶妻马氏，又从业于一代宗匠马培之两年。再从巢氏习外科，尽得孟河医派真谛。

费伯雄是孟河费氏学派开山者，丁松溪为其弟子。马绍成是马成荣子孙，为武进名医。马成荣随岳父马院判习医，他继承并开创了马氏世医。马成荣，本姓蒋，只因入赘马家，又随岳父习医，所以更名为马成荣。

马培之（1820—1903），名文植，随祖父马省三学医十六年，得其真传，破书万卷，博采众长，精研内、外、喉三科。

马省三（1780—1850），擅长外科，为马氏七世，因无子，复以女婿蒋汉儒（名玉山，马培之的父亲）为嗣。但是蒋汉儒在马培之13岁时去世，即让培之继承家学。

巢家是在两地先后成名，即是巢崇山、巢渭芳二人。巢崇山，名峻，晚号卧猿老人，常州府武进县人，属于孟河医派中坚力量，出身于世医家庭。1863年到上海行医50余年，是孟河医派早年去上海发展的主要代表人物之一。擅长内、外两科，尤以外科为精，善刀圭之术，能以刀针手法治疗肠痈，多应验如神。撰有《玉壶仙馆医案》《千金诊秘》，部分医案被收入《清代名医医案精华》。丁甘仁移居上海期间，曾与同乡巢崇山交往甚密切，深受其外科思想影响。

巢渭芳系马培之学生，一生留居孟河，为巢氏又一名医，精内、外、妇、儿各科，尤长于时病和外科病，如肠痈用火针排脓，甚为效验。

丁甘仁之子丁元椿，为上海中医专门学校第一届学生。其女丁懋英，曾留学英国，1923年任天津公立女医院院长，1935年创立天津女医院。1945年在联合国救济总署工作。新中国成立后去香港，后转赴美国。

丁元彦（1886—1978），字仲英，丁甘仁次子。曾主持私立上海中医学院、中国医学院及沪南、沪北广益中医院工作，1935年创办《光华医药杂志》。后定居美国，继续从事中医业务。

丁秉臣（1903—1963），字济万，丁甘仁长孙，精于内、外、妇、儿诸科，尤擅治伤寒时病，曾任上海市国医学会常务主席、私立上海中医学院院长，是新中国成立前上海中医界的代表人物，1949年移居香港继续行医，曾担任港九中医公会永远会长。丁甘仁家学相传谱系见图1。

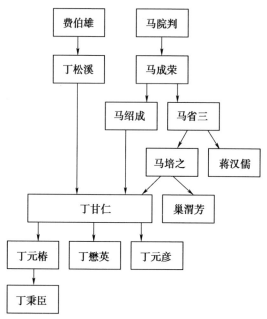

图1 丁甘仁家学相传谱系图

这种家学相传，使丁氏家族业医者从孩童时期就开始进行启蒙教育，为以后临证打下了坚实基础。同时，在家庭环境的熏陶下，通过耳濡目染，业医者较多地接触患者，有利于早期获得医学理论的感性认识，对于理解和掌握医学理论奠定了基础。此外，这种家学相传也便于随时教导，监督学习，如及时背诵《内经》《伤寒论》等经典。家学多精专于某一方面，如费伯雄以擅治虚劳著称；马培之精研内、外、喉三科；巢崇山擅长内、外两科，尤精刀圭之术；丁甘仁擅治外感、内外喉科等；不但做到"专则精"，而且还与费氏医学、马氏医学、丁氏医学具有相关性，这些都与其家学相传及孟河医派内部联姻密不可分。

（二）师承授受

孟河丁氏医派的学术传承模式，除了家学相传外还有一个共同特点，就是师承授受，问教于外姓高师，或广收外姓门徒。丁氏医派的学术风格中，寒温统一思想的形成与发展还与丁甘仁在孟河和苏州行医期间与吴门温病学派医家多有切磋，以及在上海期间经同乡巢崇山推荐拜伤寒大师汪莲石为师密切相关。1884 年，18 岁的丁甘仁来到苏州，开始了行医生涯。在此期间，丁甘仁与名医叶天士、薛生白的温病派门人弟子相互来往，医道大进，掌握了吴门温病学派的"轻清"之法。据《中医人名辞典》记载，丁甘仁"早年从名医马文植学，后学业于汪莲石等名家"。《中医人物词典》记载，丁甘仁"常与汪莲石、余听鸿诸同道交往，博采众长"。

汪莲石，字严昌，近代伤寒名家。婺源（今属江西）人，生卒年代不详。汪莲石出身书香门第，本不学医，后来因为身患热病及其父因病去世而发奋学医。汪莲石学医，一方面问道本家前辈，另一方面勤求《灵枢》《素问》《伤寒论》《金匮要略》等经典古训。汪莲石一生潜心研究《伤寒论》，推崇陈念祖、张隐庵、喻嘉言、舒驰远等人的观点。其临床学术思想主要反映在《伤寒论汇注精华》一书中。另外，在"民国"七年出版的《诊余集》中，有汪莲石所作眉批夹评约三十条，从中可以看出汪莲石的学术观点。从这些有限的文献看，汪莲石临床上最注重阳气，擅长使用温热药物治病。

汪莲石崇阳思想的形成有两方面原因：一是早年患病时，医者屡用清润之法而疗效不佳；二是深受清代伤寒名家舒驰远的影响。舒驰远，名诏，号慎斋学人。江西进贤人，著有《舒氏伤寒集注》一书，强调人之真阳的重要性，提出"肾中真阳，察于先天，乃奉化生身之主、内则赖以腐化水谷，鼓运神机，外则用之温肤壮表，流通荣卫。耳目得之而能视听，手足得之而能持行，所以为人身之至宝也"。舒驰远所倡导的凡病皆以阴阳六经辨证为主体，以及治疗上特别重视脾肾之气和顾护人体元阳的学术思想，在中医临床中有着普遍的现实意义。他认为，前人之所以重养阴清热，是由于时代的不同，前人阳旺多寿，参、芪、附不宜用；后人多见阳虚之证，用药多以温阳为法。舒驰远的崇阳思想，对后世诸多名家医派，如新安汪莲石、孟河丁甘仁、火神派郑钦安等产生了深远影响。

孟河丁甘仁医派，属江南医学派别。江南医派普遍认为，南方温热时病和阴虚火旺病证居多，而伤寒病和阳虚阴盛病较少，故临床用药以清润寒凉为主，较少使用温热及大辛大热之品。孟河医派同样以善治温病而闻名。丁甘仁不仅全面继承了孟河医派"轻、润、清、灵"的用药特色，同时还兼收并蓄，从师于新安名医汪莲石，又刻苦研读舒驰远的《伤寒集注》，深得前贤和师长崇阳思想的影响，对突破江南医派的温阳禁区起到了重要作用。

丁甘仁对汪莲石外感热病医学思想的吸纳，主要表现在由温热派兼学伤寒派，从时方入而由经方出，在临床实践中融会贯通寒温思想，逐渐摸索形成了丁氏外感病辨证论治中的寒温融合辨证体系，突破了寒温分立的格局。如丁甘仁治疗外感热病，宗《伤寒论》而不拘泥于伤寒方，宗温病学说而不拘泥于四时温病。他认为，"温病用参、附、龙、牡等是治其变证，非常法也。盖人之禀赋各异，病之虚实寒热不一，伤寒可以化热，温病亦能化寒，皆随邪势的传变而转化。此证初在肺胃，继传少阴，阳素亏，故阳热变为阴寒，迨阳既回而真阴又伤，故前后方法各殊。若犹拘执温邪不能投温剂，势必不起矣"（《丁甘仁医案·第1卷风温门》）。如太阳风寒用阳旦汤，太少两感用麻黄附子细辛汤；高热肢冷、汗出神衰由实热转虚寒的危急病变，用参附龙牡汤救急，以及治中、下二焦虚寒以附子理中汤等，皆体现了其对汪莲石温阳思想的吸纳。

随着丁甘仁学术特色日臻完善，其医名亦日益增长。当时的上海云集了全国各地的名医，丁甘仁与众多名医交游甚密，如恽铁樵（1878—1935），武进县人，与丁甘仁同游于汪莲石；中西汇通派医家之一的唐宗海（1862—1918）、四川名医张聿青（1844—1905）、无锡余景和（1847—1907）等都与丁甘仁互学互师。

因于此，丁甘仁才能将苏州医学的用药特色融入伤寒六经辨证，融合伤寒与温病两大学说，集孟河医派之大成，成为中医界一代宗师。

丁氏医派还广收外姓学子传承学术。其中，丁氏外姓弟子属师亲炙者有余继鸿（1881—1927），余听泓幼子，师从丁甘仁7年，曾协助丁甘仁创办广益中医院，任副院长，参与筹备上海中医学会，并校订刊印其父余听鸿遗著《诊余集》；王佩仁（1898—1954），名以德，江苏省丹徒县人，16岁拜师于舅父丁甘仁先生，学成后悬壶于上海虹口。除此二人，丁氏传人还有很多，但大多为学校与师承教育相结合者。

丁氏医派，通过业师授受扩大了家学相传的范围，不但有助于丁派广纳诸学，兼收并蓄，独树一帜，还使丁氏医疗风格传人弟子众多，桃李满天下，扩大了丁氏医派的影响力。

（三）私淑遥承

私淑多为崇仰其学而未能得其亲炙，仍继承其术而加以滋广发皇者。即没有得到某人的亲身教授，而又敬仰他的学问并尊之为师、受其影响的，称之为私淑，是指未能亲自受业但敬仰并承传其学术而尊之为师之意。"私淑"一词源出《孟子·离娄下》。云："予未得为孔子徒也，予私淑诸人也。"意思是说，孟子未能亲受业于孔子之门，但就学于子思之徒，因而得闻孔子之道，并以之善沿其身（正如孟子自己所说："乃所愿，则学孔子也"）。赵岐注曰："淑，善也。我私善之于贤人耳，盖恨其不得学于大圣人也。"这是孟子因未能亲炙受教而抱憾，可见称"私淑"有两个基本要素：私淑的对象是值得尊为师者（没有时空限制），自称的学生并未亲自受业（跟随老师学习）。《词源》谓"未得身受其教而宗仰其人为私淑"。因此，把未亲自受业的学生称为私淑弟子。在中医界，古时候有一些儒家读书人或仕途失意者，是通过自学来掌握医学知识的。如读某人所著的医书，则称为"私淑"某人。如张子和私淑刘河间、张景岳私淑李东垣。

丁甘仁在学术上精研《内经》《难经》《伤寒论》《金匮要略》等经典，临证处方以六经辨证为纲。他曾谈到临证有两大法门：一为《伤寒论》之六经病，二为《金匮要略》之杂病。此二书为中医辨证施治的主要依据，二者缺一不可。丁甘仁还私淑"金元四大家"及《外感温热论》《温病条辨》，并有深刻理解，掌握了温病用药轻灵之精髓。孟河医派用药归醇纠偏，对丁氏有很大影响。在查阅费伯雄、费绳甫、马培之、丁甘仁等医家的医案时发现，他们在讲述临床经验时，遇到脉理精奥处，皆取经典之训，组方用药更以张仲景之方为基础。由此可见，孟河医派十分注重对经典医著的研究，并以此指导着临床的实践，丁甘仁精于内、外、妇、幼、喉科及疑难杂症，尤善外感热病辨治，形成了丁氏医派的独特风格。这是其私淑遥承经典和先辈的结果，其主要表现在六个方面。

1. 对《黄帝内经》《难经》学术思想的继承

丁甘仁善于治疗外感热病，其辨治外感热病的独特点在于寒温统一。这一思想源于《黄帝内经》。《黄帝内经》对外感热病有多篇论述，而对后世影响最大的是《素问·热论》。《素问·热论》曰："今夫热病者，皆伤寒之类也。"又言："人之伤于寒也，则为病热。"《素问·阴阳应象大论》谓："冬伤于寒，春必病温。"又曰："凡病伤寒而成温者，先夏至日者为病温，后夏至日者为病暑。"所论伤寒与热病皆由寒邪引起，其中以致病原因名曰"伤寒"，以证候性质称为"热病"，两者角度不一，实质相同。可见，《内经》中是寒温合论的。

《难经·五十八难》进一步发挥《内经》的寒温合论思想。云："伤寒有五，有中风、有伤寒、有湿温、有热病、有温病，其所苦各不同。"自此，伤寒开始有广义与狭义之别，其概念的内涵和外延均发生了变化。尽管《黄帝内经》《难经》时代的医家，已经从病名、症状、病因、病机、演变、治疗、禁忌和预后等诸多方面对外感热病有了一定的认识，但认识尚处于寒温合论阶段。

《黄帝内经》用"热病"泛指一切外感热病，《难经》则以"伤寒"名之，并作广义与狭义之分。广义伤寒，为一切外感热病的总称，包括中风、伤寒、湿温、热病、温病；狭义伤寒，则是外感热病中的一种疾病。"伤寒"这一概念，《黄帝内经》指病因，《难经》指病名，这种内涵和外延认识上的不一致是引发后世寒温纷争的主要源头。

丁甘仁继承《黄帝内经》所论伤寒与热病皆由寒邪引起，以及《难经》将各种温病归属于广义伤寒的思想，在外感热病发病的病因病机上提出"伏邪"理论，并有所发挥。丁甘仁认为，感寒而变化为温，其始有寒温之异，其传变则均可转化为温。虽然伤于寒者，其终易于伤阳，但也有伤阴之变；伤于温者，其终易于伤阴，但也有伤阳之变。因此，临证不应拘于伤寒、温病，而应根据具体病情，把时方与经方合并应用或灵活运用，这样既可用经方治疗温病，也可用时方治疗伤寒病，抑或同时运用。其丰富了外感疾病的辨证论治体系，是对《内经》《难经》学术思想的继承与发扬。

在治疗治疗内科病和一些疑难杂症时，丁甘仁重视调脾胃与辨痰湿。其思想亦源于《黄帝内经》。《素问·太阴阳明论》云："脾者土也，治中央……脾藏者，常著胃土之精也，土者，生万物而法天地，故上下至头足，不得主时也。"这段原文对脾的重要地位给予了充分重视。"脾藏者，常著胃土之精也"，说明脾常贮藏胃的精气，为胃行其津液。脾在五行属土，土具有贮藏、化生万物之性。上至头，下至足，皆以脾运化胃内水谷所化生的精气为物质基础。因此,《素问·平人气象论》曰:"人以水谷为本,故人绝水谷则死。"说明人体不能离开水谷精微的滋养作用,即离不开脾主运化的生理功能。脾为生血之源,统摄血液运行。《灵枢·决气》曰:"中焦受气取汁,变化而赤是谓血。"《内经》虽未明确提出治病以顾护胃气为要,但在论述具体治则治法中则体现了这一原则。如《素问·标本病传论》曰:"先热而后生中满者治其标……先病而后生中满者治其标,先中满而后烦心者治其本……大小不利治其标。"对中满者,无论属标属本,都主张先治急治。原因之一即是中满者水浆难入,药食不纳,后天之源衰竭,即胃气衰竭。《素问·热论》曰:"病热少愈,食肉则复,多则遗,此其禁也。"指出热病后期若不注意饮食,易导致疾病迁延或复发,认为病后宜素食、少食以助胃气渐复。脾胃纳化以发挥疗效,所以顾护胃气应贯穿于治疗疾病的始终。《素问·经脉别论》云:"饮入于胃,游溢精气,上输于脾,脾气散精,上归于肺,通调水道,下输膀胱,水精四布,五经并行。"阐明了脾气具有将营血和津液上注于心肺的功能。"脾气散精"形象地描述了脾主升散精微、津液之功能特性。若脾失健运,水湿内停,则发为水湿之病,故《素问·至真要大论》云:"诸湿肿满,皆属于脾。"丁甘仁正是继承了《内经》重视脾胃和脾虚生湿的思想,在临床实践中时刻注意内伤杂病与痰湿相兼、内伤杂病与脾胃相关的特点,调脾化湿,随证用药,疗效卓著。

《内经》重视人体正气的重要性。如《素问·刺法论》指出:"正气存内,邪不可干。"《素问·评热病论》又强调"邪之所凑,其气必虚",揭示出人体健康与疾病关键在于正气的强弱,这既是对发病机理的概括,也是中医学认识人体疾病的理论基础和治疗疾病的依据之一。顾护正气是保证健康不病及病愈的关键,因此,在治疗疾病过程中,时刻注意顾护正气应作为重要的临床指导思想。其后,这一思想在历代医家的继承与发挥下不断发展与完善。《丁甘仁医案·卷八》就充分体现了这一思想。在用药上，丁甘仁常以黄芪、白术、红枣补气，当归、白芍补血，石斛、西洋参养阴，鹿角温阳，谷芽和胃。另外，丁甘仁亦常应用茯苓、半夏、陈皮、竹茹等药，化痰湿而利脾胃气机。在脑疽柯左一案中，丁甘仁指出，"人以胃气为本，有胃则生，书有明文"，并用黄芪、当归益气血而治之。在发背一案三诊时，丁甘仁指出："冀其正气充足，则脓自易外泄"，并用黄芪、当归、红枣、鹿角霜、谷芽等助阳益气，十诊、十一诊时亦强调人以胃气为本，并以炒怀山药、佩兰梗、炒谷麦芽、稻叶露、蔷薇花露等和胃运脾。骨槽风金右案中，丁甘仁用西洋参、北沙参、石斛、白芍、天花粉、旱莲草以养阴。在乳岩庄右案中，丁甘仁指出，"欲清络热，必滋其阴，欲柔其肝，必养其血，俾得血液充足，则络热自清，而肢节之痛亦当减轻矣"，并以西洋参、阿胶、石斛、麦冬、白芍、生地等滋阴养血。这些充分体现了丁甘仁注重人体正气、善于调补人体气血阴阳诸不足的诊疗思路。

丁甘仁立法和缓，用药也平淡轻灵，善于"四两拨千斤"。在临床实践中，他发扬了《内经》"轻可去实"的思想。临床常见症状大多为虚实两类，治疗时也是采用攻下和补益两法。当遇到复杂病情，单纯攻补效果不著时，则需另辟蹊径。丁甘仁采取"轻可去实"之法，以达扶正不助邪、祛邪不伤正的目的，收到"四两拨千斤"之功。比如，《丁甘仁医案续编》中有一子晕医案，言薛太太怀麟七月，肝气肝阳上升，同时又感时令之湿热内阻。治宜清泄风阳，和胃化湿。方中选用的药物以轻为主，气味芳香且用量较少，如薄荷炭二分，佩兰梗半钱，川雅连三分，嫩钩藤（后入）三钱，夜交藤三钱，荷叶边一圈等。诚为妙法巧力。

在治疗月经病时，丁甘仁为代表的孟河学派，继承《内经》重视脾胃思想，认为"女子以肝为先天"，又肝病易传脾，故治疗妇科疾病重视肝脾，是穷源返本之谋。如治疗月经过少一病中，基于传统观念的医家在《傅青主女科》"经水出诸肾""肾水少则月经少"的思想指导下，多采用补肾大法，但孟河医家则有独到见解，认为"胃者，二阳也。《经》云：二阳之病发心脾，有不得隐曲，女子不月。以心生血，脾统血，肝藏血，而细推营血之源，实由二阳所处"。这就是说，食物经过胃，也就是阳明、二阳，而腐熟水谷精微，变赤为血，从而濡养四肢百骸，使心能生血，脾可统血，肝且藏血，各司其职。又如，《经》云：饮食入胃，游溢精气，上输于脾。"又云："中焦受气取汁，变化而赤，是谓血。"又云："营出中焦。木克土虚，中焦失其变化之功能，则生之血日少。"正如丁甘仁医案中所言："上既不能奉生于心脾，下又无以泽灌乎冲任，经来愆期而少，已有不月之渐，一传再传，便有风消息贲之变，蚁穴溃堤，积羽折轴，岂能无虚。先哲云：肝为刚脏，非柔养不克，胃为阴土，非清通不和。"（《丁甘仁医案·调经门》）

2. 对《伤寒杂病论》学术思想的继承

在辨治外感疾病方面，丁甘仁继承了《伤寒杂病论》寒温合论六经辨证的思想。张仲景所处的时代，是东汉至晋（约 3 世纪），我国处于小冰河时期，气候奇冷，史上有一夜之间，泼水浇铸高大坚冰防御工事而退敌成功的记载。足见其寒冷的程度远非"滴水成冰"可比。《伤寒例》中明确指出："天气暴寒者，皆为时行寒疫也。"这是东汉张仲景著成《伤寒杂病论》的时代背景。在流传的过程中，经后人整理，《伤寒杂病论》分为《伤寒论》和《金匮要略》两部分。张仲景所创立的六经辨证理论体系，是对外感热病临床辨证规律的首次总结，并以此构建了统一的外感热病辨证体系。后世外感热病的诊治都是以《伤寒论》的理法方药为准绳，形成了"法不离伤寒，方必遵仲景"的诊疗规范。事实上，综观《伤寒论》全篇，原则上是为广义伤寒而设，但具体内容则以狭义伤寒和中风为主，仅一条提及温病和风温，而且后者还是温病误汗的变证。尽管是"详于寒略于温"，但张仲景实质是温药与寒药均用，即寒证用热药，热证用寒药，寒热错杂则寒温并用。如太阳证中用的桂枝汤、麻黄汤为辛温之剂；表寒里热者，寒温并用，用大青龙汤、麻杏石甘汤；阳明证中用白虎汤、三承气汤等是寒凉之剂；少阳证中用小柴胡汤为寒凉与扶正并用之剂；太阴证用小建中汤温补剂，寒热错杂所用三泻心汤为寒温并用之剂；少阴证寒化证用四逆汤等温补剂，热化证用黄连阿胶汤等寒凉剂；厥阴寒热错杂证，则用乌梅丸等寒温并用之剂等。

　　丁甘仁继承《伤寒杂病论》寒温辨治思路，首先用六经定病位，根据六经气化的寒热不同，善用经方化裁。尤其是丁甘仁在与经方家汪莲石、曹元甫等密切交往之后，由汪莲石介绍，对舒驰远《伤寒集注》《六经定法》倍加推崇。舒驰远的著作，把六经主症及主治方法提纲挈领地加以概括，对少见之症不予罗列，使临床应用时便于掌握。丁甘仁深受其影响，虽持"寒温统一"观辨治外感病，但临床还是强调以"六经为纲"。他指出，伤寒与温病的表现不同，是由于"人之禀赋各异，病之虚实寒热不一，伤寒可以化热，温病亦能转变化寒，皆随六经之传变而定"。故"每当诊治，规定六经纲要"。如《丁甘仁医案·伤寒类》记载的16个案例，皆运用六经辨证，其中包括对寒热虚实夹杂之证辨为合病、并病的案例。

　　此外，丁甘仁认为，伤寒初起用辛散虽为常法，但温病初起亦可用辛味药以散邪。无论伤于寒邪还是温邪，只要是表证明显，热势不甚，无汗或汗出不畅的患者，因辛凉之味发散力弱，故主张酌加荆芥、淡豆豉等辛微温之品以助散邪。表郁甚者，都可用麻黄。这是基于"寒温并用"思想，对张仲景"辛温发汗法"的进一步发挥和灵活运用。丁甘仁还引用《伤寒论》条文，说明伤寒与温病的关系。他说："《太阳篇》曰：本发汗而复下之，此为逆也，若先发汗，治不为逆。本先下之，而反汗之，为逆；若先下之，治不为逆。由前之说，则伤寒之治法也；由后之说，则温热之治法也。"两者是统一的，关键在于临床掌握时机，准确运用。

东汉张仲景继承了《黄帝内经》重视脾胃的基本理论，丁甘仁亦对之推崇备至。故在治疗疾病时，无论外感、内伤均时刻顾护胃气，主张扶正祛邪当健脾胃，峻攻之时忌伤脾胃，病后调理宜养脾胃。《伤寒论》许多方药中都用姜、枣、粳米等，并嘱喝热粥助药，即取意此。顾护脾胃的思想贯穿于《伤寒论》辨证施治的始终。如张仲景用小建中汤调护胃气、用大建中汤温胃散寒、用黄芪建中汤补脾益气、用理中汤温脾阳、用麦门冬汤养胃阴、用芍药甘草汤和胃止痛、用白虎汤辛寒清胃热且滋阴养液、用泻心汤辛开苦降以消胃痞、用四逆散解郁和胃等。这些方药均以健脾和胃为本，通过太阴脾升发胃气以散精，从而充盈各经之精微，使胃气升发有源，以助正气祛邪外出。张仲景在《金匮要略》中提出，"四季脾旺不受邪"，阐明了脾胃之气在外感病发病中的重要意义。

丁甘仁对内科杂病的治疗以《伤寒论》《金匮要略》方论为主，结合马绍成、汪莲石的经验进行临床辨证论治。如治疗胸痹，用瓜蒌薤白白酒汤和瓜蒌薤白半夏汤。治疗寒湿下利用桃花散，湿热下利用白头翁汤。治疗真中风证，属于阳虚兼痰者，用温阳通络法，如人参再造丸、半硫丸、参附汤、小续命汤等；属于阴虚兼痰热者，用柔肝息风、豁痰通络法，如指迷茯苓丸、温胆汤、自制验方天麻半夏羚角汤、至宝丹等。治疗黄疸属于热大于湿的阳黄，用栀子柏皮汤；寒湿为病的阴黄，用茵陈术附汤；湿热并重用麻黄连翘赤小豆汤、茵陈五苓散。治疗肿胀用越婢汤、麻黄附子甘草汤、五苓散。治疗吐血颜色鲜红，用金匮柏叶汤、千金犀角地黄汤；若血色黑如墨，则用附子理中汤。

在脉诊方面，丁甘仁在《脉诊辑要》中指出："男为阳，宜寸大于尺；

女为阴，宜尺大于寸是也。有孕之脉为尺寸而旺，或心脉大而旺。神门血脉动为有子，一云心脉大为男，右尺大为女。血崩为尺内虚大弦数。妇人半产为革脉。离经脉为妇人产期。妇人无子为尺脉微弱涩小，腹冷身恶寒。男子好淫，女子结孕为右尺沉，沉滑而缓。女子月水不通为右尺涩（《经》云：脉滑者伤热，涩者中雾露金革）。女子带下为左尺虚。女子经水暴下为左尺缓（气下陷故血亦随之）。女子月事为病，左尺滑，小便血。女子半产并崩漏，革脉形如按鼓皮，濡弦相合脉虚寒。"这些思想均来源和发展于《伤寒论》的辨证重脉思想。

3. 对"金元四大家"学术思想的继承

丁甘仁除研读"四大经典"外，也借鉴秦汉以后各家的著作，尤其对"金元四大家"的著作研习深入，取其精华，弃其糟粕，宗古人之意而不拘泥古方，并且在长期的临床实践中逐渐探索形成了自己独特的医疗风格。所谓四大家者，乃张从正、刘完素、李东垣、朱丹溪也。就四家而论，张、刘两家善攻善散，即邪祛则正安之义。丁甘仁对张从正"攻邪即是扶正"的观点有所借鉴，在邪未祛时并不滥补，多是祛邪、扶正兼顾。如治疗傅右脘胁痛一案，旧有宿疾兼新产半月后感受外寒所致的胸脘痛，一诊时治以散寒理气，和胃消滞，以散寒止痛为要着，并未顾及体质亏虚。在论治类中风时，认为肝肾阴虚为本，风阳痰热为标，标急于本时当先治其标，缓图其本，重视痰湿、痰热、肝火等因素的处理。刘完素主张"六气皆从火化"，强调治疗外感热病必须先明此理，其对后世温病学派的形成有一定的启示作用。丁甘仁在治疗风温、湿温等病时，常用宣清养阴之法，如外感初起，多怫热郁结，以其风火易于兼化同病，用辛凉辛寒或甘寒解表的治法；外邪转入于里，多从热化，或表热未解，而复入里，肺卫同病，多用清法治疗里热诸证；又注重养阴退阳，如对于地黄饮子、白虎汤等方及轻清、养阴药物的灵活运用，皆是源自于刘完素的思想。但张、刘两家用药太峻,虽有独到处,亦未免有偏胜处,而丁甘仁则更为轻灵平和。

李东垣以《素问·调经》中"有所劳倦,形气衰少,谷气不盛,上焦不行,下脘不通,胃气热,热气熏胸中,故内热"和《素问·举痛论》"劳则喘息汗出,外内皆越,故气耗"为理论基础,认为脾胃为滋养元气的本源,脾胃损伤必然导致元气不足而产生各种病变,故《脾胃论·脾胃虚实传变论》云:"脾胃之气既伤而元气亦不能充,而诸病之所由生也。"李东垣将元气与脾胃之气联系起来,认为"欲实元气,当调脾胃",还对"脾气散精"的理论加以发展和应用,强调脾气升发的特点,着重补气升阳药物的运用,创制了升阳益气治疗脾胃病的系列方剂,如补中益气汤、升阳散火汤等,从而使脾主升清的理论内涵更加完备。丁甘仁继承了李东垣"内伤脾胃,百病由生"的思想,对病后调理和久治不愈的慢性疾病都注意脾胃的顾护。据统计,《丁甘仁医案》中所用的459味药中,使用频次在150次以上的药味共十种,分别是茯苓、大贝母、半夏、陈皮、茯神、竹茹、杏仁、白术、连翘和赤芍,这些药大多主入脾、胃经。丁甘仁对补中益气汤的应用有其独到的经验,许多病案,如裴左泄泻案、江左疝气案等都有所运用。丁甘仁对朱丹溪"阳有余阴不足论"和"滋阴降火"的治则亦感悟深刻,治疗阴虚火旺之证多用滋阴清热之法,如温邪或久泻耗伤阴液、肝肾阴虚之消渴,或是阴虚之咳喘、痰饮等。在内伤疾病的治疗中,丁甘仁常采用朱丹溪的思想和方法。如肿胀辨治中,提到朱丹溪的小温中丸用以治疗热胀;在诊治瘰疬翟左一案中,又指出,"丹溪云:瘰疬皆起于少阳胆经"。由此可见其对朱丹溪的推崇。

4. 对明清医家内外科学术思想的继承

丁甘仁对疑难重症的治疗,特别注重调理脾胃。其学术思想源于《素问·太阴阳明论》及金元时期李东垣的《脾胃论》,同时还受到吴门医派叶天士对脾胃论治思想的影响。叶天士在推崇李东垣脾胃理论的同时，认识到"盖胃腑为阳土，阳土喜柔，偏恶刚燥，若四君、异功之类，竟是治脾之药，腑宜通即是补"，认为胃与脾功能不同，治疗有异，二者应加以区别，并倡导胃阴之说。叶天士在《临证指南医案·脾胃门》中指出："脾胃体用各异，太阴湿土，得阳始运；阳明燥土，得阴自安，以脾喜刚燥，胃喜柔润也。"其治湿热以甘凉濡润，治杂病以甘养胃阴，使中医脾胃理论得到了补充和完善。

丁甘仁继承叶天士的学术思想，指出治脾和治胃截然不同。其推崇《叶天士医案》中"脾宜升则健，胃宜降则和"，以及"太阴湿土，得阳始运，阳明燥土，得阴自安；以脾喜刚燥，胃喜柔润"之论，在疑难重症治疗上始终注意醒脾、和胃，顺应脾胃升降、润燥之势而获效，这也是丁甘仁私淑叶天士脾胃思想的结果。此外，他还认为在学习、继承和古为今用方面，正确的做法应该是勤求古训，博采众长，不宜偏执。他指出："不患人不知，而感己不明。"因此，他在学习明清和近代医案中，均能汲取精华并通过临床实践加以发展。

明清时期，中医外科已臻成熟，形成了著名的明清三大学术流派，即以陈实功《外科正宗》为代表的"正宗派"、以高锦庭《疡科心得集》为代表的"心得派"和以王维德《外科证治全生集》为代表的"全生派"。《丁甘仁医案》即体现了其对明清外科之继承与发扬。

外科"正宗派"临证以脏腑经络、气血为辨证纲领，治疗上主张外症发于外而源于内的整体观，内治重视调理脾胃，提出"盖疮全赖脾土，调理必要端详"（《外科正宗·痈疽治法总论第二》），外治重视刀针、药蚀之法，内外并重亦是正宗派的特色。此外，在《丁甘仁医案·卷八》中，丁甘仁即强调人以胃气为本，并常以黄芪、白术、红枣、谷芽等顾护脾胃。同时，丁甘仁也注重内外并治，常用散剂、丹剂、膏剂等外用药，以期内外并进而使疮疡早日愈合。

外科"全生派"主要创立了以阴阳为主的辨证方法，擅治阴证，书中记有阳和汤、犀黄丸、小金丹等著名方剂。丁甘仁治疗骨槽风周左一案，即充分体现了他对"全生派"学术思想的继承与运用。

如《丁甘仁医案·外科案》曾记载一则医案：骨槽风肿硬不痛，牙关拘紧，缠绵两月余，此阴证也。位在少阳。少阳少血多气之脏，脉络空虚，风寒乘隙而入，痰瘀凝结，徒恃清凉无益也。法当温化，阳和汤主之。净麻黄五分，肉桂心四分，大熟地二味同捣四钱，炮姜炭五分，生草节八分，白芥子（砂研）一钱，鹿角霜三钱，小金丹（陈酒化服）一粒。外用生姜切片，上按艾绒灸之，再覆以阳和膏。

外科"心得派"引入了温病学说，重视温热外因与伏邪，创立了上、中、下三部辨证法。"在上部者，俱属风温风热，风性上行故也；在下部者，俱属湿热湿火，湿性下趋故也；在中部者，俱属气郁火郁，因气火俱发于中也"（《疡科心得集·例言》）。诊治大头瘟时，丁甘仁谓"风温疫疠之邪，客于上焦"，又言"重感氤氲之邪，引动伏温，外发温毒……故拟清解伏温而化痰瘀"；诊治痔疮时，丁甘仁谓"气虚不能收摄，阴虚湿热下注，大肠不清，传导变化乏力""气阴两虚，大肠湿热留恋"。又如，在用药方面，丁甘仁亦常以荆芥、防风、薄荷、牛蒡、金银花、连翘、桑叶、菊花等辛凉清透之品疏散风热之邪。可见，丁甘仁对外科"心得派"亦有所研究和发扬。

5. 对温病学派学术思想的继承

自《伤寒论》之后，在相当长的历史阶段，六经辨证理论为诊治一切外感病的纲领。金元刘完素、王安道虽已开始论及伤寒与温病的辨别，但仍未摆脱伤寒的束缚。直至明清，由于温疫大流行，先有吴有性《温疫论》创戾气致病说，后有叶天士、吴鞠通创立温病的卫气营血和三焦辨证理论，才出现了外感病辨证体系的分歧，而使伤寒与温病由合而分，引起了伤寒学派与温病学派激烈的学术争鸣，即后世所称"寒温之争"。争论的焦点在于，认为伤寒与温病完全不同。首先，在病因上，伤寒为寒邪，温病为热邪。其次，在病机上，伤寒由肌表入内，依照六经传变，易伤阳气；温病由口鼻入内，有卫气营血、三焦的病机传变过程，易伤阴气。再次，在治疗上，伤寒善用辛温，温病善用辛凉。因此，寒温必须严格区别，概念上不能混淆。此外，温病医家还认为《伤寒论》虽是外感病的专书，但绝大部分内容是为伤寒而立，毕竟"详于寒而略于温"。尽管《太阳病篇》也提到温病的概念，但没有明确提出治疗方法，而对伤寒、中风则论述独多，治法详备；《阳明病篇》中的白虎汤、承气汤等，虽可用于温病，但不能适用于温病的全过程，故主张温病必须跳出伤寒别立新说。吴有性、叶天士、吴鞠通、王孟英等均为"寒温当别论"的主要倡导者。

　　丁甘仁在苏州行医期间，曾交友于吴门学派，深得吴门学派叶天士、薛雪、王孟英等学术思想的影响。丁甘仁辨治外感病，强调不仅要深研《素问》《伤寒论》等典籍，而且要熟悉《温热经纬》《温病条辨》等方书。对于外感热病的治疗，除了在辨证思想上灵活运用卫气营血辨证和三焦辨证外，还善于与六经辨证思想融会贯通，既继承了温病学派"温病伤阴"思想，还认识到"温病伤阳"的特殊情况。治疗思想上，除根据温病"温邪上受，首先犯肺，逆传心包"理论，提出"利在速战速决"外，还在寒温并用的经方基础上，融入了时方的寒凉之剂，如犀角地黄汤、清营汤、清宫汤、增液承气汤等，还善于在汤剂中加入解毒清热的中成药，如甘露消毒丹、银花露等，弥补了《伤寒论》"详于寒略于温"的不足，使辨治外感热病方药更加全面。

　　清代至民国期间，尽管寒温两派言辞尖锐、互不相让，但争论却使人们明白了寒温的关系在学术上是一脉相承的，伤寒、温病一脉同流，而非同源分流。伤寒学说和温病学说的缺陷在于"详寒略温"与"详温略寒"。如果将二者结合，融为一体，则可以前后相承，互相充实，弥补完善，共同构成完整的外感病学说。实际上，即使是温病大家，当时也已认识到这一点。如吴鞠通在《温病条辨·凡例》中说："是书虽为温病而作，实可羽翼伤寒……学者诚能合二书而细心体察，自无难识之症。"又说："天地运行之阴阳和平，人生之阴阳亦和平，安有所谓病也哉！天地与人之阴阳一有所偏，即为病也……偏于火者病温病热，偏于水者病凉病寒，此水火两大法门之辨……各救其偏，以抵于平和而已。非鉴之空，一尘不染，如衡之平，毫无倚着，不能暗合妙道。岂可各立门户，专主于寒热温凉一家之论而已哉。"（《温病条辨·续篇·辨寒病之源于水，温病之源于火》）可见，温病大家是有突破能力的一流伤寒名家，而且是立足于寒温合论的。随着寒温争鸣的进行，此时期出现了俞根初（1734—1799）、吴坤安（生卒不详）、杨栗山（1705—1795）、雷丰（1833—1888）、何廉臣（1861—1929）、丁甘仁（1865—1926）等一批医家。在辨证方法上，俞根初、吴坤安、雷丰、丁甘仁四位医家都以六淫病因分析、八纲辨证为基础，各有偏重地糅合脏腑辨证及其他病因分析、六经辨证等方法。具体到辨证的要素，在六淫病因分析中都重视温热火邪为病，在八纲辨证中都重视对病位表里和病性寒热的辨识，在脏腑辨证中都重视病邪在胃的传变特征，在其他病因上都注重痰饮对病情的影响。他们从各自的临床实践出发，将寒温由分而合，融为一体，对外感热病学的理论进行了深刻的论述和发挥，形成了寒温融合学派，为形成外感病学独立的辨证体系做出了重要贡献。

对于温热病辨证，丁甘仁常将六经辨证参合卫气营血辨证用来分析。如将风温病初见肺胃热甚、痰热交阻，及大热、大汗、谵语、烦躁、脉洪数、舌边红中黄等均从阳明经证认识。至于外感病中、后期出现的复杂证候，丁甘仁则不纠缠于伤寒与温病之争，尽量用六经分证。若营卫分证清楚者，即用温病的辨治法，不能将伤寒、温病学说及辨证方法对立起来，必须"融会贯通，因人制宜，随宜应用"。对于湿温病，丁甘仁指出，湿温病为表里兼受，其势弥漫，蕴蒸气分最久，湿与温合，或从阳化热，或从阴变寒，与伤寒六经的传变多相符合，故每可按六经分证。其将湿温病邪在卫、气者归以三阳经证，如恶寒发热、胸闷泛恶之湿温早期病证为太阳经证，邪留膜原出现寒热往来为少阳经证，有汗热不解、胸膺布有红疹等为热在阳明、湿在少阴等。湿热月余不解、湿胜阳微等则划属三阴证，如水湿泛滥、浮肿腹满者为湿困太阴，身热汗多、神识昏糊、脉沉细者为湿伤少阴等。初步统计显示，《丁甘仁医案·湿温》的21个案例中有9例用经方化裁，《丁甘仁医案·风温》选案19例，用经方化裁的治验占11例。由此可见丁甘仁对六经辨证、温病辨证的寒温合论思想的继承与发扬。在诊治大头瘟时，丁甘仁谓："伏温时气……温从内发，故吴又可云：治温有汗而再汗之例。"说明其对吴又可思想也有深入研究。

6. 对孟河医派思想的继承

孟河医派对外感热病的认识，宗《伤寒论》之六经辨证，但又不拘泥伤寒方；师法温病卫气营血的理论，而又不墨守于四时之温病，他们能打破常规，综合应用伤寒辨六经，温病辨卫气营血的医理精要，熔伤寒、温病于一炉，突破伤寒与温病分立的格局，创立了寒温融合的辨证体系。费绳甫、巢渭芳等人，在其医话、医案中就有关于寒温互用的论述。如《费绳甫医话医案·温病三论》中，论治邪热入营、不独逆传心包一症，还可入肺经，方用犀角地黄汤加减；入胃经，方用白虎汤加减；入肝经，方用三甲煎；入血室，方用犀角地黄汤加减；入膀胱经，方用桃仁承气汤等，可见其用伤寒方治疗温病临床多见。

丁甘仁辨治外感热病的寒温统一思想虽然源于《黄帝内经》，承于张仲景，法于汪莲石，学于吴门弟子，但其用药轻灵、归醇纠偏的用药风格却深深根植于孟河医派的学术传承。丁甘仁认为，读古人书，自己要有见识，从前人的批判中，通过自己的思考来加以辨别，并需通过临床实习，接触实际病例，方能心领神会，达到运用自如。在数十年中，丁甘仁结合临床实践，对湿温类病证的辨证施治，采用伤寒辨六经与温病辨卫气营血相结合的办法，并常用经方治湿温病，或经方与时方综合运用，用药则循孟河医派的"归醇纠偏、平淡轻灵"，常用荷叶一角、桔梗八分等，打破成规，独出心裁，于平淡中见奇功。可以说，丁甘仁开创了伤寒、温病两学说统一的先河，这是其在家学相传基础上，又私淑遥承经典先贤并受孟河医派用药影响基础上所取得的成就。

孟河医家认为，望诊对妇科疾病的诊断尤为重要。其中，望舌是望诊中的重要内容；妇人之经、带、胎、产等生理特点，均是人体脏腑气血生化作用的表现。当脏腑功能失常、气血失调、冲任受损而引发妇科疾病时，必定会引起舌象发生相应的病理变化。丁甘仁的老师马培之，在《伤寒观舌心法》中专设"妊娠舌总论"篇，认为"妊娠伤寒，邪于经络……凡医治其妊娠伤寒，必先图其胎，胎安则母子俱安。面以候母，舌以候子，色浓则安，色败则死"。正如《脉诀乳海·产难生死候歌》所云："面赤舌青细寻看，母活子死定应然。面舌俱青沫由出，母子俱死总难弃，面青舌赤沫出频，母死子活定知真是也。亦有面舌黑俱白，母子多死者何也？盖谓色不泽，症亦恶也，不知此非舌书之所载，乃余意之所至耳。"丁甘仁继承和发扬其师马培之的诊断母子病的方法，即通过观察孕妇的舌象对临床疾病进行诊断和治疗。

对于虚劳的治疗，费伯雄以"调肝养阴"为基本大法，费绳甫以"救胃"为治疗特点；治疗内伤咳嗽吐血症，相较于孟河费氏采取的"凉润养阴"法，孟河马家提出了"温润"的治疗大法。费伯雄在《医醇賸义》中提出"和法缓治"，重视益气养阴、调理脾胃升降的见解，为丁甘仁用药"轻灵和缓，重视脾胃"奠定了思想基础。

由于丁甘仁先后受业于马仲清、丁松溪（费伯雄弟子）和马培之，故其对孟河外科亦做到了兼收并蓄。尤其是以外科见长的马培之，对丁甘仁的影响颇深。马培之提倡"凡业疡科者，必须先究内科"，指出"《灵》《素》不可不参，张、刘、李、朱四大家，尤不可不研究。假如内外两症夹杂，当如何下手，岂可舍内而治外乎"。马培之精通内外，认为"浑内外而为一，乃探源之治也"。在外科学方面，马培之推崇王洪绪的《外科证治全生集》和陈实功的《外科正宗》，但马培之师古而不泥，尊崇而不扬，批判而吸收，融会而创新。马培之在注重辨病的同时，也强调要通过仔细的诊察来辨证，且具有高超的辨证水平。马培之用药平和，反对滥用峻猛之药，并且灵活应变，并不一味效仿古方。此外，非常重视"七情"等。马培之的学术思想，在《丁甘仁医案·卷八》中均有所体现。丁甘仁用李东垣普济消毒饮治疗大头瘟时，即做到了灵活应变而不泥。如沈右案一诊用竹茹、豆卷、枳壳、蝉衣，朱左案一诊用酒制川军，陶右案用炙升麻。丁甘仁在诊治夭疽唐左一案时指出："惟恙从七情中来，务须恬淡虚无，心旷神怡，胜乞灵于药石也。"在瘰疬翟左一案中，丁甘仁谓："非情怀宽畅，不足以清其源。"足可见丁甘仁对马培之重视七情之学术思想的继承与发扬。

（四）师承与学校教育相结合

孟河医派自丁甘仁首先创办上海中医专门学校（上海中医药大学的前身，1915 年即在北洋政府备案，经过两年的筹备，于 1917 年 7 月正式开学。

筹备人为丁甘仁、夏应堂、谢观，谢氏任首任校长）以来，就出现了师承与学校教育相结合的传承方式，而且这种方式一经出现就显示出巨大的优势，一批又一批精英从中诞生，其成绩昭然可著。

通过师承与学校教育相结合的方式，孟河学派思想得以广泛传播，享誉于海内外。

纵观丁甘仁的学术历史，可以看出其学术思想渊源结构（图2）。

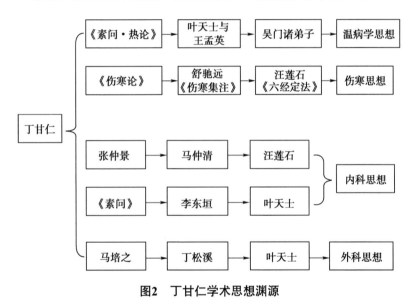

图2　丁甘仁学术思想渊源

二、学术特色

丁甘仁是"孟河四大家"杰出的代表人物之一。他兼收并蓄，博采众长，学贯中西，为后人留下了宝贵的学术思想和诊疗经验。主要学术特点是：善用经方，师古而不泥古；学贯古今，创立寒温融合辨治体系；用药和缓轻灵，重视顾护脾胃；辨证精准，擅用反治；内科杂症治疗，善用祛湿之法；外科病证治疗，重痧不重喉，畅汗第一要；办学思想上，革新传承模式，开创中医近代教育先河等。

（一）善用经方，师古而不泥古

丁甘仁一生非常重视经典的刻苦研读，临床上也善于灵活运用经方。丁甘仁师于费伯雄、马培之，对《黄帝内经》《难经》《伤寒论》《金匮要略》等中医经典有过深入的学习和研究。直到他医术有成、功名卓著的时候也未放弃对经典的研读。费伯雄云："师古人之意，而不拟于古人之方，乃善学古人也。"丁甘仁继承此学术思想，主张遣方用药不必照搬古方，而要根据患者体质、时节、环境等具体情况适当调整，取其意而弃其形，博采众家之长而化其偏，并反对异家学派之间的偏执之争。

现代中医教育家秦伯未在《国医讲义》中说："丁氏甘仁，师于黄帝、岐伯、越人、元化之书，既多心得，而又致力于仲景古训。尝谓医有二大法门，一为伤寒六经之病，一为金匮之杂病，皆学理之精要，治疗之准则。"丁甘仁擅治各种内伤、外感疑难杂病。据统计，丁甘仁在临床上最常用的是麻杏石甘汤、小柴胡汤、五苓散、补中益气汤、归脾汤、竹叶石膏汤、桂枝白虎汤、黄芪建中汤八首，其中经方就占六首。在其医案中，医理与病机分析多引用经典出处，详尽其源，有理有法，对经方运用自如，因证处方，对症下药，疗效显著，可见丁甘仁对经典的研习、重视和应用。

施今墨先生认为，丁甘仁的理、法、方、药运用规范，临床医案经过整理后颇有参考价值。如《丁甘仁医案》记载："姜左，太阳阳明为病。寒热无汗，头疼，胸闷泛恶，纳谷减少。脉浮滑，苔白腻。拟汗解化滞，重用表药（《经》云：体若燔炭，汗出而散），淡豆豉、赤茯苓、炒枳壳、净麻黄、生姜、姜半夏、六神曲、青防风、广陈皮、炒麦芽、炒赤芍。"此案根据"恶寒无汗"太阳表实证，仿麻黄汤之意而不拘泥麻黄汤方，只用一味麻黄发汗解表。另配伍淡豆豉、生姜、青防风加强解表散寒，用二陈汤加减健脾化痰，消食导滞。

案例：孔左，外邪袭于太阳，湿滞内阻，有汗恶风不解，遍体酸痛，胸闷泛恶，腹内作胀。宜疏邪解肌，化滞畅中。川桂枝、仙半夏、炒枳壳、白蔻仁、炒赤芍、陈广皮、大腹皮、六神曲、紫苏梗、苦桔梗、赤苓、制川朴、生姜。

该案根据"有汗恶风"太阳表虚证，仿桂枝汤之意而不拘泥桂枝汤方，只用桂枝、生姜发汗解肌，配合二陈汤加减健脾化痰，行气消胀。可见，丁甘仁不但崇尚中医经典之学，而且在实际应用中"师古而不泥古"，灵活变通经方，为后世辨治伤寒外感病提供了示范。

有学者统计，丁甘仁治疗伤寒案21例，均按六经辨证用药。如三阳证中表寒里热者，用桂枝白虎汤或大青龙汤；热入血室用小柴胡加清热通瘀剂；三阴证属太阴少阴合病，用四逆汤等。风温案31例，用经方化裁的治案有19例。如肺胃热盛、热痰交阻者，用麻杏石甘汤加竹叶、芦根；大热、大汗、大渴、脉洪大者，用白虎汤加桑叶、淡豆豉。湿温病51个案例中，有21例使用经方。如邪在卫、气，见恶寒发热，胸闷呕恶，选桂枝汤加减；热重于湿，壮热口渴，用苍术白虎汤；热重于湿兼表证者，用葛根芩连汤加味；湿邪化热由阳明经入腑，用调味承气汤加减。丁甘仁治疗内科杂病时，也以经方为主加减。如胸痹病选案6例，其中有5例运用经方加减，常选用瓜蒌薤白半夏汤和瓜蒌薤白白酒汤加味。肿胀（水肿）病案14例，有9例运用经方，常用五苓散、麻黄附子甘草汤、越婢汤等加减治疗。痢疾病20例，有13例用经方，如寒湿下痢用桃花散，湿热下利用白头翁汤。黄疸病22个病例，有14例用经方化裁，如阳黄用栀子柏皮汤，阴黄用茵陈术附汤，湿热并重用麻黄连翘赤小豆汤、茵陈五苓散。吐血病中3例，均用经方加减，如吐血鲜红用《金匮要略》之柏叶汤、《千金要方》之犀角地黄汤，色黑如墨用附子理中汤。丁甘仁理论联系实际，善于运用经方化裁治疗外感、内伤杂病，为后学者提供了启示。

（二）学贯古今医界，融合寒温辨治

丁甘仁学贯古今，知识渊博。除经典之外，丁甘仁对后世各家多有涉猎，他在继承孟河医派学术思想的基础上，多方拜师，在苏州、无锡行医三四年。虽有叶、薛、徐、吴各学派之争，他也能择友以交，择善而从，亦曾拜访曹沧州、邓星伯等诸多吴门名医，于温病一门大有获益。后在上海，与巢崇山、汪莲石、恽铁樵、唐宗海、张聿青、余景和等众多名医交游。历来不少医家由于师承不同，易恪守一家之经验，各执一是，争论不息。张景岳之后有温补之过，宋代有温燥之偏，明代有寒凉之弊，然而丁甘仁治学，既通读温热诸家之说，又精研张仲景之方书，悟彻精微，学而不偏，独治两家学说于一炉，能抛开门户之见，主张不拘一格，荟萃诸贤，互相交流，博采众家之长，并结合自己的临床经验，形成了独特的"丁氏学派"。

丁甘仁认为，伤寒与温病同属于外感病，之所以不同，是由于"人之禀赋各异，病之虚实寒热不一，伤寒可以化热，温病亦能化寒，皆随六经之气化而定"。因此指出，外感病总的治疗原则是"每当诊治，规定六经纲要"，分经论治。《丁甘仁医案》所载外感病案，有伤寒、风温、暑温、湿温、痉病五类。其关于伤寒的辨治，全部采用六经辨证，以经方加减。温病辨治则用六经辨证与卫气营血和三焦辨证结合，经方与时方并用。无论伤寒抑或温病初期，多用透散之法。他在临床上不把经方和时方作为划分界限，而是常常将伤寒方与温病方融合起来同时运

用，充分体现熔伤寒与温病学说于一炉的诊治思路。特别是在外感热病辨治方面，宗《伤寒论》而不泥于伤寒方，宗温病学说而不泥于四时温病，采取伤寒辨六经与温病辨卫气营血及其主治方药的综合运用，因人制宜，随宜应用，突破了寒温分立的格局，创立了寒温融合辨证论治体系。

如《丁甘仁医案》一书中，伤寒案用阳旦汤、麻黄附子细辛汤、白虎汤、增液汤；太阳伤寒、阳明热滞者，用桂枝白虎汤加减；发热壮盛而神昏者，用紫雪丹；高热肢冷、汗出神衰的危机病变，用参附龙牡剂救急；温病案中，风温证高热，重用白虎汤、麻杏石甘汤、银翘散、桑菊饮；暑温证高热神烦者，重用竹叶石膏汤、黄连香薷饮、牛黄清心丸；湿温证发热不解，重用葛根芩连汤、柴葛解肌汤、黄连解毒饮、苍术白虎汤、调胃承气汤、甘露消毒丹、四逆散等；病变危重者，治热以犀角、羚羊汤；治寒以附子理中汤等。由此可见丁甘仁辨治外感病寒温并用之一斑。

再如，丁甘仁在治疗伤寒邪传阳明，出现胸闷呕恶，渴喜热饮，心烦少寐，舌苔转为灰腻，中焦食滞，湿浊互阻不化时，既用葛根汤透解阳明经邪，也用藿香正气散宣化中焦之湿滞。在治疗风温时，除用清肺化痰、生津达邪的时方外，较多使用白虎汤、麻杏石甘汤等经方。在治疗湿温时，除用上下分消、化湿畅中的时方外，亦常配合使用仲景之小柴胡汤、理中汤等经方。至于外感热病后期，出现的复杂证候，丁甘仁不纠缠于伤寒与温病之争，尽量用六经分证；若营卫分证清楚者，即用温病辨证法。丁甘仁这种伤寒辨六经与温病辨卫气营血相结合、经方与时方并用的诊治思路与治学方法，充分体现了寒温融合学派的辨证论治特色，至今仍有较高的学术价值和临床指导意义。

（三）用药和缓轻灵，重视顾护脾胃

孟河派医家都有崇尚"醇正和缓、纠错正偏"的学术风格，费伯雄在《医醇賸义》中即以和缓、纠错正偏为宗旨。丁甘仁继承了费伯雄的医学经验，认为名曰和、缓，和则无猛峻之剂，缓则无急切之功，和缓乃先贤遗风。故在辨证用药上，重辨性，贵轻灵。他编著了《药性辑要》，详细论述了药物的性味归经及其应用，并指导其临床治疗，对启迪后学有重要意义。如丁甘仁在治疗湿温病时，用药慎重，根据药物性味归经不同而辨证施治，擅长选用既可发挥疗效又无碍邪伤正的平稳之品，如芳香化湿惯用藿香、佩兰；清热常用金银花、连翘、竹叶、青蒿；调中和胃每用砂仁、白扁豆、白豆蔻、枳壳；利湿则用泽泻、滑石、薏苡仁、茯苓皮等。其治法平淡，处方精炼，用药轻灵，最擅运用"轻可去实"之法。其轻，指药之性缓而量微、量轻。多则三钱，少则五分，如处方中生姜加一片，荷叶取一角，中病即止。

丁甘仁重视用甘平之品护理脾胃，处方中健脾和胃之药几不可缺，以期人体正气来复。在临诊中务必做到三个方面的考虑：第一要估计患者体质的强弱；第二要酌量病势的轻重缓急；第三对患者的居处习惯、饮食嗜好等作适当考虑。在投药无效时，必须细究其原因，是药不对证，还是药不胜病，然后加以变动。据统计，在丁甘仁医集中所用的459味药中，使用频次在150次以上的药味共十种，分别是茯苓、大贝母、半夏、陈皮、茯神、竹茹、杏仁、白术、连翘和赤芍。这些药物都很常用，且性味平淡，大多主入脾、胃经。毒药、峻猛、虫类的药物用得很少，如甘遂、大黄、龙胆草、苦参等；贵重药物如麝香、冬虫夏草等也很少使用。

（四）辨证精微准确，擅用反治之法

丁甘仁云："夫用药如用兵，匪势凶猛，非悍勇之将，安能应敌也。"

故不可拘泥，在乎权变，准确辨证是关键所在。认真研读《丁甘仁医案》可发现，丁甘仁善于运用反治法治疗凶险重症，其运用反治法治疗各种疾病的医案有47首，约占全部医案的12%。反治法是顺从疾病假象而治的一种方法，虽曰顺从假象，实则针对本质，在于辨明寒热、通塞的真假。

丁甘仁认为，人之禀赋各异，病之寒热虚实有别，伤寒可以化热，有伤阴、亡阴之变；温病可以转寒，有伤阳、亡阳之危，皆随体质偏颇、六经气化而异。伤寒与温病的中期，极易出现伤寒化热入里和"热深厥亦深"的真热假寒证。伤寒后期，易出现寒邪伤阳、由实转虚的真寒假热证或戴阳证；温病后期，易出现阴虚低热或亡阴之证，但如果误治伤阳，也会出现真寒假热之证。因此，丁甘仁善于去伪存真，灵活辨治。

1. 热因热用法

该法在温病的案例中运用最多，尤以湿温病为著，风温、暑温、冬温之反治案例亦存在。伤寒及杂病中运用热因热用的病也不乏其例。如治疗郑左，患湿温日久，身热18天，颧红、口干，神寐尿遗，舌苔灰腻，脉沉无神，病情危殆。丁甘仁诊为戴阳证，用参附龙牡汤加益智仁、远志、鹿角霜，治愈。祁左冬温证，身热17天，咳嗽痰红，渴饮便滞，汗多神糊，昏谵郑声。丁甘仁辨证为真寒假热证，用参附龙牡汤，是为热因热用。又，治吴左身热久痢，用补中益气汤甘温除大热。

2. 寒因寒用法

丁甘仁治病细致入微，治法独特。如治方左，突患暑厥，昏仆牙紧，肢冷脉伏，用银翘散清解，服后邪气外达，神清窍开而愈。治疗徐氏妇女，少腹阵痛匝月，痛甚有汗，形寒纳少，口干引饮，舌质绛红，脉细如丝。丁甘仁基于"暴痛属寒，久痛属热；暴痛在经，久痛在络"（《丁甘仁医案·诸痛案》）之论，认为形寒纳少、脉细如丝是假寒；口干引饮、舌质绛红是真热。治疗用失笑散加银柴胡、川石斛、乌梅、丹参等养阴柔络之品后痊愈，是寒因寒用。

3. 通因通用法

丁甘仁善用通因通用法调治经产疾病。丁甘仁认为，妇人产后恶露增多，或日久不泽，多有瘀滞，因此提出产后应以祛瘀为第一要义。如治疗李右产后 24 天恶露量多不尽腹痛剧，拟用红花、丹参、当归、川芎、益母草、大麻仁等通瘀行滞，养营润肠而愈。此外，丁甘仁治疗痢疾也善用通法，导滞通腑，去积为先。

4. 塞因塞用法

丁甘仁调治鼓胀善用塞因塞用法，分别虚实而施治，实者运之，虚者补之，癥瘕亦有用补法为主者，疗效显著。妊娠逾周不下，其不拘泥于催产下胎之常法，灵活辨证施治，如胎萎不长，逾期胎不成熟者，补养气血，育胎壮萎。又如，患者姜女，腹中结块，停经四月，诸医或云胎孕而与保胎，或云积块而以攻下。然丁甘仁细察舌脉，以为肝脾两虚，寒凝瘀滞，方用附子理中汤温散阴霾，佐黄芪、桃仁等益气化瘀，连服 10 余剂，结块消散而月事复常。是为塞因塞用。

可见，丁甘仁学验俱丰，临证从容不迫，审证查要，辨治精准，灵活运用反治法，每每屡收奇效。

（五）各科疾病治疗，善用祛湿之法

丁甘仁擅于治疗内、外、喉三科疾病，特别是将祛湿法巧妙地运用于各科疾病治疗，疗效卓著。其运用祛湿法的主要学术见解是解表需散湿，通痹重除湿，健脾要逐湿，消肿需祛湿。

1. 解表散湿法

外感病证治疗，一般是遵《伤寒论》和温病学说，以寒热论治，或辛温解表，或辛凉解表，药用麻黄汤、桂枝汤，或银翘散、桑菊饮之类。而丁甘仁认为，太阳为寒水之经，本阴而标阳。若标阳郁遏，阳不通行，则发热恶寒而无汗；寒水不行，外湿相随，同气相求而入内。所以无论寒、热、暑诸外邪，都常与湿邪合并，侵入人体，致使营卫运行失常而发病。此时，患者除了有形寒身热、头痛身痛等表证外，还伴有头重、胸闷、泛恶、四肢沉重、便溏等外湿内困之象。由于湿邪为患，症状不甚典型，容易被临床医生忽略。丁甘仁抓住这一证候特点，根据经脉理论剖析其形成原因和机理，并拟定方药治疗，以桂枝、前胡、苏梗、桔梗、荆芥等疏风解表，酌情加入大豆卷、赤茯苓、陈皮、制半夏等祛湿之品，一解太阳"标阳之郁"，二除太阳"本阴之湿"，两类相配，相得益彰，既能使湿邪从表而散，解表而不留湿；又能防止湿邪滞留，表证缠绵难愈。由于湿邪易阻滞气机，所以丁甘仁每在祛湿药中加入枳壳一味，行肝、肺、脾、胃之气以助化湿，且疏风解表药中的苏梗、桔梗也兼具理气功效，桂枝能助阳化气以助行水，俾使气行则津行，水道得调，卫阳达表，营卫调和，外邪悉除。可见，丁甘仁不但对外感热病中的湿邪有深刻认识，而且在"散湿"的用药上能标本兼治，除了解表药注意选用解表兼行气助阳之品，除内湿注重"脾为生湿之源"用二陈汤加减外，还注重气与津液关系进行综合调理，可谓用药考究，匠心独运。

2. 通痹除湿法

关于痹病发病的原因，《素问·痹论》云："风寒湿三气杂至，合而为痹也。"丁甘仁遵从这一古训，但师古而不泥古。他认为，风寒湿侵袭人体，最终易导致经脉气血不通而痛的痹病。而经脉气血不通，反之又加重水湿内停。因此，从外内合邪角度看，湿邪是痹病发病的最关键因素。丁甘仁一改古人治疗痹病以温通为主的治疗思路，主张祛湿为主的治疗方略，使寒湿祛，经络通，痹病除。常用药物为秦艽、独活、海风藤、桑寄生、生熟薏仁、五加皮、丝瓜络七味，旨在祛风除湿通络；配以桂枝、赤芍、牛膝三味药以温经散寒通络，从而达到标本兼治、桴鼓相应之效。对于时间较长、久年风痛、百药不效的历节风痛患者，丁甘仁多从祛外湿、健脾祛内湿入手，因湿为阴邪，重浊黏滞，致病具有缠绵难愈之特性，故丁甘仁用秦艽、防己、生薏苡仁、蚕沙、陈皮、茯苓、白术等祛风除湿、健脾祛湿之品，配以桑枝、桂枝、丹参等活血化瘀通络之品，以标本兼治，疗效卓著。

3. 健脾逐湿法

五脏之中，脾为阳土，喜燥恶湿，凡外感湿邪，最易同气相求侵犯脾脏，使脾阳不振，运化无权，则水湿内生。内湿一旦形成，反过来又易招致外湿入侵，形成恶性循环。凡劳累过度损伤脾气，出现脾失健运之乏力、纳少、便溏等，丁甘仁除健脾脾气外，还注重逐湿。健运脾气常用党参、白术、生姜、桂枝等，逐湿常用芳香化湿、苦温燥湿、淡渗利湿等法。芳香化湿，药如苍术、佩兰、藿香、藿梗等芳化醒脾之品；苦温燥湿，药如厚朴、陈皮、半夏、秦艽等辛开苦降燥湿醒脾之品；淡渗利湿法，药如茯苓、泽泻、薏米等淡味气平之品，以导湿从小便出。丁甘仁融芳香化湿、苦温燥湿、淡渗利湿为一方，使逐湿功能倍增，寓健脾于逐湿之中，使湿浊祛，脾运健。对于脾失健运、湿浊内生而见胀满之症，丁甘仁还擅用砂仁、木香以行气化湿，是"气行则津行"原则在临床上的圆通之用。

4. 消肿祛湿法

水肿病的发生尽管与多个脏腑相关，但主要责之于肺、脾、肾三脏。肺为水之上源，主宣发肃降，通调水道。若肺失宣肃，津液外不能发汗、内不能下降为小便，泛溢于肌肤则为水肿。脾主运化水液，脾失健运，不能将津液上输于肺和四布于周身，则水液聚集，排泄无门而为水肿。肾为主水之脏，内寓元阴元阳，若肾失气化，则水液蒸腾环流障碍，膀胱气化失司，小便不利而致水肿。基于此种水肿病机的认识，丁甘仁主张"分消走泄"的祛湿法。"分消"是分别调理肺脾肾三脏而祛湿；"走泄"是使水湿分别从大小便而泄出。如治疗水肿伴咳嗽、气急时，以肃运分消治之，加苏子、旋覆花以降肺气；治疗水肿伴腹胀、纳少、呕逆时，以健运分消治之，加温中丸、白术以健中焦；若肾阳不足、寒湿内生之下肢肿甚者，以温运分消治之，用附子、干姜以温运分消；"走泄"使水湿从小便走的药物，常用茯苓、泽泻、地骷髅、葫芦瓢等利小便祛湿法；使水湿从大便走的药，常用冬瓜子、杏仁等缓下之品。丁甘仁"分三脏泄二阴"的分消走泄法，使治疗水肿病的祛湿法别具特色。

（六）痧疹胜于喉症，畅汗第一要义

丁甘仁擅长治疗喉科疾病，在继承马培之喉科经验的基础上，总结多家经验，并集古今喉科验方，形成自己治疗喉痧独特的理论和治疗体系。

在《喉痧症治概要》一书中，丁甘仁先总结了几位医家关于喉痧论治的经验。邵琴夫有"喉痧应表，有汗则生，白喉忌表，误表则危"之说；金保三认为烂喉痧之症，"畅汗为第一要义"；叶天士认为喉痧"初起之时，应频进解肌散表，温毒外达"。《内经》所谓"微者逆之，甚者从之。火热之甚，不可用寒凉强遏"；又有佚名医家之论，"研究岁运司天，数年以来，稍悟一斑。凡亲友患此症者，皆以表散开达为主，直待痧回肿退，鼻有清涕，遍身作寒脱皮，方进凉血清解之味，靡不应手速效"。

丁甘仁以前人的经验为基础，加上自己数十年的临证心得，对喉痧一病进行了系统论述。他将喉痧分为正痧、风痧、红痧、烂喉痧和白喉五类。

幼时初次出痧，为正痧。夏秋时见红痧、风痧，病因皆为外邪郁于腠理，遏于阳明，肺气不宣、胃气不泄。治疗用疏散之剂，疏表解郁，得汗则痧麻透。白喉为少阴伏热升腾，吸受疫疬之气，与内蕴伏热相应为患。治疗应忌表，立滋阴清肺汤，宗张仲景猪肤汤之遗意。烂喉痧最为严重，传染迅速，多发于冬春，是因非其时而有其气，感疫疬之邪，邪从口鼻入，暴寒束于外，疫毒郁于内，蒸腾肺胃两经，厥少之火上亢而发病。初期时不可不速表，先用汗法，次用清法，或用下法，需分初、中、末三层论治。邪郁于气分，速当表散，用荆防败毒散或麻杏石甘汤。若邪疬化火，由气入营，应生津清营解毒，佐使疏透，用黑膏汤、犀豉汤或犀角地黄汤。必须到舌色光红或焦糙，痧子布齐，气分之邪已透，才可以用大剂清营凉解，不能再行表散。又列举了不治、难治的症状数条，予以警示。丁甘仁详细地论症、自订方药及喉痧验案等，对喉科辨治喉痧具有重要的指导意义。

（七）重视医学教育，革新传承模式

1. 改革传承模式，开创中医近代教育先河

丁甘仁先生非常重视中医教育，1916 年，由他牵头，创办了中国近代第一所中医学校——上海中医专门学校（现上海中医药大学的前身）。该校学制 5 年，办学方针和思想是"昌明绝学，保存国粹，融汇中西，宗旨是继承和发扬中医药学"。这是我国第一所由政府批准的民办中医高等教育学校，在中医师承、家传的传统培养模式基础上，开创了中医近代教育的先河。

2. 重视中国传统文化素养培养，强化中医经典教学

丁甘仁在创办上海中医专门学校之初，非常重视中国传统文化素养与经典教学，主要表现主张招生条件之一是要求学生"国文精通、书法端正"，并具备一定的国学素养。在实际教学的基础学科中，设置了中医经

典、国文、书法等必修课，以期提高学生中国传统文化素养及学习中医理论的能力。丁甘仁还亲自撰写了《医经辑要》《脉学辑要》《药性辑要》《诊方辑要》等作为预科的最基本教材，将中医经典的精要，如医理、药性、方歌、诊法等都有针对性地摘引到教材中，并融入自身经验和体会，由浅入深，循序渐进，引导学生深入学习。

3. 将西方教学模式与中国传统教育模式相结合，开创中西医并用教学模式

丁甘仁倡导中医教学改革，将西方教学模式与中国传统教育模式相结合，不仅授以中国文学，中医经典《伤寒论》《瘟疫论》《傅青主女科》《重楼玉钥》《医宗金鉴》等，还学习西医解剖学、生理学等。因此，该校办学成绩卓著，为20世纪前半叶国内办学时间最长、造就名医最多、影响最大的中医学校，来此求学者遍及全国。丁甘仁认为，"中医以气化擅胜，西医以迹象见长，论其理则中医至精，论其效则西人亦著，相提并论，得其一者为良技，会其通者夺良工"。中、西医之争由来已久，丁甘仁能客观评论，不存偏见，足见其胸怀之广袤、见识之深远。可以说是博古通今，中、西并重。

4. 创女校办杂志立学会，为中医药发展提供广阔平台

丁甘仁主张男女平等，1925年又创办了上海女子专门中医学校，学制内容与男子相同，对中国教育事业是 大创举。丁甘仁还先后在沪南、沪北设立广益中医院，内设门诊和住院部，用于学生见习和实习，同时便于患者就医。1921年，丁甘仁又发起成立"国医学会"，组织中医师研究中医学术。学会编辑出版《中医杂志》。同时，还发起"江苏省中医联合会"，丁甘仁为首任会长，加强了全国中医界的联络。这些都证明丁甘仁对中医教育事业所做出的巨大贡献，丁甘仁的中医教育思想和办学理念至今是我国学院教育的楷模，对于中医学继承与创新提供了启示

作用。

以上七个方面，基本体现了丁甘仁学术见解的精华。这其中既有他对中医的继承与发扬，也有他融会贯通博采众家之长后形成的丁氏学术风格，对指导现代中医辨证论治，提高中医临床疗效，具有十分重要的现实意义。丁甘仁作为孟河医派的重要代表人物，为中医教育事业的发展做出了卓越的贡献，在中医史上留下了光辉的一页。

总括丁甘仁的学术成就和突出贡献，主要体现在三个方面。

1. 创立外感热病寒温融合体系

丁甘仁以太阴阳明为核心，诸辨证方法为媒介，融合寒温辨证体系，主要表现在两个方面：一是不偏执于伤寒或温病某一方面，而是以六淫病因分析、痰湿水饮瘀血积滞病因分析、八纲辨证、脏腑辨证等方法为中介，有机沟通和融合寒温学说，形成"上承古人，下启后学"的切合实际的外感热病辨证思路。二是以六经辨证中的阳明病、太阴病思想为核心，融合卫气营血辨证和三焦辨证思想，灵活使用卫气营血辨证中的危重证辨证方法，重视风、温、湿、热、火为病，重视病位表里出入、病性寒热转化的辨识，注重风温伏邪和湿温伏邪的外出、内陷病机转归和病性转化；重视痰饮水湿和饮食积滞对病情的影响；重视肺胃在外感热病传变中的特征。通过综合分析这些方法，对外感热病辨证体系进行扩充和整合。

研究表明，丁甘仁辨治外感病时，在八纲辨证要素中，重视病位表里和病性寒热的认识；在六经辨证要素中，更重视阳明病、太阴病的辨识，这是他实现寒温融合的重要基础；在卫气营血辨证要素中，气分和营分疾病所占比例较大，是温病发展过程中邪气最盛、病情最凶险，易于逆传心包的危候，是治疗的关键时期；在三焦辨证要素中，丁甘仁尤为重视中焦疾病；在六淫病因要素中，丁甘仁认为，以温热火湿为主。这种病因分析，与痰饮水湿和饮食积滞元素分析，共同起到沟通寒、温两个体系的桥梁作用；气血津液辨证思维，在实现寒温统一的道路上起到一定的作用；脏腑辨证要素，所占疾病总数仅次于六淫和痰饮水湿饮食积滞致病因素分析之后最常用的方法。肺、胃两脏最多，其次是大肠、膜原、心（心神）、脾，说明脏腑辨证是丁甘仁辨治外感热病的一个重要思路，丁甘仁在使用六经辨证，或卫气营血辨证，或三焦辨证的同时，往往也在使用脏腑辨证的病例达51.5%，尤其对肺、胃较为重视。说明脏腑辨证是沟通寒、温两种学说的重要辨证方法。丁甘仁融合三焦辨证、卫气营血辨证、六经辨证关系的学术思想见图3。

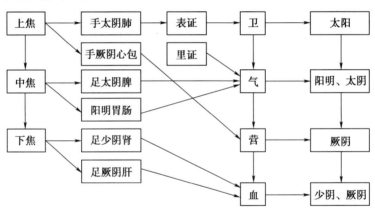

图3　丁甘仁三焦辨证、卫气营血辨证、六经辨证关系

2. 首创喉科卫气营血辨治三层次论

丁甘仁提出，烂喉丹痧的病因，主要为冬季应寒反温，春季应温反寒，出现疫毒郁于内，暴寒束于外，蒸腾肺胃两经，发于咽喉。故治法分初、中、末三个层次，从卫气营血辨证。辨证关键在于舌质和舌苔，"没有症变而舌不变之理"，又言"本病以畅汗为第一要义"，即初期当表则表之，然后可清则清之，可下则下之。

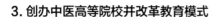

3. 创办中医高等院校并改革教育模式

丁甘仁对中医教育的贡献，主要是开办近代第一所中医专门学校，理论教学与实践教学相结合、国学文化与中医经典相结合、中医知识与西医知识相结合、学院教育与社会继续教育相结合，这种四结合的模式是近代中医教育历史上的首创。

丁甘仁

临证经验

一、诊疗特色 🦩

（一）外感热病诊疗特色

丁甘仁对于外感疾病的临床诊治，不仅继承了《伤寒论》和温病学的用药经验，而且独具特色，主要表现在将六经辨证与卫气营血、三焦辨证融合运用贯穿始终；注重经典，论理遣方必有据；师其意而不泥其方，谨守病机，灵活用药三个方面，对于后世临床有较大的启迪作用。

1. 六经辨证与卫气营血、三焦辨证融合运用

丁甘仁在辨治外感疾病过程中，无论是伤寒、风温、暑温还是湿温，皆以六经辨证为纲，以卫气营血辨证和三焦辨证为辅，并常寒温并用，还将经方用于温热、湿热病辨治中。其运用技巧是伤寒皆用六经，夹湿则配用三焦；以温热为主者，在六经辨证基础上配合卫气营血辨治；以湿热为主者，在六经辨证基础上配合三焦辨治。

《丁甘仁临证医集》中伤寒病的 16 个医案中，用六经辨证的 16 例，占 100%；用三焦辨证的 2 例，占 12.5%；主要论及"痰湿逗留、中焦气滞"和"湿滞内阻中焦"。其中，张左一案还用麻黄与石膏并用，解表寒，清胃热。

风温病的 19 个医案中，有 12 个医案用到六经辨证，占 63%，主要涉及阳明、少阳、太阴、少阴、厥阴，所用经方有麻杏石甘汤、白虎汤、小柴胡汤、葛根芩连汤、参附龙牡汤等；运用卫气营血辨证有 8 例，占 42%。

暑温病的 9 个医案中，有 9 个用到六经辨证，主要涉及厥阴、阳明、少阳、太阴、少阴，所用经方有人参白虎汤、竹叶石膏汤等；运用卫气营血辨证有 1 例，运用三焦辨证有 2 例。

湿温病的 25 个医案中，有 16 个用到六经辨证，占 64%，主要涉及太阴、阳明、厥阴、少阳、少阴、太阳，所用经方有柴葛解肌汤、附子理中

汤、四逆散、苍术白虎汤、小柴胡汤、桂枝白虎汤、五苓散、真武汤、理中汤、吴茱萸汤等；用到三焦辨证的有 10 个医案，占 40%；用到卫气营血辨证的有 7 个案例，占 28%。

可见，在诊治外感疾病中，丁甘仁完全打破寒温界限，不拘于六经、卫气营血和三焦辨证，将它们完全融合在一起。这一辨证思维的形成，是基于其"人之禀赋各异，病之虚实寒热不一，伤寒可以化热，温病亦能化寒，皆随六经气化而定"的学术观点。这种"皆随六经气化而定"的灵活变通思维，是其辨治外感病的精髓。

2. 注重经典，论理遣方必有据

丁甘仁诊治外感疾病，理出《内经》，法遵张仲景及温病大家，书中所论夹叙夹议，言必有据。

（1）治伤寒

在姜左"外寒束于表分，湿痰内蕴中焦，太阳阳明为病"案中，丁甘仁指出，"《经》云：体若燔炭，汗出而散"，故拟汗解化滞，重用表药。又如，在姚左"伤寒两感，太阳少阴为病"案中指出："仲圣云：脉沉细，反发热，为少阴病，与此吻合，夹阴夹实，显然无疑，症势非轻。故宜温经达邪，和中消滞。"

（2）治风温

在张左"发热汗多，气短而喘，脉数而乱，舌红"案时中，丁甘仁指出："《经》云：'因于暑，汗，烦则喘喝'是也。症势危笃，勉拟生脉散，益气生津而清暑热。"在治疗袁左"温邪夹滞，阳明为病，发热十天，口渴烦躁，谵语妄言，舌燥黄，六七日为更衣，脉象滑数有力"案中指出："法宜生津清温，加瓜蒌、大黄，以附仲景急下存阴之意。"

（3）治暑温

案载茅童"温邪夹湿，发热十三天，汗泄不畅，口干欲饮。舌质红，罩薄腻，左脉弦数，右脉濡数。前医早进白虎汤，致邪陷太阴，清气不升，大便溏薄，日夜十余次，小溲短赤，心烦少寐，热势加剧，病情非轻"。丁甘仁指出："拟解肌疏邪而理中土。仲圣谓里重于表者先治其里。故仿此意化裁。"

（4）治湿温

在李左"伏邪湿热，蕴蒸气分，满布三焦"案中，丁甘仁指出："《经》所谓热迫注泄是也。吴鞠通先生云：湿温之症，氤氲黏腻，非易速解，虑其缠绵增剧。拟葛根芩连汤加味，解肌清温，苦化湿热。"在治疗王右"湿温身热两候，有汗不解，早轻暮重，口干不多饮，红疹白痦，布于胸膺之间，脉数，苔灰黄"案中丁甘仁指出："叶香岩先生云：湿热为黏腻之邪，最难骤化，所以身热久而不退也，宜以宣化。"

3. 谨守病机灵活用药

丁甘仁治疗外感性疾病，虽然遵经崇古，法必有据，但并不是"机械照搬"全方，而是择其主药灵活配伍组方，以达"方从法出，法随证立"之效。

（1）治疗伤寒案

李左案记载："伤寒夹滞，太阳阳明为病，身热十余日不解，脊背微寒，脉浮滑而数，口干不多饮，唇焦，苔薄腻而黄，五六日不更衣……拟桂枝白虎汤加减……川桂枝五分，生甘草五分，元明粉一钱五分，竹茹一钱五分，石膏三钱，瓜蒌三钱，川军三钱，半夏一钱五分，生姜二片，大枣三枚。"（《丁甘仁临证医集·伤寒案》）方中运用了《金匮要略·疟病脉证治》中的桂枝白虎汤中的桂枝、石膏、生甘草，未用知母、粳米，另外加了竹茹、瓜蒌、半夏、生姜、大枣化痰和胃，加川军、元明粉通腑泄热。方中生姜、大枣、桂枝散寒解太阳表邪，石膏、生甘草清阳明无形之热，竹茹、瓜蒌、半夏、川军、元明粉除阳明腑痰热实邪。

（2）治疗风温案

张左案记载："发热汗多，气短而喘，脉数而乱，舌红。暑热伤津耗气，肺金化源欲绝，肺为水之上源，肺虚不能下蒙于肾，肾不纳气，肺主皮毛，肺伤则卫气失守，是以汗出甚多……勉拟生脉散，益气生津而清暑热。西洋参三钱，大麦冬三钱，鲜石斛三钱，清制枇杷叶（去毛，包）三钱，天花粉三钱，肥知母一钱五分，煅牡蛎一两，浮小麦一两。"（《丁甘仁临证医集·风温案》）方中用了生脉散中的西洋参、大麦冬，未用五味子，此外还加用了清制枇杷叶、肥知母、鲜石斛、天花粉以清肺胃热生津，加用煅牡蛎、浮小麦收敛止汗。诸药合用，以达"祛邪不伤正，扶正不留邪"之目的。

（3）治疗暑温案

钱右案记载："外受风凉，内蕴伏暑，暑必兼湿，湿与滞阻，阳明为病，发热恶寒，胸痞泛恶，头胀且痛，遍体酸楚，舌苔腻布，脉象濡数，邪势鸱张，非易速解。拟黄连香薷饮加减。陈香薷五分，淡豆豉三钱，六神曲三钱，姜川连四分，炒枳实一钱五分，姜竹茹一钱五分，制川朴八分，仙半夏一钱五分，鲜藿香一钱五分，鲜佩兰一钱五分，玉枢丹三钱。"（《丁甘仁临证医集·暑温案》）此方只是用了《丹溪心法》黄连香薷饮中的陈香薷、姜川连、制川厚朴，未用白扁豆、金银花、车前子、滑石、甘草，另外加用了淡豆豉、六神曲、炒枳实、姜竹茹、仙半夏、鲜藿香、鲜佩兰、玉枢丹，以和胃止呕，芳香化湿。

（4）治疗湿温病

朱孩案记载："湿温已延月余，身热不退，腹疼便泄，大腹膨胀，面浮体肿。舌苔灰黄，脉象濡数，纹色青紫，已逾气关"，丁甘仁"拟真武、理中、小柴胡复方图治"（《丁甘仁临证医集·湿温病》），方用熟附片八分，炒干姜五分，炒白术一钱五分，连皮苓三钱，陈皮一钱，炒潞党参一钱，软柴胡五分，清炙草五分，川椒目十粒，砂仁八分，大腹皮二钱，六神曲三钱。此方用了真武汤中的熟附片、连皮苓、炒白术，未用白芍、生姜；用了理中汤中的干姜、炒白术、炒潞党参、清炙草全方，用了小柴胡中的软柴胡、清炙草、炒潞党参，未用黄芩、大枣、半夏、生姜，另外加用了陈皮、大腹皮、六神曲、川椒目、砂仁，以健脾行气消胀。

（二）内科病诊疗特色

丁甘仁对内科疾病的诊治有自己独到的特色，对后世中医内科临床诊治有较大的启迪作用。

1. 宗于经典，活用《内经》《难经》

丁甘仁临床治病，能将经典著作中的理论与临床实践结合起来，使临床思维有源头活水，法必有据，方必有依。他多能直接取法于《内经》，在丁甘仁医案中，多处能见到引用《内经》原文来阐释病因病机的医案。如在咳嗽病中，丁甘仁引用了《灵枢·邪气脏腑病形》中"形寒饮冷则伤肺"的论述；在癃闭病中，丁甘仁引用了《素问·灵兰秘典论》中"三焦者，决渎之官，水道出焉"的论述，还引用了《灵枢·口问》中"中气不足，溲便为之变"的理论，以阐释癃闭的病机；在不寐病中，丁甘仁应用了《素问·逆调论》中"胃不和则卧不安"的观点，并根据其理论进行辨证施治。由此可见，丁甘仁能将《内经》的理论观点灵活运用于临床诊治。

除了《内经》，丁甘仁还将《难经》的相关论述运用于临床。如在癥瘕病诊治中，丁甘仁引用《难经》"肝之积，名为肥气"的论述，阐释了患者的病位属肝，并从肝论治而立方用药。由此可见丁甘仁对于《内经》《难经》等中医经典有深入的研究，且功底深厚，临床运用能左右逢源。所以秦伯未曾说："丁氏甘仁，师于黄帝、岐伯、越人、元化之书，既多心得，而又致力于仲景古训"（《丁甘仁医案·秦伯未序》）。从实际情况看，此评价名副其实。

2. 师承仲景，取法《伤寒》《金匮》

丁甘仁对张仲景学说倍加重视，其临床治疗内科病时，也同样重视六经辨证的运用。丁甘仁早年随老师汪莲石先生潜心研究舒驰远的《伤寒集注》，对张仲景学说颇有心得，故临床之时能将六经辨证应用于内科杂病的辨治。丁甘仁总结说："医有两大法门，一为伤寒六经之病，一为金匮治杂病，皆学理之精要，治疗之准则"。丁甘仁对内科杂病的治疗，均以《伤寒论》《金匮要略》方论结合马绍成、汪莲石的经验进行辨证论治。如治疗真中风证，属阳虚兼痰者，用温阳通络法，如小续命汤、参附汤、半硫丸、人参再造丸等；属阴虚兼痰热者，用柔肝息风、豁痰通络法，自制验方天麻半夏羚角汤、温胆汤、至宝丹、指迷茯苓丸等；治疗肿胀用五苓散、越婢汤、麻黄附子甘草汤；治疗胸痹用瓜蒌薤白半夏汤和瓜蒌薤白白酒汤；吐血鲜红用《金匮》柏叶汤、《千金》犀角地黄汤；色黑如墨用附子理中汤；寒湿下利用桃花散，湿热下利用白头翁汤；黄疸用栀子柏皮汤、阴黄用茵陈术附汤；湿热并重用麻黄连翘赤小豆汤、茵陈五苓散。活用张仲景治法与方药的经验，是丁甘仁取法张仲景的有力佐证，也是其临床治疗内科病症的特色之一。

同为经方大家的曹颖甫先生提及丁甘仁的医案，也论述到其"每当诊治，规定六经纲要，辄思求合于古，故其医案，胸痹用瓜蒌、薤白，水气用麻黄、附子、甘草，血证见黑色则用附子理中，寒湿下利则用桃花汤，湿热则用白头翁汤，阳明腑气不实则用白虎汤，胃家实则用调胃承气，于黄疸则用栀子、柏皮，阴黄则用附子"。可以看出，丁甘仁活用张仲景治法的临床特色，已成为医界同道所共识。

3. 重视脾胃，擅调中土

丁甘仁治疗内科病证多重脾胃。丁甘仁继承了历代诸家重视脾胃的观点，临床之时在辨证论治的基础上，都会注重顾护脾胃之气。尤其在治疗疑难重症时，特别注重调理脾胃。丁甘仁临床喜用茯苓、泽泻、薏苡仁等甘淡之品健脾利湿，以秦艽、佩兰、半夏、陈皮、扁豆衣等苦温之药燥湿醒脾。对于脾失健运，胃失和降，清不升而浊不降，中焦气机阻滞导致的脘痞腹胀等病证，丁甘仁亦在祛湿健脾的同时，稍佐砂仁、木香，以收调畅气机、健脾祛湿、消除痞满的功效。

丁甘仁还遥承李东垣"内伤脾胃，百病由生"思想，提出医生临诊时，第一，要估计患者体质的强弱；第二，要酌量病势的轻重缓急；第三，对患者的居处习惯、饮食嗜好等也要作适当的考虑。在投药无效时，必须细究其原因，是药不对症，还是药不胜病，然后加以变动。对病后调理及久治不愈的慢性疾病，都要注意顾护脾胃。如丁甘仁在治疗咳嗽病时，对于咳嗽经久不愈，出现损及脾胃的"肺病及脾，上损及中"纳少、便溏之证时，丁甘仁提出"清肺无益，专培中土"的治法，方用四君子汤加减，虽然是咳嗽引起的继发病证，但是关乎生死。若后天之本亏损，气血生化乏源，将加重病情危及生命，所以丁甘仁临床重视脾胃的治疗特色是值得效法的。依靠脾胃纳化以发挥疗效，是中医学治疗疾病依赖内服汤液的重要前提条件，丁甘仁重视脾胃的治疗特色，足以开悟后学。所以顾护胃气应贯穿于治疗疾病的始终。

4. 用药轻灵，中病即止

丁甘仁临床用药以轻灵为主，用药量轻，药性缓和，既能发挥治疗作用，又不会留邪伤正。孟河医派的创始人费伯雄就提出临床用药不能太峻烈。费伯雄以和法缓治为宗旨，提出"天下无神奇之法，只有平淡之法，平淡之极为神奇。否则炫异标新，用违其度，俗之求近效，反速危亡，不和不缓故也"的证治原则，孟河医家都宗此说。丁甘仁用药，其处方中的药物多数冠以"嫩"字，可见其所用药物的药力尚小，而且其处方中药物剂量极小，都是几分几钱，如生姜加一片，荷叶取一角，中病即止。丁甘仁的学生黄文东，在总结丁甘仁临床经验之时也提到，丁甘仁在学习金元诸家时是很少运用张从正的攻邪之法的。曹颖甫先生亦说丁甘仁临床治病时，"虽剂量过轻，于重症间有不应，其或连进五六剂，才得小效，然此即先生之道与术，所以免人疑畏者也"。可见丁甘仁的用药轻灵是众所周知的，这与丁甘仁重视脾胃，顾护正气，又学习孟河三家的学术经验是密切相关的。如丁甘仁在治疗肺痈时，论述到"宜制小其剂……毋使过之，伤其正也"。

5. 取法温病，擅治湿热

丁甘仁继承了叶天士、薛生白等温病大家之说，对温热病的治疗有丰富的经验。丁甘仁在早年行医于苏州、无锡时，与叶天士、薛生白的弟子门人多相往来，除受温病学派用药轻灵、重视脾胃等思想的影响外，对温病学派的治疗湿热的辨治思想多有继承并发挥之。内科病之泄泻、痢疾、咳嗽、肺痈、痰饮、痿痹、黄疸、呃噎、癃闭、癥瘕、淋浊、血证等均与湿热有关，并且痢疾、肺痈、黄疸、呃噎等病可因外感温热之邪内陷发病，与温病学派密切相关。

叶天士开创了卫气营血辨证方法，并制定了每一期的治疗原则，即"在卫汗之可也，到气方可清气，入营犹可透热转气，入血就恐耗血动血，直须凉血散血"（《外感温热篇》）。丁甘仁宗于此说，临床治疗内科杂病时也根据患者病情，活用此原则。如肺痈病因外感风温引起，内蕴湿热，熏蒸于肺者，丁甘仁用辛凉清温法，方用薄荷、桑叶、金银花、连翘等宣肺解表，用芦根泄热利水。这与叶天士所说的"在表初用辛凉轻剂，夹风则加入薄荷、牛蒡之属，夹湿加芦根、滑石之流，或透风于热外，或渗湿于热下，不与热相搏，势必孤矣"（《温热论》）的治疗原则相吻合。而肺痈外邪入里，入血分而吐脓血者，丁甘仁则用丹参、桃仁、丹皮、金丝荷叶等凉血活血，是血分病治疗原则的体现。又如，黄疸病中，褚左因曝于烈日，复受淋雨而发黄疸，丁甘仁用麻黄连翘赤小豆汤外发其汗，内利湿邪，其治法也源于温病学派的思想。

丁甘仁能活用温病学派的治法，将其运用到内科病的治疗上，尤其对湿证的治疗颇有经验，如通痹重除湿、健脾要逐湿、消肿须祛湿、治泄要渗湿、癃闭要利湿、退黄要化湿等都是丁甘仁用温病治法的实例，并将其定为治疗原则。这些治疗思想与薛生白的湿热病治法密切相关。

6. 合用汤药成药，发挥最佳功效

丁甘仁在治疗内科病证时，除用汤剂愈病之外，针对明确的或特有的病机与症状还会用现有的成药与汤剂一同服用。这种汤剂与成药共同服用的治疗方法，可谓是丁甘仁临床治疗内科病证的又一大特色。

汤液与成药同服，包括服用汤液的同时兼服成药，还包括将现有的成药入汤剂包煎，也就是一同煎煮。这些成药，有的是为了加强汤剂的作用，有的是为了治疗某些特有的症状，有的则是直接针对根本病机。如治疗不寐，有的须同时吞服琥珀多寐丸加强疗效；治疗肝气肝阳所致胸痛同时兼见喜笑不休时，须同时服用苏合香丸开窍止痛；治疗头痛眩晕，须兼服琥珀多寐丸以潜浮阳而安心神；治疗脘胁痛而痛极而厥时，须化服苏合香丸以行气开窍而止痛；治疗呃嗳见神不守舍，为防止厥脱之变，须同时吞服黑锡丹以重镇回阳固脱等，都是在服用汤剂治疗的基础上兼服成药的特色体现。

丁甘仁在治疗内科病证时，还将成药加入汤剂中共同煎煮（包煎），以加强疗效或标本兼治。如治疗咳嗽，针对小儿食滞积热的枳实导滞丸，包煎同煮，以清热消食导滞；治疗哮喘因肾气不纳而致痰气上泛者，丁甘仁的处方中，用金匮肾气丸包煎，以补肾纳气；治疗痹症因风寒湿邪与宿瘀留滞者，在独活寄生汤加减方中加入小活络丹同煎，以通络止痛；治疗脘胁痛的多个处方中，都用到左金丸包煎，以引药入于肝经，肝胃同治；治疗少腹痛之膀胱气化失职所致小便淋沥不利者，多用滋肾通关丸包煎入汤剂中，以助膀胱气化；治疗消渴病时，丁甘仁将金匮肾气丸包煎与汤剂同煮，以阴阳互生，这些都是丁甘仁治疗内科病证的用药特色，值得后世学习。

（三）妇科病诊疗特色

丁甘仁治疗妇科病，积累了较为丰富的经验。其诊治妇科病的主要特

色，除了重视冲任带脉与脏腑关系外，还重视气血的盛衰和运行；治妊娠病，注重治病与安胎并举；疗产后病，倡导勿拘于产后、勿忘于产后、多法并用显奇效等方面。

1. 重视冲任带脉与脏腑关系

丁甘仁认为，治疗妇科病要重视冲、任、带三脉，重视其与脏腑的关系。冲脉的记载，见于《素问·骨空论》等篇。《素问·上古天真论》云："太冲脉盛，月事以时下……太冲脉衰少，天癸竭，地道不通。""太冲脉"即是冲脉。冲脉能调节十二经气血，故称之为十二经脉之海。冲脉与生殖功能关系密切，冲、任脉盛，月经才能正常排泄，故冲脉又为血海。《灵枢·逆顺肥瘦》云："夫冲脉者，五脏六腑之海也，五脏六腑皆禀焉。其上者，出于颃颡，渗诸阳，灌诸精；其下者，注少阴之大络，出于气街，循阴股内廉，入腘中，伏行骭骨内，下至内踝之后属而别。其下者，并于少阴之经，渗三阴；伏于出跗属，下循跗，入大指间。"丁甘仁临证十分重视冲任带脉与五脏六腑的关系。

带下病的病因病机在于带脉失约，肝、脾、肾失常。论治带下，脏腑不离肝、脾、肾，治疗时清郁火必佐养营，渗湿必兼扶土。

对于月经病中的崩漏，丁甘仁认为，崩漏的病因病机在于冲任失调，五脏功能失调。崩漏的发生与心、肝、脾密切相关，久病可累及肾脏，上逆可犯及肺脏。崩漏的发生与五脏皆相关。益气健脾、补益肝肾和针对兼症的治法均在其崩漏案中可见。丁甘仁认为，经事愆期的病因病机也与脏腑功能密切相关。他提出：治疗经事愆期当穷源返本治肝胃，温经散寒调肝脾。经行衄血需清肝火。经闭可因天癸不至营血亏，先后二天并补以通经行。若疗经闭，责之冲任，用温通经脉之法疗闭经。经事超前需调奇经，可培土以除脾虚湿注。胎前漏红多因肾虚、肝火、虚热，宜辨证养脾胃或益肾清热。对于产后病，他提出产后恶露病位在于冲任，所病脏腑不离肝脾肾。

2. 重视气血的盛衰和运行

丁甘仁对妇科病的诊疗始终以气血为核心。丁甘仁认为，崩漏的病机在于气不固摄，血虚热生。从崩漏病程的发展看，久病必伤及阴血，或见阴血亏少不行，瘀血内生。后期由阴血不足易致阴阳俱损。丁甘仁认为，带下病的形成有血不利则为水的因素，故治带下必治血。治疗经事愆期，营和则经血自通。经行衄血，若气顺瘀化则血正行。行气调血是治疗痛经之大法。血室有热、血虚有热是经事提前的常见原因，也有湿热互结聚于血室者，故用清营祛瘀法祛除致病因素。

3. 治妊娠病注重治病与安胎并举

丁甘仁认为，塞流、澄源、复旧是治疗崩漏不可或缺的原则。治疗胎前漏红，要治病与安胎并举。胎漏兼有疫喉痧、便溏、泄泻、牙痛、胎萎不长、小便不利等，均需与安胎同时治疗。产后恶露的旧恙与新邪（郁冒、天痘、咳嗽）并存时，治疗宜两者兼顾。如张右妊娠九月兼有便溏一案，急当培养中土兼以化湿浊，使得脾气恢复健运，胎安而便实。

4. 疗产后病倡导勿拘于产后，勿忘于产后

对于产后病，丁甘仁倡导临证时须细心体察，针对病情，虚则宜补，实则宜攻，寒者热之，热者寒之，勿犯虚虚实实之戒。无论虚实，总宜调和气血。遣方用药，宜兼顾气血虚实，行气无过耗散，消导必兼扶脾，寒证不宜过用温燥，热证不宜过用寒凉，使补而不滞，泻而不伤。《金匮要略·妇人产后病脉证治》云："新产血虚，多汗出，喜中风，故令病痓；亡血复汗，寒多，故令郁；亡津液，胃燥，故大便难。"后世多遵循新产者多虚、多瘀、多外感的特点进行论治，主要是因为产后亡血伤津，气血不足而多虚；产后恶露待排，或不畅，或不止而多瘀；产后正气不足，腠理空虚而易外感。实际上，产后病复杂多样，不能拘于产后的多见病，也不能

忘于产后的多见病。比如，产后感受时气氤氲之邪，则成天痘，此时不能仅仅从普通外感论治，而是要从疫疠邪气进行论治。

5. 多法并用显奇效

丁甘仁治疗带下病，主张内服外用并施、洗方掺药同用，治疗痛经往往内服外敷共同施治。比如，治疗倪右的带下病，此患者带下绵绵，下部患疡而痒痛。丁甘仁治疗时，除了有健脾祛湿为主的内服方，还有用白鲜皮、地肤子、苦参等清热燥湿、杀虫止痒之品煎水的外洗方，另用八宝月华丹掺于疡上。

（四）儿科病诊疗特色

《丁甘仁医案》中涉及儿科中的病证有麻疹、天痘、水痘、疫喉痧、疰咳、风温、春温、湿温、惊厥、淋证、童痨、泄泻、痢疾、霍乱和虫积共15种，大多为温病之急危重症。对这些危急重症，丁甘仁胆识兼备，准确把握病机，精确辨证，用和解、清透、温运等多种治疗方法力挽狂澜，帮助患儿转危为安，化险为夷。

1. 治温病善用鲜品

孟河医家的代表人物费伯雄曾曰："天下无神奇之法，只有平淡之法，平淡之极，乃为神奇"。丁甘仁受其影响曰："闻古之善医者，曰和曰缓，和则无猛峻之剂，缓则无急切之功"。鲜药质鲜而性轻灵，符合其用药轻淡的思想特点。这也是丁甘仁习用鲜药一个重要原因。另外，丁甘仁之所以广泛使用鲜药，还与地域有关。丁甘仁居住在江浙一带，这些地区气候温暖，水网稠密，物产丰富，植物种类繁多，为医家提供了较多的药食两用之品。常为吴中孟河医家丁甘仁所习用的有如薄荷、牛蒡、鲜紫背浮萍、梨汁、荸荠汁、鲜芦根汁、麦冬汁、藕汁、鲜生地黄、鲜石斛、甘蔗汁、鲜何首乌、生地黄、鲜石斛、鲜荷叶、鲜芦根、藕、白扁豆等。比如，丁甘仁治风温常用活芦根、鲜石菖蒲、鲜生地黄、鲜荷叶、嫩射干等，以达到辛凉清透，透邪外达；甘寒生津，滋养肺胃；醒脾开胃，以助运化；咸寒清热，凉血散血；滋水行舟，润肠通便；芳香透络，开窍醒神等作用。

2. 遵叶天士卫气营血辨证

对于温热之邪传变的认识，丁甘仁遵叶天士的卫气营血辨证，认为小儿的外感病和温病的传变规律大多由表入里，由浅入深。对温病的辨证论治，首重卫分、气分，辨别病邪所在之部位，发展之趋势和快慢。治疗卫分之病，用轻宣之品，如辛凉解表之葛根、桑叶、薄荷、蝉衣等；治疗气分之病，则选用清热透热之品，如金银花、连翘、竹叶、黄芩、石膏等。叶天士《温热论·卷上·第八》云："卫之后方言气，营之后方言血。"治疗法则为"在卫汗之可也，到气才可清气，入营犹可透热转气……入血就恐耗血动血，直须凉血散血。"

但是也有兼夹情况，比如卫气闭郁较甚，表闭无汗，或汗出不畅者，在表之邪不能外达时，宜加荆芥、淡豆豉等辛温之品，仿银翘散之意，帮助郁开汗畅，带邪外出。若患儿出现温邪夹湿邪，可用芳香化湿之品，如藿香、佩兰等以芳香透泄。

当出现危机重症，或"无形之风温与有形之痰热互阻肺胃"，或"势有内陷之象"，或有"痉厥之险"之重症时，仍可"辛凉清疏，以解伏气"，类似"透营转气"，借助辛散药物轻升的特点，"使内陷之邪由脏转腑，由里达表"。

（五）外科病诊疗特色

丁甘仁先受业于马仲清及其兄丁松溪，后又师从马培之，尽得其擅长内、外、喉三科之真传。《丁甘仁医案·卷八》列有外科 23 病 45 案，从中对丁甘仁外科经验可窥一斑，但探讨其外科学术思想则较少。邝侃在"丁甘仁外科病辨治经验探析"一文中将丁氏外科病辨治思想总结为"内重托补，顾护正气""善辨经络，重视痰湿""成药入汤，露剂代水"，很好地总结了丁甘仁外科诊治的特色和思想。

1. 内治重托补，消法为辅助

消、托、补三法是中医外科内治法的三个总则。消法，《外科启玄》说，"消者灭也，灭其形症也"，是指运用不同的治疗方法和方药，使初起的肿疡得以消散，是一切肿疡初起的治疗总则。托法，《外科启玄》说，"托者，起也，上也"，是指用补益气血和透脓的法则，扶助正气，托毒外出，以免毒邪内陷。补法，《外科启玄》说："言补者，治虚之法也，经曰，虚者补之"，是指用补养的药，恢复其正气，助养其新生，使疮口早日愈合。此法适用于溃疡后期毒邪已去、精神衰败、元气虚弱、脓水清稀、疮口难敛者。消法的作用在于消散肿疡于初起之际，成脓期则需使用托法，溃后期邪祛正虚者可用补法。然如邪毒未尽，纯用补法，不仅无益且易犯"实实"之戒。时医治疗外科疾病多重视消法使用，往往戕害人身气血。然丁甘仁治疗外科病证善于运用托补之法，无论疾病的哪个阶段，只要见到气血亏兼邪毒者，均采用托补兼施，辅以消散邪毒法。例如，脑疽张左一案，正脑疽两候，疮口虽大，而深陷不起，疮根散漫不收，色红疼痛。舌质光红，脉象濡缓。丁甘仁辨为气虚血亏，不能托毒外出，痰湿蕴结，营卫不从，症势重险！据此拟益气托毒、和营化湿之法，药用党参、黄芪益气托毒，鹿角霜补肾阳而敛疮，当归、丹参、赤芍、白茄蒂和营，贝母、陈皮、炙远志化痰湿，生草节、生首乌清热解毒，茯神安神。同时，外用黑虎丹、九黄丹、补天丹、阳和膏祛腐生新。本案为脑疽重症，丁甘仁却用党参、黄芪、当归、鹿角等温补之品治之，足见其辨证精准且善于运用补托之法。统计丁甘仁外科医案内服方用药不少于 5 次者有 48 种。其中，补益药 8 种，包括补气的黄芪、白术、红枣，补血的当归、白芍，养阴的石斛、西洋参和补阳的鹿角，由此可见丁甘仁治疗外科病善于补托、顾护正气的治疗思想。

2. 辨位主经络，辨因重痰湿

由于经络"内属于腑脏，外络于支节"，且能够"行血气而营阴阳，濡筋骨，利关节"，故外科疾病之发生多由气血凝滞、经络阻塞、营气不从所致，根据痈疡所患部位和经络在人体的循行分布，还可推求疾病所属何经，因此，辨经络部位可以指导临床实践。

丁甘仁辨治外科病亦重视辨经络部位。例如：痰瘤钱左一案，阳明痰气，循经上升，结于上腭，发为痰瘤，肿大且坚。由于足阳明胃经起于鼻翼旁，夹鼻上行，左右交会于鼻根部，并向下沿鼻柱外侧，入上齿中，故丁甘仁辨为"阳明痰气"。又如，血瘤汪左一案，右耳根血瘤有年，骤然胀大，坚肿色红，日夜掣痛。由于足少阳胆经循行于耳旁，足厥阴肝经与之相为表里，故丁甘仁辨为"肝火逼血上行，凝结少阳之分"。

江苏省位处我国东南沿海，气候潮湿，人易感受湿邪，正如叶天士在《温热论》中所说："吾吴湿邪害人最广。"丁甘仁疗疾亦重视痰湿。张剑宇等在"丁甘仁学术思想和用药规律浅析"一文中指出，"六君子汤＋川贝母"为丁甘仁临证处方用药的主体框架。其中，陈皮、半夏、茯苓、白术、贝母均有祛痰湿之功，于此即可见丁甘仁重视痰湿的治疗思想。对《丁甘仁医案·卷八》中外科45案内服方用药的统计结果显示，化痰祛湿类14种，其中大贝母共用49次。由此可见丁甘仁对痰湿的重视毋庸置疑。

3. 用药贵轻灵，内外善合治

纵观丁甘仁治疗外科病，内服用药量轻而性缓，无刚峻大剂，且用法多样，如成药、露剂入煎，中药煎汤代水等。对《丁甘仁医案·卷八》中外科45案内服方用药不少于5次的统计，可以看出这一特点。如附子、大黄、生石膏、川黄连等药的使用次数均在5次以下。丁甘仁所用药物的剂量，少则几分，多则三四钱，药量较少。对于方药的运用，亦十分灵活。例如，成药入煎：湿疮一案包煎六一散，痔疮潘左一案包煎脏连丸，时毒一案万灵丹入煎等。露剂后下入煎：发背第十到十二诊，丁甘仁用蔷薇花露、稻叶露和胃安神；大头瘟沈右案三诊、四诊，用银花露清热解毒；乳岩庄右案，一诊用谷芽露护胃，四诊用蔷薇花露、稻叶露和胃安神。中药煎汤代水：瘰疬翟左一案、痰核黄右一案、痰瘤钱左一案均用海蜇皮、荸荠煎汤代水以化痰；乳岩庄右一案，二诊时用桑枝、丝瓜络煎汤代水以通络。

丁甘仁治疗外科病，不但精于内治，亦善结合外治，所用外用方，包括散剂 11 种，丹剂 7 种，膏剂 4 种。此外尚有外洗方、灸法等。所用外用方药，使用不少于 5 次者：阳和膏 11 次，九黄丹 10 次，海浮散 9 次，冲和膏 7 次，金箍散 7 次，补天丹 5 次。另外，骨槽风周左一案外用隔姜灸、发背六诊用外洗方等。

二、诊疗经验

（一）外感热病

丁甘仁在长期的外感热病治疗实践中，既继承张仲景六经辨证学术思想，又熟练应用温病学卫气营血和三焦辨证的学术经验，创造性地提出"融合寒温"学术思想。丁甘仁辨治外感热病，不拘寒温，有是证用是药。其往往以六经辨证为纲，结合卫气营血辨证和三焦辨证，灵活运用经方和时方，实为近现代"寒温一体"学说之先导，为当代外感热病辨治做出了示范。

1. 伤寒

丁甘仁辨治伤寒的主要学术思想和用药经验有六点：①六经为纲，辨治伤寒。②区分寒热真假，治必求本。③伤寒兼痰湿食积，法当化痰消滞除瘀。④太阴寒化阳虚兼痰湿阻滞，善用附子配半夏相反药对。⑤伤寒疑难杂症，善于丸汤剂并用。⑥重视两感病证，借鉴温病轻、灵、透的用药特点。

（1）六经为纲，辨治伤寒

丁甘仁辨治伤寒，谨遵经旨，考《丁甘仁医案》中，伤寒医案共16例，皆按六经辨证，以经方加减。其中，三阳经证用麻黄汤、桂枝汤、小青龙汤、小柴胡汤；表寒里热证用大青龙汤、桂枝白虎汤；里热证用栀子豉汤、承气汤、增液汤；三阴证用麻黄附子细辛汤、四逆汤。

三阳证中，太阳证表寒无汗，用麻黄汤加减；若表寒兼湿滞，往往只用麻黄以师其意，而不泥其方。如姜左案，太阳阳明为病，外寒束表，寒热无汗，头疼。同时，痰湿内蕴中焦，胸闷泛恶，以致纳谷减少，脉浮滑，苔白腻。治用麻黄汤中麻黄，配淡豆豉、生姜、防风发汗解表，用二陈汤中赤茯苓、半夏、陈皮加麦芽、神曲、赤芍、枳壳化痰湿，行气消滞；不用杏仁，是因没有喘；不用桂枝而用生姜代替，是因胸闷泛恶；去甘草之意在于其壅滞气机，不利于内蕴中焦的痰湿。

有汗、恶风及房劳、经后外感、背心恶寒者，用桂枝汤加减；若表寒兼湿滞，是只用桂枝、生姜或大枣等师其意，而不泥其方。如孔左案，外邪袭于太阳，湿滞内阻中焦，有汗恶风不解，遍体酸痛，胸闷泛恶，腹内作胀，用桂枝汤中桂枝、生姜，配苏梗、桔梗疏邪解肌兼行气；用二陈汤中赤茯苓、半夏、陈皮，加神曲、赤芍、枳壳、大腹皮、厚朴化痰湿，行气导滞；不用芍药、大枣、甘草，是恐碍中焦腹内作胀。

太阳伤寒，内有蕴热用桂枝汤加黄芩加减。如王左案，肾阴本亏，寒邪外受，太阳少阴同病，发热微寒，遍体酸痛，腰痛如折，苔薄腻微黄，脉象尺弱，寸关浮紧而数。丁甘仁认为，太阳主一身之表，腰为少阴之腑，风寒乘隙而入，营卫不能流通，属两感重症。故用阳旦汤疏表达邪。方中用桂枝汤加黄芩之意，加苏梗叶、细辛、葱头、豆豉解表清热，用杜仲补肝肾强筋骨，用丝瓜络、晚蚕沙除湿通络。本例为太少两感，《伤寒论》用麻黄附子细辛汤治疗。丁甘仁取其法而变通之，用桂枝易麻黄，用杜仲易附子，恐麻黄、附子过于辛热更伤肾阴。

胁痛口苦，少腹痛拒按，用小柴胡汤加减，一般只用柴胡、黄芩等师其意，而不拟其方。如诸右案，伤寒一候，经水适来，邪热陷入血室，瘀热交结，见发热恶寒，早轻暮重，神糊谵语，如见鬼状，胁痛胸闷，口苦苔黄，少腹痛拒按，腑气不行，脉象弦数，用小柴胡汤加清热通瘀之品。一以和解枢机之邪，一以引瘀热下行。用小柴胡汤中柴胡、黄芩加清热利水的羚羊角片、通草和行气通瘀的青皮、桃仁、红花、赤芍、蒲黄，并配合青宁丸邪热通便，以防止进一步陷入厥阴。

表寒里热无汗者，用大青龙汤、表寒里热有汗者用桂枝白虎汤，兼阳明腑实者加调胃承气汤。如治疗张左案，寒邪外束，痰饮塞肺，寒热无汗，咳嗽气喘，难于平卧，胃有蕴热，热郁而烦躁，脉浮紧而滑，舌苔薄腻黄，用大青龙汤减生姜、大枣，加二陈汤中茯苓、半夏、橘红、款冬花、贝母、旋覆花。去姜、枣的原因在于胃有蕴热，恐生姜助胃热，肺有痰浊，恐大枣壅滞痰邪。再如，袁右案，伤寒两候，太阳之邪未罢，阳明之热已盛，热熏心包，阳明无以自主，发热谵语，口渴欲饮，脊背微寒，脉浮滑而数，苔黄。用桂枝白虎汤，一解太阳之邪，一清阳明之热。方用桂枝汤中桂枝、生姜、大枣，加白虎汤中石膏、知母、甘草，再加连翘、半夏、茯神、远志。不用白芍在于恐其敛邪，有碍阳明之热的清除。此用药法度，在李左案中也有体现。如伤寒夹滞，太阳阳明为病，身热十余日不解，脊背微寒，脉浮滑而数，口干不多饮，唇焦，苔薄腻而黄，五六日不更衣者，用桂枝白虎汤加通腑泻浊药。药用桂枝汤中桂枝、生姜、大枣，加白虎汤中石膏、甘草，再加调胃承气汤中元明粉、大黄，另加半夏、竹茹以通腑中浊气。

三阴证中，太少同病，脉沉细弱者，用麻黄附子细辛汤加减。从太阳陷于太阴者用四逆汤加减。如贺右，伤寒两感，夹滞交阻，太阳少阴同病，恶寒发热，头痛无汗，胸闷，腹痛拒按，泛恶不能饮食，腰酸骨楚，苔白腻，脉象沉细而迟。病因房劳经后而得，下焦有蓄瘀也。虑其传经增剧，拟麻黄附子细辛汤加味。温经达邪，祛瘀导滞。药用净麻黄、熟附片、细辛、赤苓、仙半夏、枳实、厚朴、大砂仁、山楂炭、延胡索、两头尖、生姜。其中，用张仲景麻黄附子细辛汤温经解表，赤茯苓、仙半夏、枳实、厚朴、大砂仁、山楂炭、生姜和胃消滞，延胡索、两头尖活血祛瘀，一剂即见效。再如，卫左，始由发热恶寒起见，即则表不热而里热，口干不欲饮，四肢厥逆，脉沉苔腻，加之呕恶呃逆，大便不实。外邪由太阳而陷于太阴，不得泄越，阳气被遏，胃阳不宣也。脉沉非表，为邪陷于里之证。四肢逆冷，经所谓阳气衰于下，则为寒厥是也，伤寒内陷之重症。故拟四逆汤加减，通达阳气，和胃降浊。药用淡干姜、熟附子、丁香、川桂枝、六神曲、炙甘草、柿蒂、川厚朴、陈皮、仙半夏、熟谷芽、生姜片。其中，四逆汤温振阳气，丁香、川桂枝温通阳气，六神曲、柿蒂、川厚朴、陈皮、仙半夏、熟谷芽、生姜片和胃降逆。

（2）区分寒热真假，治必求本

丁甘仁以六经辨证为纲，以临床证候为据，注重寒邪侵犯人体后的六经传变过程，主张去伪存真，善辨寒热真假，临床每能做到"有是证，用是药"，故能收桴鼓之效。

①真热假寒案：如治疗狄右案，伤寒两候，壮热无汗，谵语烦躁，舌焦无津，脉象沉数，肢反逆冷，五六日不更衣。此虽病因为伤寒，且见壮热无汗，肢冷，但并非真寒。丁甘仁综合全部症状，认为"此邪已化热，由阳明转厥阴，阴液已伤，燥矢不下，有热深厥深之见象，风动痉厥，恐在眼前"，此属"真热假寒"证，故用"寒因寒用法"，清下并用。甘寒清热兼润下，以杜绝阳明之邪热之再传厥阴。丁甘仁仅遵张仲景所言"伤寒

脉滑而厥者，里有热，白虎汤主之"及"厥应下之"之古训，药用白虎汤中石膏、知母、甘草清阳明里热，增液汤中生地、玄参合石斛、天花粉、茅芦根清热生津，再加郁李仁、大麻仁，另用青宁丸润下实热。

②真寒假热案：封左案，诊脉浮紧而弦，舌苔干白而腻，身热不扬，微有恶寒，咳嗽气逆，十四昼夜不能平卧，咽痛淡红不肿，两颧赤色。丁甘仁根据主诉病起于夺精之后，认为此为寒邪由皮毛而入肺，乘虚直入少阴之经，逼其水中之火浮越于上，诊为戴阳重症。方用小青龙汤合二加龙牡汤，一以温解寒邪，一以收摄浮阳。药用张仲景小青龙汤去细辛，加杏仁发汗解表，温肺化饮；佐以桑皮、远志泻肺化痰，附子温少阴之阳，龙、牡收摄浮越之阳，两剂获效。

（3）伤寒兼痰湿食积，法当化痰消滞除瘀

《丁甘仁医案》中共有 16 例伤寒案。其中，伤寒兼痰湿阻滞者 6 例，兼食积者 1 例，兼瘀者 3 例，约占总病案的 62%。兼痰湿者，丁甘仁每在经方基础上加用健脾燥湿化痰药，如茯苓、半夏、陈皮、化橘红、竹茹；理气药，如白蔻仁、枳壳、大腹皮、厚朴、藿香梗、苏梗、桔梗等；活血药，如赤芍等，原理在于气能行津，津血同源。通过行气活血，以助于痰湿的祛除。兼食积者，每加六神曲、炒谷麦芽。兼瘀血者，每加两头尖、延胡索、焦楂炭、五灵脂等。

如杨右，脉象浮弦，汗多如雨，恶风，发热不解，遍体酸楚，少腹痛拒按，舌苔薄而腻。病从房劳和月经后而得。风入太阳，皮毛开而经腧闭，蓄瘀积而气滞阻，即两感之重症也。急宜温经达邪，祛瘀消滞，以冀应手乃吉。药用川桂枝、白芍、清炙草、熟附子、云茯苓、砂仁、焦楂炭、五灵脂、两头尖、生姜。此症一剂而愈。本方用张仲景桂枝加附子汤温阳解表，五灵脂、两头尖、焦楂炭活血化瘀止痛，茯苓、砂仁和胃化湿。由此可见，丁甘仁在辨治伤寒病证时，善于辨别兼夹证候，根据六经病的兼夹证候对证选药。

（4）太阴寒化阳虚兼痰湿食阻滞，善用附子配半夏相反药对

附子与仙半夏，本为"十八反"相反药对，属于一般配伍禁忌。但丁甘仁突破这一禁忌，认为患者只要具备阳气亏虚又兼痰湿阻滞或食积、苔腻、脉沉或沉细迟者，或真寒假热、脉不沉而反浮紧而弦者，皆可应用。统计表明，在 16 例伤寒案中，有 4 例应用此药对，占 25%。该药对用量较轻，附子一钱至一钱半，半夏二钱至三钱。

如贺右案，太阳少阴同病，夹滞，症见寒热无汗，腰酸骨楚，泛恶不能食，苔白腻，脉沉细迟。药用熟附片一钱五分，配仙半夏三钱。

杨右案用熟附子一钱五分，配仙半夏三钱，治疗太阳太阴同病，太阳寒湿陷于太阴之四肢厥逆，苔腻、呕恶呃逆、大便不实，脉沉者。

姚左，伤寒两感，太阳少阴同病，见寒热无汗，呕吐，苔白腻，脉沉迟而细，用熟附子一钱，配仙半夏二钱。

此外，封左，太阳经邪内传少阴见恶寒，咳嗽气逆，两颧赤色，脉浮紧而弦，苔干白而腻之戴阳重症，也用熟附片一钱五分，配仙半夏三钱。

丁甘仁能够突破前贤思路，善用相反药对治疗虚实夹杂、真寒假热等虚实杂陈、真假互见的疑难证候，对后人颇有启示，并提供了有益的经验。

（5）伤寒疑难杂症，善于丸汤剂并用

丁甘仁辨治伤寒，除了继承张仲景的辨治思路与用药法度之外，还创造性地采用丸、汤并用，常用丸剂为青宁丸（包煎）三钱，以助清热泻火通便。如狄右案、褚右案。另以琥珀安寐丸一钱五分入煎，用于兼见心烦少寐；用野蔷薇花露半斤入煎，以助宣郁解热，治口疮、口糜。

（6）重视两感病证，借鉴温病轻灵透散的用药特点

伤寒 16 案中，两感证较多，如太阳、阳明两感，太阳、少阴两感，太阳、太阴两感；两感证中，以太阳、阳明两感为多。太阳阳明病分两种，一种是阳明经热或腑实，一种是痰湿阻滞中焦，其中以痰湿阻滞中焦为多。化痰除湿药，除了健脾化痰、芳香化湿、苦温燥湿之外，丁甘仁常伍理气通瘀之品，如枳壳、赤芍、桃仁、五灵脂等。若痰湿阻滞上焦肺，常用止咳化痰药，如半夏、浙贝母、旋覆花、苦杏仁等。除湿药中，芳香轻清之品较多，用量也轻，如藿香梗一钱五分，荷叶一角。解表药中，常用淡豆豉、薄荷、紫苏梗、广藿香等轻清透散药，借鉴温病轻、灵、透的用药特点。

综观丁甘仁治疗伤寒病，使用治法 17 种。解表法用药 16 种，其中辛温 9 种（生姜、防风、桂枝、紫苏、麻黄、荆芥、葱头、藿香、细辛），辛凉 7 种（蝉衣、连翘、桑叶、薄荷、淡豆豉、葛根、柴胡）；清热用药 13 种（石膏、生甘草、栀子、枇杷叶、黄芩、知母、生地黄、玄参、丹皮、黄连、竹叶、清宁丸、野蔷薇花露）；宣肺化痰止咳用药 13 种（半夏、桔梗、橘红、款冬花、川贝母、象贝、杏仁、竹茹、瓜蒌、天花粉、桑白皮、前胡、地枯萝）；消食导滞用药 4 种（神曲、麦芽、谷芽、鸡内金）；行气法用药 5 种（枳实、枳壳、陈皮、青皮、川楝子）；安神用药 3 种（朱茯神、远志、琥珀安寐丸）；止汗法用药 3 种（煅牡蛎、花龙骨、五味子）；化湿渗湿用药 11 种（白茯苓、赤茯苓、白蔻仁、大腹皮、厚朴、泽泻、通草、丝瓜络、晚蚕沙、荷叶、砂仁）；平肝息风用药两种（羚羊角片、煅牡蛎）；降逆法用药两种（旋覆花、柿蒂）；通便用药 4 种（元明粉、川大黄、郁李仁、麻仁）；温阳用药两种（熟附片、丁香）；补肝肾用药一种（杜仲）；养阴生津用药 3 种（石斛、芦根）；补气用药 3 种（红枣、西洋参、北秫米）；清虚热用药 1 种（白薇）；凉血活血止血用药 7 种（藏红花、赤芍、白芍、蒲黄、五灵脂、焦楂炭、延胡索）。从使用药物看，解表药最多，共 16 种，并且辛温解表与辛凉解表同用；宣肺化痰止咳药和清热药居于其次，共 13 种；化湿渗湿药居三，共 11 种。从中可以看出，丁甘仁治疗伤寒，重视辛温辛凉之寒温并用，以及清热宣肺化痰和化湿渗湿的用药风格。

案例

吴左，发热不退，胸闷呕吐，舌中有一条白苔，脉弦滑而数。太阳阳明未解，痰滞逗留，中焦气滞，宣化失司。当拟栀豉汤疏解表邪，温胆汤蠲除痰饮，俾得邪从外解，饮从内化，则热可退，则呕吐自止。淡豆豉三钱，黄芩一钱五分，半夏二钱，炒谷麦芽各三钱，赤芍二钱，生姜一片，川桂枝四分，竹茹一钱五分，陈皮一钱，鸡金炭一钱五分，泽泻一钱五分。

按语：本案所述症状较少，发热不退说明表邪未解，亦说明病情已久，有传变的可能。从舌象、脉象可以得出，中焦有痰湿逗留且有热象，并有邪入少阳之势。由此解释胸闷，一是因表邪入里化热，热郁胸中；一是中焦痰湿阻滞，导致气机不畅。呕吐乃痰浊内扰、胆胃不和所致。丁甘仁仿栀豉汤之意，重用豆豉为君，以解表除烦，祛除胸闷；配以黄芩清肺胃郁热；半夏、陈皮、竹茹理气化痰，和中止呕；加泽泻，兼化湿泄热，因表证较轻，里热兼痰湿为甚；虽有桂枝汤之意，但用量较轻，不重解肌而重调和营卫，和胃止呕；谷麦芽、鸡金炭鼓舞脾胃升发之气，胃气复则呕吐、痰湿自止。

2. 风温

丁甘仁辨治风温的主要学术思想和用药特点有四点：①首倡风温伏邪，善用清疏之剂。②注重肺胃双解，善于表里兼顾。③风温最易夹痰热蒙蔽清窍，注重辨别舌脉，分别施治。④风温善行数变，要在审证速治。

（1）首倡风温伏邪，善用清疏之剂

风温伏邪最易蕴袭肺、胃二经。丁甘仁指出："风自外来，温从内发。"《丁甘仁医案》中的19例风温案的夹叙夹议中多次提到"风温伏邪""伏邪""伏温""温邪伏营"等概念。其中，使用"风温伏邪"5次，"伏邪"2次，"伏温"3次，"温邪伏营"1次，共11次，占全部风温病案的53%。丁甘仁治疗风温伏邪蕴袭肺胃二经，多用桑菊饮、银翘散、白虎汤等加减。其用药轻

灵，如金银花三钱至四钱，连翘一钱半至二钱，冬桑叶三钱，菊花三钱，薄荷八分至一钱，淡豆豉三钱，前胡二钱，荆芥穗一钱半，葛根一钱半至二钱，麻黄一钱，石膏三至五钱。对于风温病，丁甘仁首重卫分、气分，辨病邪之趋势，善用清疏之剂以开泄，以防其蕴袭肺胃，蓄于经络，不能泄越于外。

如王幼案，汗泄不畅，咳嗽痰多，烦躁懊侬，泛泛呕恶，且抽搐犹如惊风之状，腑行溏薄，四末微冷。舌苔薄腻而黄，脉滑数不扬。丁甘仁认为，这是风温伏邪蕴袭肺胃，蓄于经络，不能泄越于外，势有内陷之象。肺邪不解，反移大肠，则便溏；阳明之邪不达，阳不通行则肢冷。采用辛凉清解、宣肺化痰之法。除用辛凉清解、宣肺的荆芥穗、葛根、薄荷、淡豆豉、蝉衣、桔梗、金银花、连翘外，还用枳实、竹茹、藿香梗等化痰药。二诊即见烦躁泛恶悉减。

（2）注重肺胃双解，善于表里兼顾

丁甘仁指出，风温之邪常侵袭肺、胃二经。肺主一身之气，胃为十二经之长，肺病则气机窒塞，清肃之令不行。胃病则输纳之权和通降之职失常，故肌热不退而致病。病初治以生津祛邪，清肺化痰。若不愈，则为风温伏邪竭阴伤液。热灼津液为痰，邪郁不达，痰浊互阻，胃气不降而致重症，急宜生津清温，和胃降逆。对气机阻塞、肺热叶枯、化源涸竭之危症，则提出用黄连阿胶汤合清燥救肺汤加减予以治疗。对表里两盛，太阳少阳同病，宜分辨表热与里寒，分别用阳旦汤和麻黄附子细辛汤等加减治疗。

（3）风温最易夹痰热，辨舌察脉分别治

丁甘仁认为，风性属阳，温宜化热，热盛生痰；风善上升，风温痰热，互蕴肺胃，易上蒙清窍。对于风热引起的昏谵病变，关键在于通过舌脉辨别邪之在气在营，不要一见昏谵即投犀、羚。若舌尖红，苔薄腻黄，脉滑数为在气（张童案）；舌边红中黄，脉洪数为伏温化热，熏蒸阳明气分；若脉弦细而数，舌苔薄黄为温邪伏营（汪左案）。如治疗张童案，患者发热旬余，口干欲饮，咳嗽气粗，胁肋牵痛；神识模糊，谵语妄言，起坐如狂；

按胸腹之间似觉闷胀，内夹宿食，舌尖红，苔薄腻黄，脉滑数。前医屡投犀羚不应。丁甘仁认为，其邪在气，不在营。因风性属阳，阳易化热，热盛生痰，风性上升，风温痰热互蕴肺胃，热痰蒙蔽清窍，灵机堵窒。故拟辛凉清疏法，以解伏气，温胆涤痰，而通神明。药用薄荷、朱茯神、广郁金、天竺黄、荸荠汁（冲）、金银花、枳实、象贝母、鲜石菖蒲、连翘、竹茹、活芦根、冬瓜子。一剂神清，二剂热减，三剂痊愈。方中薄荷、连翘、金银花辛凉清疏，广郁金、冬瓜子、枳实、象贝母、鲜石菖蒲、竹茹、天竺黄化痰行气，保和丸消食导滞，活芦根、荸荠汁清热生津，防化痰伤阴。

丁甘仁治李左壮热案，患者有汗热不解，口渴烦躁，夜则谵语。脉洪数，舌边红中黄。此乃伏温化热，熏蒸阳明气分。阳明热盛，则口渴烦躁；上熏心包，则谵语妄言。因热势炎炎，虑入营劫津，故急拟白虎汤加味，以甘寒生津，专清阳明。药用生石膏五钱，连翘壳三钱，粉丹皮一钱五分，鲜竹叶三十张，肥知母一钱五分，黑山栀一钱五分，霜桑叶三钱，朱茯神三钱，生甘草八分，天花粉三钱，淡黄芩三钱，活芦根一两。方中霜桑叶、连翘清疏表热，白虎汤（生石膏、肥知母、生甘草）加粉丹皮、鲜竹叶、黑山栀、淡黄芩清阳明气分热邪，活芦根、天花粉清热生津，朱茯神安神。

丁甘仁治汪左案，患者脉沉细而数，苔薄黄，症见表热不扬，里热甚炽，神识昏糊，谵语妄言，甚则逾垣上屋，角弓反张，唇焦，渴不知饮。此乃温邪伏营，逆传膻中。温郁化火，火灼津液为痰；痰随火升，蒙蔽心包，神明无主，肝风骤起，风乘火势，火借风威，故见如是之猖狂也。脉不洪数非阳明里热可比。厥闭之险，势恐难免。急拟清温息风、清神涤痰之法，以救涸竭而滋化源。药用鲜石斛、犀角片、薄荷、朱茯神、川贝母、天花粉、羚羊角片、连翘、枳实、竹茹、天竺黄、石菖蒲、竹沥（冲）、紫雪丹（冲）。两剂风平神清，表热转盛，去紫雪、犀角片、羚羊角片，加黄芩、豆豉，重用金银花、连翘，结果数剂而安，伏温由营达气而解。本案属于营分热灼心包引动肝风。因此，除了使用清营凉血的鲜石斛、犀角、天花粉和透热转气的薄荷、连翘外，必用开窍息风涤痰的紫雪、羚羊角、竹茹、川贝母、菖蒲、竹沥、天竺黄、枳实。丁甘仁既明了"风温传变迅速，逆传心包，引动肝风"之"变"，又熟知风温由表及里的卫气营血传变之"常"。因此，用药上根据叶天士卫气营血辨证理论，在运用清营凉血、涤痰、息风基础上，运用叶天士之凉营透热转气之法而取效。对邪传少阴、阴液耗伤、痰热弥漫心包、化源告竭之危象，则用黄连阿胶汤合清燥救肺汤加减以清温涤痰。治疗上融会贯通了伤寒和温病学说。

（4）风温善行数变，要在审证速治

《素问·风论》云："风者善行而数变。"丁甘仁认为，风温之邪从上而受，首先犯肺，逆传心包。变化多端，兼及肝、胆、胃、肠、肾，既可化燥伤阴，又可炼津为痰，化为痰热、痰湿，日久也能伤阳化寒，此皆随六经之气化而定。从《丁甘仁临证医集·风温》的31个案例中可以看出，丁甘仁治疗风温侵犯心包的有8例，其中，化为痰热侵犯心包的1例，阳明气分热邪熏蒸心包的1例，痰热食积影响心包的2例，肺胃肝风侵犯心包的3例，阳明气腑同病侵犯心包的1例，肺痈侵犯心包的1例；风温单纯为病的1例，兼痰湿的7例，兼化燥伤阴的4例，传及大肠的4例，传及肝胆胃的2例，影响及肾的1例，气营同病的1例，转化为寒的2例。其中，以痰热肝风侵犯心包的案例最多，其次为兼肺胃痰湿的案例。

丁甘仁治疗风温，善于知常达变，既明察风温由表及里的卫气营血传变之"常"，也深谙风温传变迅速的"逆传心包"，引动厥阴肝风之"变"；既熟知风从阳，温化热，两阳相劫，病变最速，化火伤阴，炼津为痰，来势急骤之"常"，也明了风温"初在肺胃，继传少阴，真阳素亏，阳热变为阴寒"之"变"。因此，他明确指出："盖人之禀赋各异，病之虚实寒热不一，伤寒可以化热，温病亦能化寒……若尤苟执温邪化热，不投温剂，仍用辛凉清解，如连翘、芩、连、竺黄、菖蒲、至宝、紫雪等类，必当不起矣。"（《丁甘仁医案·卷二风温案下》）丁甘仁主张"用药如用兵，无粮之师，利在速战"。(《丁甘仁医案·卷二风温案上》)

丁甘仁根据温病传变的不同情况，方变有序，用药轻灵，随拨随应。风温病，因风温之邪首易犯肺，或逆传心包，而变化较剧。对常见的风温袭肺、胃二经者，多用桑菊饮、银翘散、白虎汤等加减治疗；对风热痰湿阻滞肺胃的重症，善用麻杏石甘汤加竹沥、芦根或千金苇茎汤加减治疗；对邪传少阴，阴液耗伤，痰热弥漫心包，化源告竭之危象，用黄连阿胶汤合清燥救肺汤加减以清温涤痰；对风温病身热有汗不解，咳嗽痰多，渴喜热饮，大便稀溏而迭进辛凉解表、润肺化痰治疗无效者，如出现神态模糊，汗多肢冷，脉象沉细，认为乃阴阳脱离在即，与热传厥阴决然不同，当急拟回阳敛阴，肃肺涤痰，以参、附、龙、牡等回阳救逆，以桑皮、川贝母、竹沥油、猴枣等化痰止喘。阳回之后，阴伤依存则需清燥救肺，化痰通络。这种治法是治变症而非常法。对真阳素亏，阳热变为阴寒，如若拘执温邪化热，仍用辛凉清解，必当不起矣。在具体处方时，丁甘仁的药引剂量比较轻。如粉丹皮一钱五分，肥知母一钱五分，黑山栀一钱五分等；有些药物，如白茅根、芦根，剂量一般都在一两，且多同用。如是用药灵活、分量多变的用法，在丁甘仁的医案中比比皆是。

《丁甘仁医案·卷二·风温案上》记载，雷右身热一候，有汗不解，咳嗽气逆，但欲寐，谵语，郑声，口渴不知饮，舌光红干涸无津，脉细小而数，右寸微浮而滑。此风温伏邪，始在肺胃，继则传入少阴，阴液已伤，津乏上承，热灼津液为痰，痰热弥漫心包，灵机堵塞，肺热叶枯。病有化源告竭之虞，势已入危险一途。勉拟黄连阿胶汤合清燥救肺汤加减，滋化源以清温，清神明而涤痰。药用蛤粉炒阿胶、天花粉、鲜生地、天竺黄、川雅连、冬桑叶、鲜石斛、光杏仁、川贝母、淡竹沥、冬瓜子、芦根（去节）、银花露、枇杷叶露（煎药）。另饮去油清鸭汤，佐生阴液。此案为风热邪在肺胃，伴邪入少阴、真阴耗竭之证，故治以清肺润燥而滋阴降火。

《丁甘仁医案·卷一·风温门》记载，董左案，初起风温为病，身热有汗不解，咳嗽痰多，夹有红点，气急胸闷，渴喜热饮，大便溏泻。前师叠投辛凉清解、润肺化痰之剂，似亦近理。然汗多不忌豆豉，泄泻不忌山栀，汗多伤阳，泻多伤脾，其邪不得从阳明而解，反陷入少阴，神不守舍，痰浊用事，蒙蔽清阳，气机堵塞。今见神识模糊，谵语郑声，汗多肢冷，脉已沉细，太溪、扶阳两脉亦觉模糊，喉有痰声，嗜寐神迷，与邪热逆传厥阴者迥然不同。当此危急存亡之秋，阴阳脱离即在目前矣。急拟回阳敛阳，肃肺涤痰，冀望真阳内返，痰浊下降，始有出险入夷之幸。药用杏林参、熟附片、左牡蛎（先煎）、花龙骨（先煎）、朱茯神、炙远志、仙半夏、川象贝、水炙桑叶皮（各）、炒扁豆衣、生薏仁、冬瓜子、淡竹沥（生姜汁两滴同冲服），另真猴枣粉。此案乃过用辛凉清宣，早用苦寒清解，以致寒凉伤阳，邪陷三阴，清阳被蒙，气机被阻，急用回阳救逆之参附龙牡；清化痰浊之竹沥、猴枣、半夏、川象贝。这是其深知风温"初在肺胃，继传少阴，真阳素亏，阳热变为阴寒"之"变"基础上得心应手之举。

从上述医案可以看出，丁甘仁治疗风温主张速战是有临床依据的。风温之邪的发病特点决定了一旦风温为患，其病变迅速，变证丛生，最易化火伤津耗液，或炼津为痰，或生风动风，还会化寒。如不知常达变、早期诊治，必然贻误时机，陷入危途。

丁甘仁治疗风温病，使用治法共 16 种，其中卫分证主要用辛凉解表法，用药 12 种（金银花、连翘、冬桑叶、薄荷、淡豆豉、前胡、荆芥穗、葛根、菊花、蝉蜕、银花露、枇杷叶露）。气分证使用治法有 11 种，包括清热、宣肺化痰止咳、消食导滞、行气、安神、止汗、化湿渗湿、补气、降逆通便、温阳。其中，使用药物最多的是宣肺化痰止咳药，共17种［川贝母（象贝）、杏仁、冬瓜子、天竺黄、石菖蒲、鲜竹沥、竹茹、竹油、丝瓜络、马兜铃、瓜蒌皮、前胡、桔梗、全瓜蒌、仙半夏、猴枣粉、麻黄］；使用最少的是温阳药，仅1种（熟附片）。此外，有清热药4种（黑山栀、知母、马勃、石膏），消食导滞药5种（保和丸、炒谷芽、炒麦芽、香连丸、焦楂炭），行气药4种（郁金、枇杷叶露、枇杷叶、枳实），安神药2种（朱茯神、远志），止汗药3种（浮小麦、煅牡蛎、花龙骨），化湿渗湿药5种（荷叶、金丝荷叶、通草、薏仁、炒扁豆衣），补气药3种（西洋参、生白术、吉林参须），降逆药两种（旋覆花、柿蒂），通便药两种（元明粉、大黄）；营分证主要治法是养阴生津，平肝息风，清虚热，其中使用最多的是养阴生津药，共10种（天花粉、芦根、荸荠汁、石斛、芦根、麦冬、阿胶、生地黄、清鸭汤、南沙参）。此外，平肝息风药5种（紫雪丹、石决明、羚羊角片、犀角、煅牡蛎），清虚热两种（青蒿梗、白薇）；血分治法是凉血活血止血，使用两种药物（赤芍、白茅根）。从使用药物看，宣肺化痰止咳药最多（17种），辛凉解表药其次（12种），养阴生津药居三（10种）。由上可以看出，丁甘仁治疗风温具有重视清疏风热，宣肺化痰和养阴生津的用药风格。

案例

徐孩，发热六天，汗泄不畅，咳嗽气急，喉中痰声辘辘，咬牙嚼齿，时时抽搐。舌苔薄腻而黄，脉滑数不扬，筋纹色紫，已达气关。前医叠进羚羊、石斛、钩藤等，病情加剧。良由无形之风温与有形之痰热，互阻肺胃，肃降之令不行，阳明之热内炽，太阴之温不解，有似痉厥，实非痉厥，即马脾风之重症，徒治厥阴无益也。当此危急之秋，非大将不能去大敌，拟麻杏石甘汤加减，冀挽回于什一。麻黄一钱，杏仁三钱，甘草一钱，石膏三钱，象贝母三钱，天竺黄二钱，郁金一钱，鲜竹叶三十张；竹沥（冲）

五钱，活芦（根去节）一两。

二诊：昨投麻杏石甘汤加减，发热较轻，咬牙嚼齿、抽搐均定，佳兆也。惟咳嗽气逆，喉中尚有痰声，脉滑数，筋纹缩退，口干欲饮，小溲短赤。风温痰热，交阻肺胃，一时未易清彻，仍击鼓再进。麻黄一钱，杏仁三钱，甘草一钱，石膏三钱，象贝母三钱，广郁金一钱，天竺黄二钱，马兜铃一钱五分，冬瓜子三钱，淡竹沥（冲）五钱，活芦根（去节）二两。

三诊：两进麻杏石甘汤以来，身热减，气急平，嚼齿、抽搐亦平，惟咳嗽痰多，口干欲饮，小溲短赤，大便溏、色黄。风温已得外解，痰热亦有下行之势，脉仍滑数，余焰留恋。然质小体稚，毋使过之，今宜制小其剂。净蝉衣八分，川象贝母各一钱五分，金银花三钱，冬桑叶三钱，通草八分，杏仁三钱，炙远志五分，连翘一钱五分，花粉三钱，马兜铃一钱五分，冬瓜子三钱，活芦根（去节）一两，荸荠汁（冲）一酒杯。

按语：对于本案，丁甘仁诊为马脾风重症，即因风热犯于肺脾、痰热壅盛而发的暴喘。马脾风以小儿多见，症状以喘为主，兼有胸高气急、撷肚抬肩、痰壅如潮、面唇指甲青紫、闷乱烦躁、便秘溲赤、苔黄厚腻或焦黄、脉滑数，甚则惊厥。本案中，丁甘仁用小儿脉法，说明患者年齿尚幼，小儿指纹已至气关，筋纹色紫，则为热盛；症状以发热、咳喘、痰壅为主，有嚼齿、抽搐等痉厥之象，舌脉之象亦与马脾风症状相似；前医以厥阴肝风内动用息风止痉等药物无效，因虽有厥阴风动之症，病却不在厥阴，病机当为风温兼痰热阻于肺胃导致的肺脾热盛，邪热内扰经络亦可动风。丁甘仁遵古人之法，以五虎汤加减治疗马脾风。《仁斋直指方》《杨氏家藏方》《医宗金鉴》等都录有五虎汤方。有记载称，丁甘仁中年后读书不断，常坚持诵读《医宗金鉴》，推测其方从中所学 [《医宗金鉴》五虎汤方：麻黄（蜜炒）、杏仁（炒，去皮尖）、甘草、生白石膏。研为末，细茶引用，生姜水煎，临时用药冲石膏服]。丁甘仁方中即以辛凉重剂麻杏石甘辛凉宣泄，清肺平喘，又加象贝母、天竺黄、竹沥清热化痰，芦根、竹叶清热，郁金兼清热行气以解肺肝之郁。二诊用药有效，守方不变，因热稍减而痰盛，稍加马兜铃、冬瓜子等利水化痰药物。三诊时热盛咳喘、风动之象已大减，风温外解，痰热下行，稍有热邪留恋亦不足为患，改用轻清疏透的药物。前二诊考虑到小儿体稚，药味虽少，药量却未有大减，与成人相似，是因病重药不得轻。三诊病情稍解，即改用轻清之剂，足见丁氏用药之精细。

3. 暑温

丁甘仁辨治暑温的主要学术思想和用药经验有三点：①暑温病位主阳明，伤津耗气兼变多。②暑温致病兼变多，汤丸同用效用广。③暑温最易陷厥阴，开窍化痰兼息风。

（1）暑温病位主阳明，伤津耗气兼变多

暑温是由感受暑热病邪所致的急性外感热病，其发生有较明显的季节性，一般是夏至到立秋之间。暑温发病急骤，初起即见壮热、汗多、烦渴引饮、面赤、脉洪大等气分阳明热盛证候，其为暑温病的主要特点。丁甘仁认为，本病的病位在阳明胃经，治以白虎汤为主。丁甘仁医案中还记载："暑热内传厥阴"，拟竹叶石膏汤加味；"外受风凉，内蕴伏暑，暑必夹湿"，拟黄连香薷饮加减；"伏暑秋温"，急以甘寒生津，清解伏暑；"秋温伏暑，内劫肾阴，阳明经腑同病，上扰心神，引动肝风"，急宜生津解肌，下则存阴，表里两治。待少阴阴液已伤，阳明伏暑化热，则拟人参白虎汤合清营增液汤，一旦暑热余焰炼液为痰，胶阻肺络，则需生津泄热，清肺化痰；"温邪夹湿，邪陷太阴"，拟解肌疏邪而理中土。凡此种种可以看出，丁甘仁既注重暑温之常——阳明经本位，也注重其相兼和传变：其相兼者为兼湿、兼秋凉、兼秋温、兼伤津、兼伤气；其传变者，为传厥阴心肝，传太阴脾肺，传少阴肾。暑温发病急，暑气通于心，且暑必兼湿。湿邪弥漫三焦，阻滞气机，炼津为痰。暑热为阳邪，其性升散，易耗气伤津，暑温致病每多涉及五脏，尤以

暑热、暑湿痰浊蒙蔽心包、肝经为凶险。丁甘仁对暑温的诊治，采用六经辨证，结合卫气营血辨证和三焦辨证，故而取得了良好的临床疗效。

（2）暑温致病兼变多，汤丸同用效用广

丁甘仁辨治暑温，注重暑温的兼证与变证；结合暑温的兼证、变证，常配合汤剂和丸剂共同使用。丁甘仁治疗暑温病案有 9 个，其中汤剂中使用丸剂的 8 个，占 88.8%。

计左案，暑邪湿热蕴蒸阳明，漫布三焦，扰乱心神，丁甘仁在清暑化湿汤剂中使用益元散合万氏牛黄清心丸包煎，以清心解暑，清暑宁心，防止暑热逆传厥阴。

方左，暑热吸受，痰热内阻，心包被蒙，丁甘仁在清暑宣气涤痰剂中加入碧玉散、苏合香丸，以清暑热平肝火，并芳香开窍。其中，碧玉散包煎、苏合香丸研粉冲服。

钱右，外受风凉，内蕴伏暑，暑湿阻滞阳明，丁甘仁在黄连香薷饮中加入玉枢丹冲服，以和胃止呕。

李童，暑温兼湿伏于膜原，既不能从阳明解，也不能从下焦去，丁甘仁在清暑祛湿之剂中加入甘露消毒丹，以增强清解湿温之力。

荣左，伏暑秋温，二诊暑热仍在阳明之里，未能达到气分，势欲蒸发白痦之象，丁甘仁在甘寒生津、解肌清温之汤剂中加鸡苏散清暑解表。四诊伏暑湿热已经外达，唯小溲频数不爽，尿痛，故在竹叶石膏汤基础上加用滋肾清热、化气通关的滋肾通关丸包煎。

何女，秋温伏暑，结于阳明腑，腑热扰厥阴心包与肝，丁甘仁于生津解肌中加入清宁丸以清热泻火，消肿通便，急下存阴。

矛童，温热夹湿，误用白虎邪陷太阴，丁甘仁在解肌疏邪理中之剂中，用戊己丸疏肝健脾，清热和胃。

陈左，湿温月余，谵语郑声，此气阴已伤，伏邪湿热留恋阳明，上蒙清窍，丁甘仁在扶正宣邪、苦化湿热之剂中加入益元包煎散以清心解暑。

由此可见，丁甘仁治疗暑温汤丸共用，使暑温所兼夹或传变的相应症状得以有效缓解，扩大了治疗范围。所用丸剂有包煎和冲服，体现了其使用丸剂的灵活性。

（3）暑温最易陷厥阴，开窍化痰兼息风

丁甘仁认为，暑温虽然病位以阳明胃为主，但由于胃之支脉贯络心包，故胃之暑热极易扰乱心包。加之盛夏酷热易于炼津为痰，痰热蒙蔽心包也属多见。因此，在治疗上十分注重清暑、化痰、宁神、开窍法的使用，常用川贝母、竹茹、枳实、半夏、赤苓、菖蒲、瓜蒌、天竺黄、鲜竹沥等化痰开窍，用远志、枣仁、朱茯神等宁心安神，用带心连翘、竹叶、益元散清心包之暑热。

暑热易升散伤津耗气，每易致机体津液枯涸，筋脉失养，肝风内动，故丁甘仁用鲜生地、天花粉、芦根、葛根、白茅根、石斛、玄参生津养阴；用西洋参益气生津；用郁金、丹皮、石决明、钩藤等疏肝平肝，息风清热。

此外，暑温炼津为痰，不独扰烦厥阴，还易贮存在肺引起咳痰不爽，痰中带血。此时丁甘仁采用清肺化痰法，药用冬桑叶、白薇、石膏、知母、冬瓜子、桑白皮等。

丁甘仁治疗暑温疾病共9例，其中暑温在阳明者用药有5种，两种（生石膏、知母）用于清解阳明经热，一种（玄明粉）用于通腑泄热。暑温在太阳者，主要用辛凉透解法，用药13种，药如青蒿、香薷、金银花、连翘、薄荷叶、香豆豉、桑叶、菊花、前胡、蝉衣、牛蒡子、银柴胡、煨葛根。暑温在肺，清肺化痰用药3种，药如冬瓜子、白薇、桑白皮。暑温兼湿邪者用药21种，其中芳香化湿药4种，药如藿香、佩兰、大豆黄卷、荷叶；淡渗利湿药4种，药如滑石、大豆黄卷、通草、赤茯苓；健脾理气化湿药5种，药如青蒿梗、青荷梗、枳实炭、桔梗、六曲；苦燥湿痰药4种，药如竹茹、仙半夏、川贝母、全瓜蒌；清热燥湿药4种，药如黑山栀、天

竺黄、淡竹沥、川黄连。可见其注意湿邪的分消走泄、理气祛湿和在上者宜宣，在中者宜燥，在下者宜渗的思想。暑温伤气用药 9 种，药如粳米、北秫米、西洋参、党参、生白术、扁豆衣、甘草、炮姜炭、山楂炭。暑温伤津用药 7 种，药如天花粉、芦根、西瓜翠衣、石斛、玄参、生地、鲜藕。暑温扰厥阴用药 10 种，其中扰乱心神用药 6 种，药如鲜竹叶心、朱茯神、鲜石菖蒲、白茅根、远志、紫贝齿；伤及肝脏用药 4 种，药如郁金、丹皮、石决明、钩藤。此外，配伍使用中成药 9 种，药如滋肾通关丸、鸡苏散、碧玉散、甘露消毒丹、万氏牛黄清心丸、苏合香丸、益元散、戊己丸、玉枢丹、清宁丸。综合可以看出，暑温兼湿邪用药最多，为 21 种；其次暑温在太阳的透解法用药 13 种；再次是暑温扰厥阴心肝用药 10 种。总之，丁甘仁认为，暑温病位虽以阳明为主，但可涉及太阳、厥阴（心包、肝）、少阴（心肾）、太阴（脾）等脏，故应重视在汤剂中配伍丸剂使用。

案例

矛童，温邪夹湿，发热 13 天，汗泄不畅，口干欲饮，舌质红，苔薄腻，左脉弦数，右脉濡数。前医生早进白虎汤，致邪陷太阴，清气不升，大便溏薄，日夜十余次，小溲短赤，心烦少寐，热势加剧，病情非轻。拟解肌疏邪，而理中土。仲圣谓里重于表者，先治其里，仿此意化裁。粉葛根二钱；炮姜炭四分，炒潞党参三钱，生白术二钱，生甘草五分，赤茯苓三钱，金银花三钱，山楂炭三钱，炒车前子（包）三钱，戊己丸（包）二钱，鲜荷叶一角。

二诊：昨进理中汤加减，大便溏泄渐止，而发热依然，口干欲饮，舌转红绛，脉象弦数，汗泄不畅。此气分之温未罢，营分之热内炽，湿化为燥，燥亦伤阴，津乏上承。今拟清营透气，兼顾中土。天花粉三钱，炒金银花三钱，赤茯苓三钱，冬桑叶三钱，煨葛根一钱五分，生白术二钱，粉丹皮一钱五分，扁豆衣三钱，生甘草五分，白薇一钱五分，鲜荷叶一角，白茅根五钱。

三诊：昨进清营透气，兼顾中土之剂，身热渐减，又见鼻红，随日红汗，究属热遏营分，逼血上行。舌红绛，脉弦数不静，阴分已伤，肝火内炽，湿从燥化，阳明之温，尚未清彻也。既有效机，再进一筹出入。鲜生地三钱，炒金银花三钱，赤茯苓三钱，桑叶三钱，天花粉二钱，生白术二钱，粉丹皮一钱五分，川贝母二钱，生甘草五分，白薇一钱五分，炒扁豆衣三钱，北秫米（包）三钱，鲜荷叶一角，茅根（去心）五钱。

按语：本案乃感受暑温兼湿之邪，误进白虎汤而致便溏。盖暑温兼湿理应清暑化湿，但用白虎汤则损伤中阳。清气不升，则表湿内陷与内湿相合而下则成便溏日夜十余次。小溲短赤，心烦少寐，说明热势加剧。此阳虚有湿兼热证，属于虚中夹实证，当以扶正为主兼祛湿热，故以理中汤加山楂炭温其中阳，兼用粉葛根、赤茯苓、金银花、鲜荷叶、炒车前子、戊己丸清热祛湿，升清阳。二诊便溏渐止而伏火被燎，终致气营两燔、湿化为燥又伤阴之证，疾病转化为实中夹虚之证，故改为清营透气为主，兼顾中土为辅。用粉丹皮、白茅根、天花粉清营热生津液，用炒金银花、冬桑叶、鲜荷叶、白薇、煨葛根透热转气，用扁豆衣、生白术、赤茯苓兼顾中土。三诊因营热迫血妄行见鼻红，故加鲜生地、川贝母、北秫米，以增强清热凉血之力，去葛根因虑其升提之弊。

4. 湿温

丁甘仁辨治湿温病的主要学术思想和用药经验有三点：①病因病机主伏邪湿热。②以六经辨证为核心，首创湿温病寒温统 辨治法。③湿温弥漫缠绵，妙在宣化淡渗。

（1）病因病机主伏邪湿热

湿温病与伤寒不同，与温病也大异。丁甘仁认为，其关键病机是"热在阳明，湿在太阴"。因此，脾胃为湿温病的重点。有研究提出，丁甘仁还将其病机扩大到六经范畴。对湿热病邪，丁甘仁提出了"伏邪湿热"的观点，因为湿温病的成因与时令气候、饮食不节、劳倦伤脾、湿饮停聚等因素有关。且湿性黏滞，发病缓慢，有一定的潜伏期，遇到诱发因素即会发病。伏邪与热的区别在于，伏邪可以化热，但不等于热，湿温病中的伏邪观点乃丁甘仁首创。医案中常用银柴胡、青蒿、白薇清透伏邪。

（2）以六经辨证为核心，首创湿温病寒温统一辨治法

《丁甘仁医案》共有25例湿温医案。湿温病具有缠绵难解、证情复杂的特点。因病因病机涉及全身内外、上中下三焦及各脏腑器官经络，因此，丁甘仁在湿温病的辨治方面，没有拘于温病的卫气营血辨证和三焦辨证，而是以六经辨证为核心，将温病与伤寒融会贯通，为抓住疾病的层次深浅（卫气营血）、上中下（三焦）、病位（脏腑经络）等本质提供了便利条件和理论依据。

湿温病以湿与热为主要病理基础，《丁甘仁医案》所论湿温病涉及的脏腑主要有湿热阻于中焦脾胃、湿热逗留膜原、湿热弥漫三焦、湿热阻于膀胱、湿热蕴积肠间。根据不同脏腑的湿热，他分别采用不同治法。这些脏腑与经络相连，所以论治时，丁甘仁往往以经带脏腑，既涉及经病，也涉及脏腑病。凡病邪在足太阳膀胱经、足阳明胃经，为病在卫分；凡病邪在足太阳膀胱腑、手太阴肺脏、足阳明胃腑或足太阴脾、手阳明大肠、手少阳三焦或足少阳胆（膜原）经或脏腑者，为病在气分；凡病邪在手厥阴心包或足厥阴肝经或脏者，为病在营血。

在治疗上，湿温病邪在卫分、气分，按三阳经辨治，用芳香化湿、辛开苦降、淡渗利湿、分消走泄、苦温燥湿、苦寒燥湿等法。太阳表郁，宜宣表化湿，如太阳经湿郁兼太阴损伤，症见恶寒、发热、身重、关节痛楚、胸闷、泛恶、纳食减少、舌苔垢腻，宜"外开太阳之表邪，内除太阴之里湿"的表里双解法，用五苓散和平胃散。方中桂枝与苍术相配，既能除表湿又能除里湿，用于表邪较重、湿邪化热尚轻者。若热重于湿，当清解阳明，分为3种情况：阳明里热下利，兼阳明表不解，用葛根芩连汤（太阴阳明湿热）；阳明里热，太阴脾湿，用苍术白虎汤（热在阳明，湿在太阴）；湿热积滞互结，阳明腑实，用枳实导滞丸、承气汤。少阳厥阴，多透达枢机，方用柴葛解肌汤合甘露消毒丹（少阳阳明）、小柴胡汤（邪滞少阳）。湿盛阳微按三阴经辨治，湿温后期阴经（心、脾、肾经）阳衰，温阳固脱，分为两种情况：少阴水凌证用五苓散合真武汤（太阳少阴）；厥阴寒证用吴茱萸汤（少阴厥阴），少阴脱证，用参附龙牡汤合半硫丸（少阴寒化戴阳）；湿热化燥按温病热传营血和阳明热盛论治，桂附理中汤合小柴胡汤（邪陷厥阴，三阴合病重证）；四逆散加化痰息风之品（湿温邪陷厥阴，肝风夹热上扰）；三阳合病，三阳并治，小柴胡汤合桂枝白虎汤（内热较盛）；邪入阴经，须温阳固脱。

（3）湿温弥漫缠绵，妙在宣化淡渗

湿温之邪，表里兼受，其势弥漫，流连气分最久。湿气通于脾，故留滞中焦脾胃最常见。湿与温合，如油裹面，胶结难解，不易速化。或从阳化热，或从阴化寒。丁甘仁善用宣化淡渗之法，上下分消走泄。宣化常用鲜藿香、鲜佩兰、清水豆卷、蝉衣、牛蒡、青蒿、白薇、荷梗；淡渗常用通草、六一散、茯苓皮等，或配葛根芩连苦化湿热。

如治李左案，湿温四天，身热有汗不解，胸闷泛恶，口干不多饮。舌苔薄腻而黄，脉濡滑而数。伏邪湿热，漫布三焦，气机不宣，痰浊交阻，胃失和降，治宜宣气淡渗。用三仁汤加减：光杏仁三钱、清水豆卷、鲜竹茹、江枳实、茯苓皮、通草、白蔻仁、滑石块、佛手露、生熟薏仁、仙半夏、酒炒黄芩、鲜藿香、鲜佩兰。方中光杏仁、白蔻仁、生熟薏苡仁宣上，畅中，渗下；鲜藿香、鲜佩兰、清水豆卷宣化湿热；茯苓皮、通草、滑石块淡渗湿热；鲜竹茹、酒炒黄芩、江枳实清湿热，化痰行气，以助湿热分消走泄。

纵观湿温病治疗，所用治法分六类，分别为治湿法、辛凉解表法、清热法、调理脾胃法、扶正法和变法。

治湿法分芳香化湿、淡渗利湿、苦温燥湿、苦化湿热和温经逐湿五类。其中，芳香化湿用药 7 种（藿香、佩兰叶、清水豆卷、苍术、藿梗、扁豆衣、荷梗），淡渗利湿用药 6 种（滑石块、薏苡仁、通草、猪苓、泽泻、六一散），苦温燥湿用药 3 种（半夏、厚朴、陈皮），苦化湿热用药 3 种（黄芩、黄连、甘露消毒丹），温经逐湿用药 3 种（姜皮、桂枝、吴茱萸）。

辛凉解表法用药 7 种（白薇、牛蒡、金银花、蝉蜕、连翘、冬桑叶、鸡苏散）。

清热法分清气分热、清营凉血和清火开窍三类。其中，清气分热用药 7 种（黑山栀、知母、马勃、石膏、黄芩、竹叶、黄连），清营凉血用药 12 种（天花粉、芦根、荸荠汁、石斛、芦根、麦冬、阿胶、生地黄、清鸭汤、南沙参、牛黄清心丸、滋肾通关丸），清火开窍用药 5 种（紫雪丹、石决明、羚羊角片、犀角、煅牡蛎）。

调理脾胃法分理中运脾祛湿、调中和胃、化阳明之浊垢、通腑导滞、涤痰消滞五类。其中，运脾祛湿用药 3 种（茯苓皮、益元散、白术），调中和胃用药 3 种（青皮、陈皮、砂仁），化阳明之浊用药 4 种（六神曲、焦楂炭、麦芽、大腹皮），通腑导滞用药 4 种（枳实炭、枳实导滞丸、郁李仁、麻仁），涤痰消滞用药两种（竹茹、天竺黄）。

扶正法分生津凉营、养阴救液、温经扶正、清养肺胃之阴和回阳救逆五类。其中，生津凉营用药 8 种（天花粉、芦根、荸荠汁、石斛、芦根、麦冬、清鸭汤、南沙参），养阴救液用药两种（阿胶、生地），温经扶正用药 6 种（桂枝、椒目、鹿角霜、党参、益智仁、黄芪），清养肺胃之阴用药 3 种（西洋参、鲜藕、桑皮），回阳救逆用药两种（熟附块、别直参）。

变法分理气、祛瘀和潜降浮阳3类。其中，理气用药7种（枳实、佛手露、杏仁、枳壳、柴胡、广橘白、荸荠梗），祛瘀用药4种（赤芍、丹皮、延胡索、五灵脂），潜降浮阳用药两种（龙骨、牡蛎）。

经对药物的使用频次进行统计，使用最多的是清热药，其次为治湿药，扶正药居第三（其中，滋润养阴药多于扶正温阳药），调理脾胃药居第四，使用最少的是潜降扶阳药。

案例1

李左，伏邪湿热，蕴蒸气分，漫布三焦。身热早轻暮重，已有旬余，白疹布而不多，湿热原有暗泄之机。无如入夜梦呓，如谵语之状，亦是湿热熏蒸清窍所致，口干溲赤，大便溏薄，热在阳明，湿在太阴，《经》所谓热迫注泄是也。吴鞠通先生云：湿温之症，氤氲黏腻，虑其缠绵剧增。拟葛根黄芩黄连汤加味，解肌清温，苦化湿热。粉葛根二钱，朱茯神三钱，炒麦芽三钱，朱灯心三札，酒炒黄芩一钱五分，炒金银花三钱，通草八分，水炒川黄连三分，连翘壳一钱五分，净蝉衣八分，鸡苏散（包）三钱，青荷梗一支，鲜竹叶三十张。

按语：本案是湿热病医案中非常典型的一个医案，患者因湿热伏邪蕴积体内，久而不泄而发病。丁甘仁认为，伏邪湿热是湿温病的重要病机。患者身热早轻暮重已有旬余，白疹布而不多，说明湿热之邪在体内蕴积已久，并有外出之机。只是因湿热之邪缠绵胶着，氤氲黏腻，欲透而不出，漫布三焦，熏蒸于内而发病。患者已出现谵语之状，乃湿热熏蒸清窍之象，口干溲赤责之为热在阳明，大便溏薄责之为湿在太阴。可见，丁甘仁将湿温病的病位归为脾胃是符合临床实际的。丁甘仁引用清代温病大家吴鞠通的论述，即"湿温之症，氤氲黏腻"来说明湿温病是缠绵难愈的，况伤及脾胃，后天生化气血乏源，正气日渐衰败，若邪势不减，病情必会日渐危重。故丁氏急投良方，以化危候。

丁甘仁用葛根黄芩黄连汤加味治疗此病。葛根黄芩黄连汤为《伤寒论》的名方，治伤寒不解、协热下利之太阳病之变证。丁甘仁将此方用于湿温病，可见其不拘泥一家之言，能将历代名方灵活运用于临床。葛根黄芩黄连汤既能清解肌肤之温热和阳明胃中之湿热，又能止泻，对此患者之病机十分适宜。方中加入朱茯神以宁心安神，针对患者的梦呓谵语；朱灯心、通草、鲜竹叶能利湿，针对溲赤之症，即叶天士所谓"渗湿于热下"之法；炒金银花、连翘壳、净蝉衣能解表透邪外出，即叶天士所谓"透风于热外"之法，使湿热之邪有外泄之机；青荷梗能清热利湿，鸡苏散能清热利湿，更兼其中的薄荷能外散风热之邪，以助金银花、连翘等药之功。方中还有炒麦芽健胃消食，使既伤日久之胃气能纳药运谷。诸药合用，使久蕴之湿热分消走泄，标本兼顾，病自向愈。

案例2

郑左，湿温十八天，初起身热，继则不热，两颧红赤，小溲自遗，时时欲寐，舌灰薄腻，口干不欲饮，脉沉细无神。此邪陷少阴，肾阴埋没，龙雷之火飞跃于上，戴阳证也，殊为可虑！急拟温经扶正而潜浮阳，未识能得挽救否。潞党参五钱，龙骨三钱，煨益智一钱五分，炙远志一钱，熟附块三钱，牡蛎三钱，清炙草五分，炒於术一钱五分，鹿角霜五钱。

复诊：加炙黄芪、大砂仁。

按语：本案为湿温病中较为特殊的一则医案。患者出现虚阳浮越的变证，丁甘仁采用温补之方治疗。湿温病缠绵难愈，日久耗伤正气，容易出现变证。此患者湿温病已十八天，初起尚有发热，后不再发热，乃病久耗伤阳气之象；两颧红赤，即戴阳证之面红如妆；小溲自遗，乃肾气不固、封藏失职之象；舌灰薄腻、口干不欲饮，乃湿热之邪内蕴、久而寒化之象；脉沉细无神，但欲寐，乃《伤寒论》"少阴之为病，脉微细，但欲寐"的主症，故丁甘仁认为此病的病机为邪陷少阴。湿温病日久，容易耗伤人体之阴津，肾阴虚亏，不能潜藏元阳，丁甘仁称此为"龙雷之火飞跃于上"，导致戴阳证。所以本病虽为湿温为患，但治疗必须顾护浮越之元阳，即丁甘仁所谓之"温经扶正而潜浮阳"。

方中潞党参、清炙草、炒於术乃是四君子汤之意，补气健脾，能补一身之气，使之不致气脱；熟附块、鹿角霜大补元阳，温经回阳救逆；龙骨、牡蛎收敛固涩，镇潜浮阳；煨益智固肾缩尿止遗；炙远志宁心安神开窍。诸药合用，益气固脱，温阳潜阳，为救急之法，目的在于回阳救逆为先。对于缠绵难愈之湿热病邪，当疾病转危为安之时再作缓图。复诊时，丁甘仁加入炙黄芪、大砂仁，意在加强补气固脱之功，又兼醒脾化湿、恢复脾气运化湿邪的功能；不再借助其他药力化湿，意在使回阳之力专，不受其他药效的干扰，这也是丁甘仁从脾胃论治湿温病的思路体现。

湿温病缠绵难愈，在湿温本病发作之时，法如上述李左一案，清热化湿、透邪利湿尚能应对。倘若湿温病缠绵日久，演生变证，甚至病危之时，又当在紧急关头针对当下病机灵活应对，不能墨守成规，因是湿热为病便不投热药，贻祸以致不救。

5.痉证

丁甘仁辨治痉证，主要学术思想和用药经验有三点：①急痉责之肝风痰热蕴袭肺胃，治疗重在息风安神，化痰宣肺。②慢痉责之脾肾肝胃，治疗重在温肾运脾，清胃抑肝。③外风致痉多为表里同病，治疗当以解表调里。

（1）急痉责之肝风与痰热蕴袭肺胃

丁甘仁对于痉病的认识，主要在于辨别缓急，急痉发作，认为病位主要在肝，涉及肺、胃。

陈幼案，两目上窜，角弓反张，肚腹疼胀，哭声不扬，舌尖边淡红，中后薄腻。丁甘仁认为是"痰热逗留，肺胃气机窒塞，窍道不通"所致，治以息风安神，化痰宣肺。药用煅石决明、嫩钩钩、青龙齿等平肝息风，陈木瓜、净蝉衣、炙僵蚕等和胃宣肺，化痰清热。

（2）慢痉责之脾肾肝胃

丁甘仁认为，慢痉发作多由伏热伤及阴液，或过服清凉脾肾阳伤。病机主要为脾肾气虚或阳虚，或脾阳胃阴两伤，肝木来乘。治疗的关键在于温肾运脾，或温养脾胃，抑木和中。

朱幼案，初病伏邪化热，消灼阴液，发热口渴，唇皮焦躁，过服清凉，以致脾阳受伤，清气下陷，小便清长，大便溏泄，势成慢惊重症。丁甘仁急拟温肾运脾之法。药用煨葛根、炒於术、陈广皮、扁豆衣、炙甘草、焦谷芽、炮姜炭、干荷叶运脾化湿消积滞；熟附片、炒淮山药温肾助阳。

冯右案，先天不足，后天又弱，吐泻已久，神疲内热，口干不多饮，舌质红，脉纹红紫带青，已过气关。丁甘仁认为，其病机为呕吐伤胃，泄泻伤脾，脾阳胃阴两伤，肝木来乘，所谓"阴虚生内热，阳陷则飧泄也，渐入慢惊一途"。遂拟连理汤加味，温养脾胃，抑木和中，以望转机。药用炒潞党参、炒於术、云茯苓、炙甘草温养脾胃，木瓜、广陈皮、焦谷芽健脾化痰和胃，炮姜炭、灶心土收涩止泻，川雅连清胃热。

由此可见，丁甘仁治疗慢痉注重脾肾阳虚、胃阴虚、肝木乘之病机，治以调理脾胃为关键。土气旺盛，则肝木自然无相乘之虞。

（3）外风致痉多为表里同病

丁甘仁治疗外风致痉多从表里同病着眼，认为其病位或在太阳阳明，或在太阳厥阴。治疗上注重解表调里。

马左案，形寒畏冷，遍身骨楚，头项强痛，泛泛作恶，小溲短少，脉紧急，苔薄腻。丁甘仁认为，其为太阳阳明两经同病，方用葛根汤散其寒邪。药用川桂枝、净麻黄、煨姜、炒香豉辛温散邪，粉葛根、云茯苓、炒谷芽、姜半夏、陈佩兰、陈广皮和胃化痰止呕。二诊得汗甚多，头项痛、骨楚均舒，泛泛作恶已止。身热头眩，口干欲饮，脉象弦数，苔薄腻黄，舌质红。丁甘仁认为，此为太阳之邪已解，阳明之热内炽，用桂枝白虎汤，一清阳明之热，一肃太阳之邪。药用川桂枝、苦桔梗清太阳之邪；生石膏、天花粉、干芦根清阳明之热兼生津；省头草、赤茯苓、炒谷芽、江枳壳、炒竹茹芳香辟秽，清热化湿祛痰，醒脾开胃。

费左案，身热不退，头项强痛，角弓反张，神昏谵语，渴喜冷饮，脉象弦数，苔薄腻，舌红。丁甘仁认为，其病因为前医迭投表散之剂，汗出太多，以致阴虚不能敛阳，故急以桂枝、羚羊治疗。方中川桂枝解表散邪；羚羊片、朱茯神、生石决明、嫩钩尖平肝息风；鲜石菖蒲、天竺黄、鲜竹茹化痰，和胃，开窍；活芦根、粉葛根、天花粉清热生津。一则防痰热伤阴，二则护肝敛阳。以药测证，可见此病案存在外风引动厥阴肝风夹痰热内扰之病机。

丁甘仁治疗痉证共5个案例，化痰涤痰用药10味〔川贝母（象贝母）、木瓜、山慈菇、姜半夏、鲜石菖蒲、淡竹沥、真猴枣、陈广皮、炒竹茹、天竺黄〕，健脾理气、消食止泻用药8味（炒於术、扁豆衣、云茯苓、焦谷芽、灶心黄土、炒谷芽、枳壳、省头草），息风止痉用药8味（煅石决明、钩藤、青龙齿、净蝉衣、炙僵蚕、珍珠粉、金器、羚羊角），清热用药6味（甘菊花、十荷叶、川雅连、生石膏、鲜竹叶、朱灯心），散风解表用药4味（桂枝、煨葛根、净麻黄、炒香豉），宣肺用药3味（桑叶、嫩白薇、苦桔梗），温肾用药3味（炮姜炭、熟附片、煨姜），化湿用药两味（陈佩兰、干荷叶），滋阴用药两味（天花粉、芦根），益气药用药两味（炒潞党参、炙甘草），安神用药两味（朱茯神、远志）。其中用药排在前三位的是化痰涤痰，健脾理气、消食止泻和息风止痉。由此可见，丁甘仁治疗痉证注重化痰涤痰、健脾和平肝息风。

案例

陈幼，两目上窜，时剧时轻，今晚角弓反张，肚腹疼胀，舌强不利吸乳。舌尖边淡红，中后薄腻，脉濡弱，哭声不扬。气阴暗伤，虚风内动，痰热逗留，肺胃气机窒塞，窍道不通。予息风安神、化痰宣肺法。煅石决三钱，朱茯神三钱，川象贝各二钱，嫩钩钩（后入）三钱，青龙齿三钱，炙远志一钱，陈木瓜二钱，山慈菇片五分，净蝉衣八分，炙僵蚕三钱，珍珠粉（冲服）一分，金器（入煎）一具。

二诊：角弓反张之势已和，舌强不利吮乳，手足心热，哭泣声哑，脉象弦细。风阳夹痰热上阻廉泉，横窜络道，肺胃气机窒塞不宣。再拟息风涤痰，清热宣肺。霜桑叶二钱，朱茯神三钱，川象贝各二钱，嫩白薇一钱五分，甘菊花三钱，远志肉一钱，炙僵蚕三钱，青龙齿三钱，净蝉衣八分，煅石决明三钱，山慈菇片四分，嫩钩钩（后入）三钱，淡竹茹（冲服）一两，真猴枣一分，珍珠粉（冲服）一分，金器（入煎）一具。

按语：本案陈氏患儿两目上窜、角弓反张、舌尖边淡红，中后薄腻乃痰热生风之象；肚腹疼胀、舌强不利吸乳、哭声不扬乃肺胃气机窒塞；时剧时轻、脉濡弱乃痰热伤气阴之象。本例虽系痰热灼伤气阴，虚风内动，为本虚标实之证，但因标证动风甚急，故当急则治其标，用息风安神、化痰宣肺之法。方中青龙齿、煅石决明、朱茯神、珍珠粉、嫩钩钩、炙僵蚕、炙远志、金器等息风安神；川象贝清热润肺，化痰止咳；陈木瓜和胃化湿，润肺止咳；山慈菇、净蝉衣、炙僵蚕清热解毒宣肺。二诊标证角弓反张之势已和，仍舌强不利吮乳，手足心热，哭泣声哑，脉象弦细，此为风阳夹痰热窒塞肺胃气机，阴虚内热明显，故去陈木瓜，加霜桑叶、嫩白薇、甘菊花、淡竹茹、真猴枣增强清热镇惊、化痰宣肺之效。

《丁甘仁医案》辨治外感热病中寒温统一用方思路见表1。

表1　《丁甘仁医案》辨治外感热病中寒温统一用方思路

辨病	辨证	主方
伤寒	三阳证	三阳经证：麻黄汤、桂枝汤、阳旦汤、小青龙汤、小柴胡汤 表寒里热证：大青龙汤、桂枝白虎汤 里热证：栀子豉汤、承气汤、增液汤
	三阴证	麻黄附子细辛汤、四逆汤
风温	风温初起，邪在肺胃	银翘散、桑菊饮加减
	热在气分	邪在阳明：麻杏石甘汤、白虎汤、葛根芩连汤、承气汤 邪在少阳：小柴胡汤
	热邪陷少阴	伤阴：黄连阿胶汤合清燥救肺汤 伤阳：参附龙牡汤
暑温	邪入阳明经和厥阴经	竹叶石膏汤、白虎加人参汤、牛黄清心丸、益元散、清营增液汤、苏合香丸、理中丸等
湿温	病在卫、气	1. 太阳表郁，宣表化湿，五苓散合平胃散（太阳太阴） 2. 热重于湿，清解阳明 阳明里热下利，兼表不解，葛根芩连汤（太阴阳明湿热） 阳明里热，太阴脾湿，苍术白虎汤（热在阳明湿在太阴） 湿热积滞互结，阳明腑实，枳实导滞丸、承气汤 3. 少阳厥阴，透达枢机 柴葛解肌汤合甘露消毒丹（少阳阳明） 小柴胡汤（邪滞少阳） 桂附理中汤合小柴胡汤（邪陷厥阴，三阴合病重症） 四逆散加化痰息风之品（湿温邪陷厥阴，肝风夹热上扰） 4. 三阳合病，三阳并治，小柴胡汤合桂枝白虎汤（内热较盛）

续表

辨病	辨证	主方
湿温	湿盛阳微	湿温后期阴经阳衰，温阳固脱 少阴水凌证：五苓散合真武汤（太阳少阴） 厥阴寒证：吴茱萸汤（少阴厥阴） 少阴脱证：参附龙牡汤合半硫丸（少阴寒化戴阳）
	湿热化燥	顺传：热结阳明腑，承气汤类 逆传：传入营血，清营泻热、生津救液之品

（二）内伤杂病

1. 消渴

（1）辨消渴从三消立论，病缘阴阳不调

丁甘仁在论治消渴病时，提到上消、中消、下消的三消之说，并在何左案中论及"多饮为上消，多食为中消，多溲为下消"，在邱佐案中论及"上消多渴，下消多溲，上消属肺，下消属肾"。这些都是前人总结的对消渴病机的认识，是认识消渴、治疗消渴的理论基础。丁甘仁治疗消渴病时，直接引用先人观点并用于临床的辨证论治，可以看出，丁甘仁对此观点是持肯定态度的。

三消之中，中消为关键，丁甘仁治疗的三个消渴病医案都重点阐述了消渴发病的关键病机是胃阴受损。无论上消还是下消、心阴伤还是肝阴伤，其病程发展过程中均"胃火内炽""消灼胃阴"，方发为消渴。丁甘仁认为，胃阴不足引发的消渴，可见跌阳脉濡数、消谷善饥、虚里穴动，甚至饮食如常、足膝软弱，故以滋养胃阴药物治疗。其中，胃热炽盛、饮食入胃、不生津液导致的足膝软弱，是对前贤"治痿独取阳明"理论的继承，也是将其用于临床各科疾病的理论延伸。可见，丁甘仁能将中医的诊治理论加以融会贯通，对中医临床诊治的进步和发展有着承前启后的作用。

丁甘仁认为，三消之发病总属阴阳不调。尹左案中，其病机乃阴液亏

耗，肝阳上僭，心肝之阴既伤、心肝之阳上亢；其症状是一派阴液亏耗、虚火上炎之象。丁甘仁认为，这是孤阴不生、独阳不长。所以丁甘仁的治疗方法是滋阴柔肝，使水升火降，目的是"俾得阴平阳秘""务使阴阳和谐""水火既济"。何左案的病机乃阴分不足、厥阴之火消灼胃阴；邱左案的病机是肺肾阴伤、胃火内炽。纵观丁甘仁治疗的三个医案，病机关键是阴不足而内火旺，总属阴虚阳亢为病。所以治疗大法是调和阴阳，使水火成既济之象。

（2）消渴病因阴虚津亏，治当滋补阴津

丁甘仁认为，消渴病的主要病机是阴液亏损，不能濡润脏腑，不能充泽肌肤。基于此观点，丁甘仁治疗消渴病以滋阴润燥为主。他强调，治火无益，宜壮水之主，以制阳光。可见其治疗原则是滋补阴液。

《丁甘仁医案》记载的三则消渴病治疗医案（第一则医案分三诊完成），共有五个处方，用药28味。其中滋阴润燥的药物有大生地、川贝母、生白芍、熟女贞、天花粉、肥玉竹、北沙参、南沙参、天冬、麦冬、黄精、怀山药、川石斛、北秫米、肥知母、活芦根、青皮、甘蔗17味，占一半以上。这些滋阴补津的药都是归肺、胃、肾经的。丁甘仁对消渴病的认识继承了上消属肺、中消属胃、下消属肾的理论。方中还有龙骨、牡蛎、五味子、乌梅等固摄阴津之品，镇阴制阳。尹左第二诊和何左案都用到金匮肾气丸以双顾阴阳，阳中求阴。可见，丁甘仁治疗消渴病注重补阴滋阴，在辨证论治的基础上又加入其他药物，以辅助滋阴之效或增强滋阴之力。

（3）补阴须兼清热，又善阳中求阴

丁甘仁认为，消渴病的症状皆由阴液亏耗、火热内生所致，故治疗采用滋阴养液之法，兼以清热泻火。尹左案有虚阳逼津液外泄而多汗、消灼胃阴则消谷之症状；胃热炽盛，饮食入胃，又不能正常化生津液，既不能灌溉于五脏，又不能输运于筋骨，故症见饮食如常而足膝软弱，且见虚阳上扰的头部眩晕、面部烘热、心悸等症状，故滋阴时兼以清热是必要的。何左和邱左案也提到厥阴之火、胃火的致病因素，治疗上丁甘仁以生地、天花粉、知母等清热泻火，生津止渴，作为治疗消渴病的主药。

丁甘仁认为，独阳不生，独阴不长，只有地气上升，天气方始得下降，因此在用大量滋阴润燥之品滋养肺阴、以柔肝木的同时，采用金匮肾气丸阴阳双补，蒸腾肾气；肾气蒸化阴液上升方能制约亢盛之阳火，使阴阳相交，不致失约。这也是丁甘仁强调的务使阴阳和谐、庶成既济之象。水火既济，入胃之饮食自能生化精微，灌溉于五脏，洒陈于六腑，脏腑与肌肤得到阴津的滋养与濡润，消渴病方能逐日恢复。

综观丁甘仁治疗消渴病，用单味药 28 种，成药 1 种，治法共 8 种，分别是针对主症的滋阴生津润燥药 14 味（生地黄、熟女贞、天花粉、玉竹、南沙参、北沙参、天冬、麦冬、黄精、山药、石斛、芦根、甘蔗、川贝母），清热养阴药 5 味（生地黄、天花粉、芦根、甘蔗、栝楼皮），收敛养阴药两味（五味子、乌梅），阳中求阴药 3 味（杜仲、上桂心、金匮肾气丸），抑制亢阳药 4 味（潼蒺藜、生白芍、左牡蛎、花龙骨）；针对相兼症状的抑木扶土药 6 味（潼蒺藜、生白芍、黄精、山药、秫米、生甘草），敛汗药 3 味（浮小麦、生白芍、五味子），宁心安神药 4 味（朱茯神、浮小麦、左牡蛎、花龙骨）。治以养阴生津为主，佐以各种治法标本兼治。

案例

何左，多饮为上消，多食为中消，多溲为下消。《经》云：二阳结谓之消。《金匮》云：厥阴之为病为消，皆由阴分不足，厥阴之火消灼胃阴，津少上承。拟育阴生津法。大麦冬三钱，川石斛三钱，瓜蒌皮二钱，北秫米（包）三钱，大生地四钱，天花粉三钱，怀山药三钱，川贝母二钱，金匮肾气丸（包）三钱，南沙参三钱，北沙参三钱，生甘草六分。

按语：本案为丁甘仁治疗成年男性消渴病证的医案，案中丁甘仁先论述了消渴病症状与病位的关系，然后引用《素问·阴阳别论》中的"二阳结谓之消"，用以说明此患者的病机为阳明经火热郁结；究其原因，乃阴分不足、厥阴之火消灼胃阴所致。丁甘仁引用了《内经》《金匮要略》的理论，阐释何左案的病机。指出，何左的病机为阴阳失调、厥阴之火消灼胃阴、津不上承所致，为阴虚火旺，阳明火盛，故治以育阴清热生津。方中麦冬、石斛、生地、天花粉、怀山药、南北沙参补肝、肺、胃、肾之阴津，瓜蒌皮、天花粉、生地清热，北秫米顾护胃气，川贝母润肺，使三焦上下津液充足，补充厥阴之阴，清化阳明之热，使津液上承。方中还加入金匮肾气丸包煎，使阴阳互生，水生有源，肾气蒸腾气化，水液上承，运达周身，犹如水中之龙，翻腾水动，水不失为死水，方能周流。此案较完整地体现了丁甘仁治疗消渴病的思路与特色。

2. 黄疸

（1）论黄疸首分阴阳

丁甘仁治疗黄疸病，首先辨明是阳黄还是阴黄，以指导立法遣方用药。《丁甘仁医案》共记载12个丁甘仁治疗黄疸的医案，其中6个属阳黄，分别是朱右、陈左、孔左、高左、褚左和麦左。6个医案都提到湿热致病，起病都较急，治法均为清热利湿。其中，孔左案明确提到"从阳疸例治之"。麦左案为酒疸病，乃嗜酒生湿、湿郁生热所致。另外6个为韩女、卫左、刁左、任右、周左和金君医案，均无热象，起病均较缓慢，都有久病病史，损伤脾胃，影响太阴脾土的健运，水湿内生而致黄疸病，包括卫左的脱力黄病、刁左的谷疸、任右的女劳疸。其中周左案明确提出"阴疸重症"。此六则医案，治疗上未用清热治法，而是以温阳运脾化湿为主，兼以活血通瘀。

由此可见，丁甘仁治疗黄疸病首分阴阳，这对黄疸病的治疗十分重要。对于阳黄的湿热内蕴，要清热化湿；对于脾胃内伤、水湿内蕴的阴黄，则要温阳运脾以化湿邪。临床要先辨明阴阳方能准确指导治疗及用药。

（2）宗《伤寒》法《金匮》，师古而不泥

丁甘仁指出："医有两大法门，一为伤寒六经之病，一为金匮之杂病，皆学理之精要，治疗之准则。"（《丁甘仁医案·导读》）治疗黄疸病，丁甘仁也是宗张仲景之说，用张仲景之法。后世医家治疗黄疸多从肝胆入手，但丁甘仁则宗《金匮要略》关于黄疸的病机进行辨证论治。《金匮要略》言，黄疸病为"脾色必黄，瘀热以行"，多为水湿或湿热蕴结脾土、熏蒸所致，兼有郁热作祟。丁甘仁在论述病机时，均取法于张仲景的"脾色必黄"之说。

朱右案，其将病机归为湿热滞阻中焦，太阴健运无权，阳明通降失司。孔左案的病机为素体阴虚，湿从热化，熏蒸郁遏，与胃中浊气相并。韩女案的病机为肝失疏泄，宿瘀内阻，水谷之湿逗留，太阴、阳明、厥阴三经为病。卫左案的病机为饥饱劳役，脾胃两伤，湿自内生，蕴于募原。麦左之酒疸案的病机为嗜酒生湿，湿郁生热，热在阳明，湿在太阴，熏蒸郁遏。刁左之谷疸案，病机为抑郁，肝病传脾，脾不健运，湿自内生，于胃中之浊气相并，下流膀胱。周左过虑，劳伤乎脾，房劳不节，劳伤乎肾，脾肾两亏，肝木来侮，水谷之湿内生，湿从寒化，阳运不行，胆液为湿所阻，渍之于脾，浸淫肌肉，溢于皮肤，遂致一身尽黄。此案虽提到胆液为湿所阻，但不是直接浸淫肌肤，而是先渍之于脾，由脾再浸淫皮肤，病之关键仍在脾。金君案的病机为躁烦忧虑，心脾两伤，火用不宣，脾阳困顿，胃中所入水谷不生精微，而化为湿浊，着于募原，溢于肌肤，以致一身尽黄。

在这八则医案中，丁甘仁继承了张仲景关于黄疸病的论治理论，明确指出，黄疸的发病与脾胃有关，治疗宜从脾论治，应根据患者的病情，采用经方与时方合用，随证治之，不可一味刻板选用或套用仲景之方。

褚左案是因躬耕南亩，曝于烈日，复受淋雨，又夹食滞，湿着于外，热郁于内，遂致遍体发黄。治疗仿麻黄连翘赤小豆汤意。此案宗法于《伤寒论》"伤寒，瘀热在里，身必黄，麻黄连翘赤小豆汤主之"。结合患者有

寒热骨楚、胸闷脘胀之症状（因患者夹有食滞），自拟处方，加入消食行瘀之品进行治疗。这是活用张仲景之方、师古而又不泥古的具体体现。

这12则医案中，《金匮要略》提到的谷疸、酒疸、女劳疸都有论述。在论述这几个黄疸病时，丁甘仁均引用了张仲景的原文。如任右之女劳疸案，其云："经闭三月，膀胱急，少腹满，身尽黄，额上黑，足下热，大便色黑，时溏时结，纳少神疲，脉象细涩。"《金匮要略》原文为："黄家日晡所发热，而反恶寒，此为女劳得之；膀胱急，少腹满，身尽黄，额上黑，足下热，因作黑疸，其腹胀如水状，大便必黑，时溏，此女劳之病，非水也。腹满者难治。硝石矾石散主之。"可以说，丁甘仁所见患者的病情表现与《金匮要略》所论颇为相似，故丁甘仁直接以原文记述病情。治疗时，丁甘仁也说仿硝石矾石散之意而不用其药。自拟一方，采用活血化湿法进行治疗。麦左的酒疸病之"心中嘈杂，虽食甘香，如啖酸辣"的记述与《金匮要略》"心中懊憹而热，不能食，时欲吐"很相似。刁左谷疸病的"食谷不消，易于头眩"记述与《金匮要略》的"寒热不食，食即头眩"颇为相似。可以说，丁甘仁论治黄疸病比较尊崇张仲景，能将其灵活用于临床，不为成法所拘泥。同时也应验了丁甘仁所言"伤寒、金匮为医之两大法门"之说。

（3）随证活用伤寒与温病之治法

丁甘仁能灵活运用张仲景学说与温病学说，并将二者熔为一炉而随证应用。治疗黄疸病的12则医案中，取法张仲景者很多，立法选方也有张仲景的茵陈五苓散（茵陈四苓散）、麻黄连翘赤小豆汤、硝石矾石散等意。丁甘仁运用温病学思想的也有诸多案例。如陈左案，病在喉痧之后，因滋阴太早，致伏温未发，蕴湿逗留募原，着于内而现于外，遂致遍体发黄。因温少湿多，互阻不解，故治以清宣气分之温，驱逐募原之湿，俾温从外达，湿从下趋。喉痧病本属温病范畴，但因滋阴太早，使温邪没有透发于外而与湿邪蕴留募原而发为黄疸。因此，治疗时丁甘仁灵活采用叶天士之"透风于热外，渗湿于热下，不与热相抟"之意，使用清水豆卷、忍冬藤、茵陈、泽泻、猪苓、苍术、葛根、通草、鸡苏散，以及连翘、黑山栀、甘露消毒丹等清除"势必孤矣"之热，法明方悉，可谓论治详尽。

高左案，患者身热旬余，早轻暮重，夜则梦语如谵，神机不灵，遍体色黄。丁甘仁认为，此乃伏邪湿热逗留募原，湿热夹痰，蒙蔽清窍，使清阳之气失旷，加之呃逆频频，手足蠕动，阴液暗耗，冲气上升，内风煽动而发为湿温黄疸。与现在的急黄病很相似。丁甘仁的治疗原则是生津而不滋，化湿而不燥，清宣淡渗，通利三焦，勿使邪陷厥阴。丁甘仁继承叶天士、薛雪等温病学家的学说，对温热性急病有相当研究。湿热之邪扰及营分，则出现神志病变与风象，丁甘仁所说的厥阴相当于血分，治疗上是及时阻止湿温之邪进入厥阴之血分，清热化湿之时不能再损伤因身热旬余而已损伤的阴液，同时又给湿热之邪以出路。药用天花粉生津，黑山栀、炒竹茹、嫩白薇清热，茵陈、六一散、白茅根利湿，朱茯神、朱砂、钩藤镇定安神，平冲制风，柿蒂止呃逆。诸药合用，法度森严，效如桴鼓。

这两则医案体现了丁甘仁深厚的温病学功底，显现出其对叶天士、薛生白、王孟英等温病大家的学术思想多有发挥，并能灵活用于临床，可谓于伤寒、温病之外的又一法门。

（4）治疗黄疸以化湿为主，不忘运脾行瘀

丁甘仁治疗黄疸病，总以化湿为纲，分阴阳为目，又兼以运脾行瘀。论治黄疸取法于张仲景，治以化湿利湿为主。《丁甘仁医案》所记载的12个黄疸病医案，共用62味药（不计炮制方法，另有鸡苏散、甘露消毒丹、青宁丸、益元散、金液丹未计入其中）。其中，化湿燥湿利湿的有茵陈、茯苓、猪苓、陈皮、泽泻、苍术、川厚朴、薏苡仁、豆卷、通草、滑石、冬瓜皮、白茅根、白术、赤小豆、大腹皮、砂仁、秦艽、车前子、枳椇子、半夏、姜皮、葫芦瓢、皂矾，共24味，占1/3多。茵陈在12个医案中均有用到，可见丁甘仁也将茵陈作为治疗黄疸病的必用药，无论阳黄还是阴黄，无论用张仲景方、时方抑或温病方都用茵陈利湿退黄。

治疗阳黄时主以清热利湿，兼以运脾化湿。治疗阳黄的6个医案中，所用药物有黑山栀、忍冬藤、连翘、薄荷、天花粉、白薇、竹茹、知母、葛根、淡豆豉，目的是清热透热。陈左案还用了甘露消毒丹，与利湿化湿之品共奏清热利湿之效。此外，神曲、麦芽、谷芽、白术等药，在清热利湿的同时健运脾胃，使脾胃不受湿困。

治疗阴黄的六则医案，在燥湿化湿的同时，加入了怀牛膝、杜仲、大枣、肉桂心、熟附子、炒麦芽、干姜、胡芦巴、补骨脂等温阳运脾。金君案还使用金液丹（主要成分为硫黄，可补火助阳）吞服。在周左案中，丁甘仁明确提出用茵陈术附汤加味。这是历代医家治疗阴黄的代表方剂。

丁甘仁治疗黄疸病首分阴阳，以阴黄与阳黄为纲分别立法治疗，为治黄疸病的典范。在治疗时，丁甘仁并未忽略张仲景在《金匮要略》提到的"瘀热以行"的关键病机，治疗阴黄时（韩女、任右、周左）使用大量的活血化瘀药，如红花、桃仁、延胡索、苏木、当归尾、紫丹参、赤芍、藏红花、血余炭等。韩女案，为室女经闭四月，肝失疏泄，宿瘀内阻，久则恐成血臌，故治以运脾逐湿，祛瘀通经，药用红花、桃仁、延胡索、苏木活血化瘀。任石案，为经闭三月，因寒客血室，宿瘀不行，故治疗在硝石矾石散中加入当归尾、藏红花、赤芍、桃仁泥、紫丹参、延胡索、血余炭等大量活血祛瘀之品。周左案乃脾肾双亏、阳不运行、湿从寒化所致。丁甘仁云："阳虚则阴盛，气滞则血瘀，瘀湿下流大肠"（《丁甘仁医案·黄疸案》）。治以茵陈术附汤加味。方中加入紫丹参、藏红花化瘀。卫左案中丁甘仁并未明确指出患者有血瘀之象，但方中仍有紫丹参和赤芍两味活血化瘀之品。丁甘仁对周左案病情的分析，可以推断出"气滞则血瘀"的病机蕴含其中。

历代医家对张仲景所说的"瘀热以行"之"瘀"持不同看法。有人认为是郁，瘀热是郁热，无血瘀之意，认为黄疸病与瘀血无关；也有人认为瘀就是瘀血，黄疸病必兼瘀血之象。从丁甘仁的医案看，其持后者之说，即认为黄疸与瘀血有关，尤其是阴黄与瘀血关系密切。瘀血可以导致黄疸，黄疸也可引发瘀血。治疗黄疸病尤其是阴黄时，要宗张仲景之"瘀热以行"之说，一定要兼顾活血化瘀。

综观丁甘仁的黄疸病医案，共用单味药 66 种，用成药 5 种，治法共有 7 种。其中清热利湿退黄药 24 味（茵陈、茯苓、猪苓、山栀、泽泻、薏苡仁、大豆黄卷、通草、大腹皮、冬瓜皮、滑石、白茅根、赤豆、白薇、秦艽、牛膝、车前子、枳椇子、天花粉、葫芦瓢、鸡苏散、甘露消毒丹、益元散、青宁丸），行气燥湿化痰药 9 味（陈皮、苍术、厚朴、白术、竹茹、枳实、砂仁、皂矾、半夏），健脾消积祛湿药 8 味（白术、茯苓、苍术、麦芽、谷芽、薏苡仁、神曲、甘草），活血化瘀通络药 11 味（红花、桃仁泥、延胡索、苏木、当归尾、紫丹参、牛膝、藏红花、赤芍、血余炭、忍冬藤），温阳祛湿药 9 味（杜仲、怀牛膝、肉桂、附子、姜皮、干姜、胡芦巴、补骨脂、金液丹），解表祛湿药 8 味（大豆黄卷、忍冬藤、连翘壳、葛根、鸡苏散、净麻黄、豆豉、甘露消毒丹），清热开窍药 3 味（黑山栀、鲜菖蒲、嫩钩藤）。丁甘仁结合病情，将不同的方法灵活运用，标本兼治，共奏愈疾之效。

案例 1

麦左，嗜酒生湿，湿郁生热，热在阳明，湿在太阴，熏蒸郁遏，如盦酱然。面目发黄，黄甚则黑，心中嘈杂，虽食甘香，如啖酸辣，小溲短赤，口干而渴，此酒疸也。故拟清解阳明之郁热，宣化太阴之蕴湿，使热邪从肌表而解，湿邪从小便而出也。粉葛根二钱，肥知母一钱五分，赤茯苓三钱，西茵陈三钱，黑山栀二钱，陈皮一钱，车前子三钱，天花粉三钱，枳椇子三钱，生薏苡仁（煎汤代水）一两。

按语： 本案为丁甘仁治疗一成年男性因嗜酒所致黄疸病的医案，病属阳黄。本案中患者因平素嗜酒，内生湿邪，湿郁日久则生热，湿热相合熏蒸郁遏，导致面目发黄等一些病证，属于酒疸病。丁甘仁论述到湿在太阴，困脾不运，而湿邪日久郁滞所致之热则在阳明胃，两者虽相互联系，但主要伤及的脏腑不同，这对治疗用药提供了依据与指导。本病的病位在脾胃，符合《金匮要略》"脾色必黄"的观点。患者出现的心中嘈杂，虽食甘香，如啖酸辣的脾胃不和之症是由脾胃湿热引起的。丁甘仁从脾胃论治本病，提出"清解阳明之郁热，宣化太阴之蕴湿，使热邪从肌表而解，湿邪从小便而出"的治法（《丁甘仁医案·黄疸案》）。方中赤茯苓、西茵陈、陈皮、车前子、枳椇子、生薏苡仁利湿化湿；肥知母、黑山栀、天花粉清热泻火；葛根解肌透热，能使热邪从肌表而解；赤茯苓、车前子使湿邪从小便而出，正所谓"渗湿于热下"，给邪以出路的治疗方法能使机体升降出入有序，脾胃升降功能恢复，则能健运湿邪，热无所留，病自愈矣。

案例 2

周左，思虑过度，劳伤乎脾；房劳不节，劳伤乎肾。脾肾两亏，肝木来侮，水谷之湿内生，湿从寒化，阳不运行，胆液为湿所阻，渍之于脾，浸淫肌肉，溢于皮肤，遂致一身尽黄，面目黧黑，小溲淡黄，大便灰黑，纳少泛恶，神疲乏力。苔薄腻，脉沉细。阳虚则阴盛，气滞则血瘀，瘀湿下流大肠，故腑行灰黑而艰也。阴疸重症，缠绵之至。拟茵陈术附汤加味，助阳运脾为主，化湿祛瘀佐之，俾得离照当空，则阴霾始得解散。然乎否乎？质之高明。熟附子块一钱五分，连皮苓四钱，紫丹参二钱，大砂仁（研）一钱，生白术三钱，陈广皮一钱，藏红花八分，炒麦芽三钱，西茵陈二钱五分，制半夏二钱，福泽泻一钱五分，炒薏苡仁四钱，淡姜皮八分。

按语： 此医案中，患者因思虑过度、房劳不节损伤脾肾两脏，致使水湿内生，湿从寒化，寒湿不运，导致黄疸发病，证属阴黄。案中丁甘仁提到了胆汁与黄疸的关系，是通过"渍之于脾，浸淫肌肉，溢于皮肤"而导致黄疸的。也就是说，丁甘仁认为发病与脾直接相关。此患者的病机为脾肾受损，阳气不运，寒湿内蕴，阻滞气机，因而引发气滞则血瘀的继发病证，寒湿与瘀血互结，下流于大肠，阻滞肠腑气机，使大便灰黑不畅。所以瘀血致病是本案的病机关键，符合《金匮要略》中张仲景的观点。因此，丁甘仁提出的治法是"助阳运脾为主，化湿祛瘀佐之"，治疗目的是"俾得离照当空，则阴霾始得解散"。可见，温阳助火是治疗的关键，犹如日出之时使"雾豁天醒，霾敛气苏"，寒湿之邪自会消散；再加上化湿祛瘀的药物，给邪气以出路，则病自向愈。丁甘仁在案尾谦称"然乎否乎？质之高明"，可见其对此治法还持肯定态度，是对本病患的最佳治疗途径与方法。丁甘仁用茵陈术附汤加味，熟附子块温肾阳，散寒湿，犹如"离照当空"；连皮苓、大砂仁、生白术、陈皮、炒麦芽、制半夏、福泽泻、炒薏苡仁、淡姜皮等健脾化湿利湿；西茵陈利湿退黄，为治疗黄疸病的必备药物，自不可少；紫丹参、藏红花活血化瘀；砂仁、陈皮尚能理气导滞。诸药合用，足愈此阴黄病证。

上述两则黄疸医案，一个是阳黄，一个是阴黄，能比较全面而清晰地体现丁甘仁治疗黄疸病的思路与特色。

3. 呃嗳

（1）呃嗳之病在胃，治当理气降逆

丁甘仁对于呃嗳病证的治疗，确有其自己的法度。《丁甘仁医案》中共记载三则治疗呃嗳的医案。丁甘仁认为，呃嗳是为胃气失降所致，三则医案均提到胃失肃降。倪右一案为肝气上逆，犯胃克脾，湿痰逗留中焦，肺胃肃降失司所致。王左一案为湿温伏邪，内陷少阴，引动冲气上击，犯胃

冲肺，肃降之令无权所致。余左一案为高年营液本亏，肝气易于上逆，胃失和降所致。丁甘仁认为，呃嗳之病关键在胃，病机为胃失和降。

丁甘仁治疗呃嗳，总以理气降逆为主。三则医案中丁甘仁都用了降逆和胃之法，共用药 26 种（仙半夏与半夏未分类，另有成药未计入其中）。其中理气的药物有瓜蒌皮、薤白头、佛手露、柿蒂、刀豆壳、陈皮 6 种；入肺、胃经，可宽胸和胃、有降逆作用的药物有代赭石、吴茱萸、旋覆花、竹茹、半夏、柿蒂、刀豆壳、枇杷叶 8 味，归肝、胃经，可降逆止呕止呃。其中，柿蒂、刀豆壳，既理气又降逆，理气降逆之品共 12 味，这是治疗呃逆病中能起到和胃降逆作用的关键。虽是治标之法，但丁甘仁在质量呃逆病发时还选用了大量的理气降逆药，以降逆止呃为先。病发时要先解除患者的痛苦，治标之法不失为良策。

（2）治病必求其本，治呃嗳不止降乎胃

丁甘仁治疗呃嗳虽然重视治标止呃，但每每兼治之本为主。三则医案中，丁甘仁分别指出了胃失和降的病因所在。胃失和降只是呃嗳病发之时的病机所在，但治疗呃嗳之标时并未忽视发病之本。倪右案中，胃失和降为肝气上逆、犯胃克脾、痰湿逗留中焦、肺胃肃降失司所致，所以降逆止呃时要兼顾平肝化痰，所以方中有代赭石、左金丸（黄连、吴茱萸）、柴胡、旋覆花、荆芥平肝顺气，瓜蒌皮、云茯苓、远志、川象贝母、半夏、竹茹化痰，炒谷麦芽健胃和胃，使其不受肝气所犯，又能针对患者食入作呃之胃失腐熟之证。诸药合用，平肝通胃，顺气化痰，标本兼顾。

王左一案中，胃失和降是因湿温之邪内陷少阴，引气上冲，犯胃冲肺，肃降之令无权所致。冲脉夹足少阴、足阳明之脉上行，三者之间相互影响。案中王左为三经同时为病，病情凶险，趺阳脉弦而数，太溪脉似有似无，正虚邪陷，丁甘仁恐其出现厥脱之变，及时用镇摄纳气、和胃安神之法。

方中灵磁石、左牡蛎、花龙骨、黑锡丹镇摄纳气，与理气降逆之半夏、柿蒂、竹茹、刀豆壳、陈皮共用，可平冲气与胃气，使冲降胃和，标本兼顾。同时用茯神、远志、龙骨安神定志，加用吉林参与黑锡丹使患者免于厥脱之变。其不失为救急定神，标本兼治的良方。

余左一案之胃失和降，是因高年营液本亏、肝气上逆所致，治疗以养阴柔肝为主。方中白芍、潼白蒺藜、合欢花柔肝解郁，配合诸多降逆顺气之品，标本兼顾。方中用吉林参须、云茯苓调治高年素体气阴不足之证。患者食后方呃，逾时则止，是年高胃气虚无力运化水谷的表现。若不顾年高而妄用降逆行气化痰之品，则会伤及正气，妄投药力，于病无济。丁甘仁注意到这点，高年营液本亏须先顾护已亏之气阴，然后再投他药，方可获效。

这三则医案均是标本兼治治疗呃嗳的典范。胃失和降虽为呃嗳之病机关键，但丁甘仁降逆并不只是降胃气。因呃嗳之上冲的胃气可能与肺气、肝气、冲气等的上逆有关，不是独自上逆而发病。因此治疗时要同时降肺气、肝气与冲气，独降胃气则于事无补。临证之时要细心体察患者的整体状态，不能一见呃嗳就降胃气，而不考虑其他脏腑经络的影响。更重要的是，呃嗳在久病后期或老年人身上发病时，一定要顾护其胃气，胃虚则上逆也是呃嗳发病的重要机理之一，是气脱的一个表现。治疗之时，要用丁甘仁所用的吉林参之属，来固摄胃气，防厥脱之变。

综观丁甘仁治疗呃嗳病证，共用单味药 31 种，成药两种。所用治法共5 种，分别为重镇降逆和胃药 8 味（代赭石、灵磁石、牡蛎、龙骨、旋覆花、柿蒂、刀豆、黑锡丹），化痰降逆和胃药 10 味（瓜蒌皮、云茯苓、远志、贝母、旋覆花、竹茹、半夏、佛手露、陈皮、枇杷叶），抑木扶土和胃药 9 味（柴胡、黑荆芥、谷芽、麦芽、合欢花、潼蒺藜、白蒺藜、生白芍、左金丸），化痰理气药 8 味（瓜蒌皮、薤白头、川贝母、象贝母、柴胡、佛手露、陈皮、合欢花），补气救逆药两味（吉林参、黑锡丹）。丁甘仁灵活运用上述方法，针对患者病情进行治疗，章法规整，条理清晰，方能取效。

案例

余左，高年营液本亏，肝气易于上逆，胃失和降，昨日食后，呃逆频频，逾时而止。脉弦小而滑，舌光无苔。治肝宜柔，治胃宜通。故以养阴柔肝为主，和胃顺气佐之。吉林参须一钱，云茯苓三钱，刀豆壳三钱，生白芍一钱五分，代赭石（煅）二钱，合欢花一钱五分，仙半夏一钱五分，陈广皮一钱，旋覆花（包）一钱五分，柿蒂五枚，潼白蒺藜一钱五分，白蒺藜一钱五分，清炙枇杷叶（去毛，包）二钱。

按语： 本案是丁甘仁治疗的呃噫较典型的一则医案。患者男性，因年高而阴液不足，营液本亏。《素问·阴阳应象大论》云："年四十，而阴气自半也，起居衰矣。"这也是丁甘仁临证考虑周全所确定的病因。肝体阴而用阳，营液亏则肝阴不足，肝阳过用，肝气上逆，横逆克土，致使脾胃功能失和，胃气随之上逆，出现食后呃逆频作。脉弦小而滑、舌光无苔乃阴液不足、肝阳上逆之象，丁甘仁治以"养阴柔肝为主，和胃顺气佐之"。方中吉林参须、云茯苓补益脾胃之气，合"见肝之病，知肝传脾，当先实脾"之意。患者呃逆频作正是胃气受克之象已成，宜实脾胃之气为先。以生白芍柔肝养阴，潼、白蒺藜补肝平肝，三药共用，补肝体而抑肝用；刀豆壳、代赭石、旋覆花、柿蒂、清炙枇杷叶降逆止呃；合欢花、仙半夏、陈广皮通降胃气，顺气和胃。诸药合用，柔肝通胃，使病向愈。

此案虽然简单，并无其他兼症或危重病象，但是思路清晰，理法方药堪称规矩。

4. 癥瘕

（1）从肝论治，宗于经典

丁甘仁认为，癥病属脏，着而不移；瘕病属腑，移而不着。这是丁甘仁辨别癥瘕的鉴别点，也是历代医家论述癥瘕之为病的特点。治疗癥瘕的医案在《丁甘仁医案》中共有四则，均为从肝论治。肝气郁凝，气滞血瘀是丁甘仁认识癥瘕与治疗癥瘕的出发点与落脚点。四则医案中，杜右案之病机为中阳不足，脾胃素伤，血不养肝，肝气郁滞；孙右案之病机为肝气横逆，有升无降，证属七情。姜右案之病机为肝脾两虚，藏血统血失司，气血不能循经而行，偶受寒气，停于腹内，致使寒瘀停凝而发病。王右案之病机为素体气阴两亏，肝木用事，肝气夹痰瘀阻于心下。由此可见，丁甘仁认为，癥瘕发病与肝脏有密切关系，因此治疗时多从肝论治。

《金匮要略·脏腑经络先后病脉证并治》言："见肝之病，知肝传脾，当先实脾。"丁甘仁也考虑肝病传脾的规律，在治疗癥瘕的四则医案中都充分考虑肝病对脾的影响，论述了脾的病变在癥瘕病中的致病作用，或两脏相互影响，或两脏同病。丁甘仁宗前贤之说，用前贤之法，在用舒畅肝之气血的治法治疗癥瘕时，没有忽略治肝理气行瘀之法可能伤及脾气，故通过肝脾同治达到治疗癥瘕的目的。

《难经·五十六难》详细论述了五脏之积的病名、病因病机和发病部位，五脏之积分别为"肝之积名曰肥气，心之积名曰伏梁，脾之积名曰痞气，肺之积名曰息贲，肾之积名曰奔豚"。丁甘仁在孙右一案中直接引用"肝之积名曰肥气"的原文；在王右一案中，论述到"肝气夹痰瘀阻于心下，经书所谓伏梁"。此"经书"即指《难经》，"伏梁"即《难经》所说的"心之积名曰伏梁"。可见，丁甘仁对癥瘕病的认识，是宗法于《难经》之经典著述的。

（2）理气行瘀，兼以理脾

丁甘仁认为，癥瘕病的主要病机是肝气瘀凝，气滞血瘀。因此，治疗的原则为理气行瘀，针对气滞血瘀的病机。丁甘仁在四则医案的治疗中用了大量疏肝理气、活血化瘀之品。四则医案的处方共36种（失笑散计入其中）药物。其中疏肝理气作用的药物有香附、春砂壳、陈皮、大腹皮、柴胡、金铃子、青皮、木香、厚朴、白蔻仁、佛手柑11味；活血化瘀的药物有全当归、延胡索、蒲黄、五灵脂、桃仁、红花、泽兰、瓦楞子8味，两种药共19味，占所用药物的一半以上，可见行气活血药用量之大。

在应用大量理气化瘀之品的同时，丁甘仁兼顾对脾的治疗。杜右一案中患者中阳不足，脾胃素伤，血不养肝，肝气瘀凝。若仅用攻破，恐中阳不足，脾胃素伤，恐有鼓满之患，因此用香砂六君子汤加味，扶养脾胃。方中并无强力的破气行瘀之药，而是用香砂六君子汤原方去半夏加大枣。患者有内热神疲症状，是因中阳不足所致之气虚发热。复诊时，患者内热神疲症状均减，且瘕块不疼略消，纳谷渐香。治疗中的，效不更方。原方加大腹皮行气，加谷芽健胃增进饮食，加桂圆肉温补心脾气血。此病乃脾病及肝，因此从脾论治以达到治肝的目的。

姜右一案为肝脾同病。肝脾两虚，藏统失司，使气血不能循经而行，受寒瘀滞于腹内而致癥瘕。治疗时丁甘仁肝脾同调，攻补兼施。方中党参、熟附块、炙黄芪、炮姜炭、炒白术、吴茱萸、大红枣温补肝脾，以助统血止血，加入桃仁、红花、泽兰、木香行气活血，散瘀止痛。患者服药三剂即见效。守方加减，去吴茱萸、桃仁、红花、泽兰等活血祛瘀之品，加入枸杞子、杜仲、续断等培补肝脾元气之品以善后，充分体现了丁甘仁顾护肝脾的思想。

在孙右和王右两则医案中，丁甘仁在行气祛瘀药中均加入理脾之剂，理脾胃之气用春砂壳、白蔻壳、木香，除脾胃中湿用半夏、茯苓、姜川连，这也是癥瘕以治肝为主、兼以理脾思想的应用。

（3）攻补有序，治病求本

丁甘仁治疗癥瘕，虽以理气行瘀为原则，但治病必求其本，对癥瘕这个本虚标实、虚实夹杂的病证，丁甘仁并没有一味地攻逐瘀滞，而是准确判断病情，辨别虚与实孰轻孰重、孰缓孰急后，再确立治法与方药。

杜右一案因中阳不足，脾胃素伤，血不养肝，致肝气瘀凝。这是虚证在先，因虚致实。若用攻破则更伤本虚，所以先用香砂六君子汤以扶养脾胃，待脾胃得生化之机，再加入大腹皮以加强行气之力。姜右一案也是因虚致实，因肝脾两虚导致寒瘀停凝。但此患者腹内作痛，泛泛呕吐，又兼崩漏状如小产，为旧血不去、新血不得归经之崩漏，当以祛瘀止血为法。丁甘仁认为症势沉重，急予培补气阴，温通寒瘀，所以初诊时在温补肝脾之阳时，兼以活血化瘀以行其瘀滞，急则治其标，祛瘀以止血。复诊之时，崩漏、腹痛均止，气血已得统摄而循经而行，瘀滞已通，遂去活血通瘀之药免伤正气，加枸杞子、杜仲、川续断培补元气，温补肝脾。丁甘仁治病能分清标本缓急，用药攻补有先后之序，虚实兼顾，不妄补妄攻，始见明家之道。

孙右一案，丁甘仁言其证属七情，若能怡情悦性，更以药石辅助，或可消散于无形。王右一案丁甘仁认为乃素体阴虚，肝气夹痰瘀阻于心下，治宜开清阳而化浊阴，平肝气而化痰瘀，药用金铃子、全当归、延胡索、炒白芍、煅瓦楞、佛手柑、白蔻壳理气行瘀，又用云茯苓、姜川连、淡吴萸化浊阴痰湿以开清阳。从中可见其治病必求其本的思想，后世医生当取其长处并效法，详尽地审视患者之病情，并严谨地制定治法与方药，治疗过程中随时观察患者病情的变化，及时对处方进行加减，把握攻补时机，不可因大意导致失治、误治。

丁甘仁治疗癥瘕的医案共用单味药34种，成药1种。治法有8种。其中，补气健脾药8味（潞党参、大枣、云茯苓、白术、谷芽、桂圆肉、黄芪、炙甘草），补肾培元药6味（桂圆肉、附子、吴茱萸、枸杞子、杜仲、川断），理气行气药11味（香附、砂仁、陈皮、大腹皮、柴胡、金铃子、青皮、木香、厚朴、佛手柑、白蔻仁），祛湿化痰药8味（云茯苓、砂仁、白术、陈皮、半夏、厚朴、瓦楞子、白蔻仁），活血化瘀药 7 味（当归、延胡索、桃仁、红花、泽兰、瓦楞子、失笑散），养血药 4 味（桂圆肉、当归、生白芍、枸杞子），止血药 1 味（炮姜炭），降逆和胃药 5 味（半夏、陈皮、姜川连、砂仁、白蔻仁）。丁甘仁的这些治法，相辅相成，标本兼顾，攻补有序，条理井然，共奏愈疾之功。

案例

姜右经停四月，忽然崩漏，状如小产，腹内作痛，泛泛呕吐，形瘦骨立，纳谷衰少。脉象弦细而数，苔薄腻而灰。前医疑是妊孕，叠投安胎之剂。参合脉证，肝脾两虚，寒瘀停凝。夫肝藏血，脾统血，藏统失司，气血不能循经而行，偶受寒气，停于腹内，状如怀孕，经所谓瘕病是也。症势沉重，非易图治，急与培补气阴，温通寒瘀。炒潞党参二钱，熟附块二钱，单桃仁一钱五分，炙黄芪三钱，炮姜炭一钱，杜红花八分，炒白术二钱，淡吴茱萸一钱，泽兰一钱五分，大红枣五枚，广木香五分。此药服三剂，崩漏、腹痛均止，仍以前方去淡吴茱萸、桃仁、红花、泽兰，加枸杞子、杜仲、川续断，共服十剂而愈。

按语： 丁甘仁治疗癥瘕病共有四则医案，此医案比较特殊。四则医案的患者均为女性，唯此案有鉴别诊断。患者经停四月，忽然崩漏，状如小产，腹内作痛，又兼见泛泛呕吐之症。前医误认为怀孕，于是使用大剂安胎之品，但未见疗效。丁甘仁根据脉象弦细而数、苔薄腻而灰，又根据患者形瘦骨立、纳谷衰少，诊为肝脾两虚、寒瘀停凝之证。肝藏血，脾统血，肝脾两虚则藏血统血的功能失职；血不循经，偶受寒气则停积在腹中，所以四个月未行经。旧血不去，新血不得归经，血溢脉外而发崩漏之症，气血阻滞则腹内作痛。脾气不足则脾胃功能受损，纳谷衰少，泛泛呕吐，如果不能纳化，则气血生化乏源，又兼崩漏失血，则病势危重，恐成不治之症。丁甘仁指出，"症势沉重，非易图治，急与培补气阴，温通寒瘀"，故从脾胃论治，而化险为夷。方中炒潞党参、熟附块、炙黄芪、炒白术、大红枣、炮姜炭温脾健脾，使脾气恢复，中阳健运，能纳化水谷，统摄气血，炮姜炭尚有温经止血之功；淡吴萸补肝气，温肝寒，使肝能藏血，疏泄肝气，方通导瘀滞；桃仁、杜红花、泽兰活血化瘀，与附子共用可温通寒凝血瘀；广木香行气，顺肝之疏泄之势。

服上方三剂后，崩漏、腹痛均止，可见肝能藏血，脾能统血；气血已通，通则不痛。二诊去淡吴茱萸、桃仁、红花、泽兰等活血之药，恐伤肝脾之气；加入枸杞子、杜仲、川续断等温补肾阳之药。俾火能生土，恢复纳化健运之功，生化气血，恢复身体之正气，患者共服十剂而愈。在丁甘仁的众多医案中交代愈后是比较少见的，说明丁甘仁治疗思路与方法之正确。

本案病情较危重，丁甘仁先攻后补，治法有序，从而取得良好效果。

5. 不寐

（1）心与肝胃关系密，调理肝胃莫迟疑

不寐之病虽与心神不安有关，但丁甘仁治疗不寐多从肝胃入手。《素问·逆调论》云："胃不和则卧不安。"肝藏魂，肝阴不足、肝阳上亢、肝火上炎皆可导致肝不藏魂，肝不藏魂则不寐多梦。治疗不寐，丁甘仁多从肝胃论治。

《丁甘仁医案》共记载了五则治疗不寐的医案，程右、陈左一、陈左二、倪左四案中，丁甘仁都明确提出其不寐与肝有关。程右为郁怒伤肝，肝胆之火内炽；陈左一为高年气阴两亏，肝阳夹痰浊上蒙清空；陈左二为阴虚难复，肝火一盛，宗气跳跃；倪左为阴虚不能敛阳，阳亢不入于阴也。丁甘仁治疗时均都从治肝安魂出发。若肝郁化火，则用枳实、郁金、合欢花解郁，用黑山栀清热泻肝火，用珍珠母平肝安神。若肝阴虚火旺，则用生地黄、熟女贞滋肝阴；丹皮清肝火；珍珠母、潼蒺藜平肝以安神。若肝阴血虚阳亢，则用当归、白芍、酸枣仁滋肝之阴血；用炒杭菊、左牡蛎、

琥珀多寐丸平肝潜阳。这五个医案中，均用了生白芍来藏肝血以安魂，李左一案中虽没有明确提出其不寐与肝有关，但是也用了生白芍来柔肝藏血以安魂。可见丁甘仁治疗不寐时，非常注重养肝、柔肝、清肝、敛肝、平肝、疏肝诸法，也足以看出养血柔肝安魂在治疗不寐中发挥着重要的作用。

五则医案中，李左、程右、倪左三个医案均与胃有关。李左为心体亏，心阳亢，不能下交于肾，湿痰中阻，胃因不和，胃不和故卧不安也。同时胃为心肾上下交通的枢纽，胃不和则心肾难以交通上下，而治胃可交通心肾，同时免于用药治已亏之心。程右因肝胆之火内炽，痰湿中阻，胃失降和，懊恼少寐。倪左一案中，丁甘仁治疗时明确提出要和胃安神。这三个医案中均用到《黄帝内经》中的半夏秫米汤。方中都用法半夏与北秫米和胃，胃和则卧能安。另外在陈左一的医案中，肝阳夹痰浊上蒙清空，治疗时要化痰浊，方中用仙半夏、橘红、炒竹茹、天竺黄、生姜汁等药化痰。这些药物均归胃经且有和胃之功，这也是和胃以安卧治疗思想的灵活运用。

（2）不寐病位主在心，养心安神需兼顾

丁甘仁治疗不寐不仅注重治病求本，从肝胃论治并兼化痰湿郁热之邪，而且注意采用安神之法。肝胃痰湿郁热之病变均会影响心神，治本的同时兼以治标，安神镇静不失为良策。丁甘仁在五则医案中共用药物35味，其中安神药用了10味，有养心安神的朱茯神、炒枣仁、远志肉、柏子霜（仁）、夜交藤，有宁心镇心安神的合欢花、石菖蒲、青龙齿、珍珠母、左牡蛎。五则医案中都用到茯神与远志，这两味药既能化痰又可安神，可谓一举两得。倪左医案中，丁甘仁在养心安神与镇心安神药同用的基础上，还加入了琥珀多寐丸（琥珀、羚羊角、人参、茯苓、远志、甘草）令患者吞服，以增强药效。将养心、镇心之安神药加入肝胃同治、化痰和中的药对中，标本兼顾，使心神免受肝阳与痰火之扰，犹如君主安处宫院之内，外有将军攘外，内有臣相安内，其寐何愁不安。

不寐乃阴阳失调之病，为阳亢不入于阴也。从丁甘仁的医案中可以看出，他治疗不寐非常注意调和阴阳。阴虚阳亢则养阴敛阳，阴虚火旺则补阴降火。其医案均体现了清热养阴以制亢阳的治疗思想。李左案有生白芍与川黄连；程右案有黑山栀、生白芍；陈左一案有稽豆衣、生白芍、白归身；陈左二案有蛤粉、炒阿胶、生白芍、生地黄、粉丹皮、熟女贞、鲜藕；倪左案有蛤粉、炒阿胶、生白芍、川黄连、琥珀多寐丸。这里面的清热药不包括清化热痰的药物，治疗作用也不仅仅是清泻肝火，重要的是调节体内阴阳，使亢阳入于阴内，不再上扰神魂，这是丁甘仁将"壮水之主以制阳光"的治疗思想运用于不寐治疗中的体现。

（3）痰湿化火是病因，化痰清热是常法

丁甘仁认为，痰湿中阻是不寐发病的重要因素。痰浊中阻会使胃失和降，痰蒙清窍易使神魂不安；痰浊阻滞于中焦，则心肾难以交通上下；痰湿郁而化火，与肝胆之火相合，痰热扰及神魂均可导致不寐。

《丁甘仁医案》所记载的五则不寐医案，共用药35味，其中燥湿化痰药有半夏、远志、川贝母、竹茹、枳实、橘红、天竺黄、石菖蒲、淡竹油（竹沥）、生姜汁等十味之众。这五则医案中，丁甘仁均用到了化痰药，针对患者的不同体质，有阴虚、气阴两亏等。痰湿均有化热之势或已经化热，化痰药多为清热化痰之品或与清热药同用，有"既病防变"之意，可见其深谋远虑。

丁甘仁治疗不寐的经验相当丰富，五则医案虽数量不多，但理法方药齐备，值得深入研究并效法。

综观丁甘仁治疗不寐，共用单味药35种，成药1种；治法共9种。其中养血补血药5种（生白芍、酸枣仁、当归身、蛤粉炒阿胶、熟女贞），养心安神药6种［朱茯神、酸枣仁、远志、柏子霜（仁）、北秫米、夜交藤］，重镇安神药3种（珍珠母、青龙齿、牡蛎），平肝安神药5种（生白芍、珍

珠母、杭菊花、潼蒺藜、琥珀多寐丸），解郁安神药 3 种（枳实、郁金、合欢花），化痰药 7 种（半夏、远志、川贝母、竹茹、橘红、天竺黄、石菖蒲），开窍药 5 种（郁金、天竺黄、石菖蒲、淡竹油、生姜汁），清热益阴制阳法 6 种（川大黄、山栀、稽豆衣、生地黄、粉丹皮、鲜藕），交通心肾药两种（川大黄、上肉桂）。适时将这些药物灵活运用于临床实践，标本兼顾，补虚泻实，方无顾此失彼之虞。

案例

李左不寐已久，时轻时剧，苔薄腻，脉弦小。心体亏，心阳亢，不能下交于肾，痰湿中阻，胃因不和，胃不和故卧不安也。拟和胃化痰，交通心肾。生白芍二钱，朱茯神三钱，上川连一分，炒枣仁三钱，法半夏二钱，远志肉一钱，上肉桂一分，柏子霜二钱，北秫米（包）三钱，炙甘草八分。

按语：本案中患者不寐时间已久，病缘心体亏，心阳亢，致心肾不交；又因痰湿中阻，胃不和则卧不安。脉弦小乃阴亏阳亢之象，苔薄腻为中焦有痰湿阻滞之象。因此，丁甘仁治以"和胃化痰，交通心肾"。方中生白芍、炒枣仁补既亏之心体；朱茯神、炒枣仁、远志肉、柏子霜养心安神；交泰丸（上川连、上肉桂）交通心肾，治心之亢阳，并引火归原；《内经》之半夏秫米汤（法半夏、北秫米）和胃化痰，佐以炙甘草调和诸药。诸药合用，方见奇效。

本案乃心肾不交与痰湿中阻共同致病，病位在心、胃。丁甘仁治疗时养心与和胃并用，条理井然，可谓不寐治疗之绳墨，足资效法。

6. 头痛、眩晕

（1）头痛、眩晕皆由风作祟，应从风论治

《丁甘仁医案》将头痛与眩晕两个病放在一个章节，因两病均位于头部，多相兼为病，更重要的是二者均与风有关。丁甘仁开篇指出，"头为诸阳之会，惟风可到"。风邪客于阳位，故出现头痛、眩晕等。丁甘仁治疗头痛与眩晕多从治风入手。风邪祛则头窍清灵，病自可安。

丁甘仁治疗头痛和眩晕是将风邪分为内风与外风。外风为风邪客于头部经络，宜宣散于外而不宜息；内风多为阴虚、血虚、肝火肝阳化风，若用风药则更伤阴血而更能助火。因此，内风之病宜息风而不宜宣散。这是丁甘仁对于风病的治疗原则。

头痛可因外风侵袭，也可因内风上扰清空所致。对外风侵袭之头痛，丁甘仁治以外散风邪，祛风止痛；方中用荆芥穗、青防风、川桂枝、炒薄荷、净蝉衣、蔓荆子、冬桑叶、甘菊花、苍耳子等驱散风邪之品，驱散外风之力较强。葛左案为风邪袭入太阳经，症见头脉胀痛，痛引后项，恶风，鼻流清涕等，治以辛温解散。何右案为风邪客于阳明经，症见头痛且胀，痛引头额，畏风鼻塞，苔黄脉浮；任左案为风邪化热引动肝胆之火，症见头额掣痛，痛引左耳，夜半则痛甚，脉浮数，苔黄。此两案均采用辛凉解散。可见，丁甘仁治疗外风是以寒热为纲的。

对内风所致头痛的居右一案，丁甘仁指出其病机为肝阳化风，上扰清空，治疗时勿过用风药，因为风能助火，风药多则有火势更烈之弊，故当壮水柔肝，以息风火。方中仅用薄荷和甘菊花疏散风热，二药均有疏肝平肝之效，可助众药壮水清热，平肝息风。

詹右与黄左两则医案均为头痛与眩晕相兼为病，均为内风发病。詹右案为产后血虚，阳亢化风，上扰头窍所指的头脑空痛，目眩眼花。治以养血柔肝，潜阳息风。黄左之案为肾水不足不能涵木，致肝阳化风上扰清空，出现头痛、眩晕并见。治当滋肾柔肝，潜阳息风。郑右案为眩晕病，无头痛症状，因肝阴不足，肝阳化风而上僭头窍，而见头晕眼花，治以柔肝潜阳以息内风，因患者为痰湿内阻、胃失和降而致风痰上蒙清窍，丁甘仁引述朱丹溪"无痰不作眩"之说，治疗还兼用和胃化痰之法。但应指出，痰无风不袭阳位，痰无风不能作眩。因痰性黏滞并无风动之象，独停空窍何以动摇生风，故风为痰湿上蒙清窍之舟楫，亦为痰湿动摇致眩之翻车，无风不作眩。此三则医案都因肝阳化风上扰而致眩晕，并无外风内袭，因此治疗都以潜肝阳、息肝风为法。

可见，丁甘仁治疗头痛、眩晕均从风论治。无论外风、内风都是致病因素，外风宜散，内风宜息，治法分明，足资后学。

（2）分经论治头痛

丁甘仁治疗头痛，会辨其疼痛部位而分经论治。居右、詹右、黄左三案都是内伤头痛，因肝阳化风上扰清空所致，因此从治肝入手，分别予以清肝火、补肝血、滋肝阴，并配合潜肝阳、息肝风为法。

对于外风侵袭所致的三个外伤头痛，丁甘仁则分经论治，因其症状与头痛部位而准确地辨别出证属何经。葛左案，症见头脉胀痛，痛引后脑，连及项背，恶风，鼻流清涕，胸闷纳少，脉浮苔白。丁甘仁辨为风邪袭入太阳之经。因足太阳膀胱经其直者，从颠入络脑，还出别下项，循肩髆内，夹脊抵腰中，入循膂。葛左头胀痛引脑后，连及项背正是足太阳膀胱经所过之处。足太阳膀胱经阳气最多，护卫体表，为一身之藩篱，风邪伤及膀胱经，伤及阳气，故恶风、苔白。丁甘仁治以辛温解散，主以桂枝兼荆芥穗、青防风、炒薄荷温散膀胱经之风邪，兼用陈皮行气和胃，治胸闷、纳少之兼症，桂枝作为膀胱经的引经之品。

何左案，症见头痛且胀，痛引头额，畏风鼻塞，苔黄脉浮。头额为足阳明胃经所过之处，又见苔黄之热象。丁甘仁辨为风邪客于阳明经也，治以辛凉之法。辛以散之，凉以清之。方中荆芥穗、薄荷炭、蝉衣、蔓荆子、冬桑叶、甘菊花辛凉解散，粉葛根作为阳明经的引经之品。

任左为外风头痛，症见头额掣痛，痛引左耳，夜半痛尤甚，脉浮数，苔黄。耳部为胆经所过之处，面部之两颊，左颊属肝，右颊属肺。头痛夜半尤甚，是因夜半子丑之时为少阳、厥阴两经主时；兼苔黄、脉数之征，丁甘仁诊为风邪化热引动肝胆之火，治以辛凉解散，清泄厥少（厥阴肝经与少阳胆经），以冬桑叶、甘菊花、薄荷炭、苍耳子辛散外风，加入羚羊片、连翘壳、黑山栀、京赤芍、生甘草、夏枯花清泄厥少两经之火，羚羊片、夏枯花为厥少二经的引经之品。

由此可见，丁甘仁治疗头痛很注重分经论治，辨证之时明确指出证属何经，确立明确治法，并应用引经药使全方群药有首，直达病处。分经论治头痛始于李东垣，现在的《中医内科学》教科书也有相应介绍，丁甘仁既承前贤又启后学，为后世认可并效法。

（3）头痛、眩晕多与肝有关

《丁甘仁医案》共记载了七则头痛、眩晕医案，其中五则与肝有关。无论外风或内风都能病及肝木而化火化风，引发头痛、眩晕。

任左案为外风侵袭。患者阴分素亏，风邪化热，引动肝胆之火，上犯空窍，症见头痛引及左耳，夜半痛甚。治疗在疏风解散的同时，加入清肝泻火之品，用羚羊片、夏枯花将药力引于肝胆之经。居右、詹右、黄左、郑右四则内风所致的头痛、眩晕则均与肝有关，且都是肝阳在作祟，肝阳化风、上扰清空所致。四则医案中，患者都是阴血不足为先，不能涵木，导致肝阳化风。丁甘仁云："肝为风木之脏，赖肾水以滋养，水亏不能涵木，肝阳上扰清空。"这是丁甘仁对肝风形成的认识。

肝在五行属木，与风有直接联系。《素问·阴阳应象大论》言："东方生风，风生木，木生酸，酸生肝。"又说："其在天为风，在地为木，在体为筋，在脏为肝。"《素问·至真要大论》言："诸风掉眩，皆属于肝。"可见，肝之病变很容易化风，因此发作于头部的头痛与眩晕等乃风邪所致之病。丁甘仁治疗多从肝论治，治肝以息风。内风致病的四则医案中，丁甘仁用到大小生地、生白芍、黑芝麻、阿胶珠、熟女贞、酸枣仁等滋补肝肾阴血以涵木，用生石决、羚羊片、嫩钩藤、菊花、潼白蒺藜、左牡蛎、青龙齿、明天麻、琥珀多寐丸平肝镇肝以息风。

风之为病从肝论治毋庸置疑，尤其是内风致病。肝体阴而用阳，阴血不足不能涵其肝阳时，肝木就随其在天为风之象而化风生风，阳性善动，风性主动，故阳动则生风。丁甘仁在郑右案中直接用"诸风掉眩，皆属于肝"阐述郑右的病机，正是治风必从肝论治的理论基础。丁甘仁治疗葛左、何右、任左三个外风所致头痛时均使用了薄荷这味药。薄荷归肝经，能疏肝行气，不仅能疏散外风，清利头目，更能疏泄肝风；肝定则风止，肝风止则一身之风皆止。因此，治风从治肝入手可作为治疗风之为病的基本原则，治肝以息风是治风之成法，可广泛用于内风、外风等各种风病。

（4）风为阳邪，制风当兼制阳

风为阳邪，易袭阳位。善行而数变是风邪致病的特点。风又与肝有关，是肝阴不能涵敛肝阳所化。因此，治风之时必须制阳，阳亢则风愈扇，风行则火愈烈。治风不制阳则失其法，不为正治。

丁甘仁治疗头痛、眩晕等因风邪所致之病时，均注重抑制亢阳与阳热。《素问·六微旨大论》云："亢则害，承乃制。"丁甘仁用凉药清热，用重镇之品抑制阳亢，是治风息风之前提。在治疗外风的三则医案中丁甘仁均用荷叶清镇阳热。荷叶生于水中，性凉而静谧，可清镇风阳的热动之性。这三则医案中，丁甘仁还用赤芍（葛左案）、连翘壳（何右、任左案）等品，抑制风邪的化热之势。治疗内风的四则医案中，丁甘仁在滋阴血以涵木敛阳、重镇以潜敛肝阳的同时，还用粉丹皮（居右案）、稽豆衣（詹右、黄左、郑右案）清热以抑制阳热。这些制阳药物，不仅能清热，治疗患者的阳热之病性，更能在整个治疗中抑制风阳的亢动之势，是调节阴阳、亢害承制思想的重要应用，勿轻视之。

纵观丁甘仁治疗头痛、眩晕的医案，共用单味药41种，成药1种；治法共9种。其中疏风散寒药5种（荆芥穗、青防风、川桂枝、炒薄荷、苍耳子），疏散风热药9种（薄荷炭、蝉衣、蔓荆子、冬桑叶、甘菊花、葛根、连翘、苦丁茶、夏枯花），清利头目药7种（薄荷、荷叶、蔓荆子、甘菊花、潼蒺藜、白蒺藜、苦丁茶），清肝平肝药10种（冬桑叶、甘菊花、羚羊片、夏枯花、生石决明、嫩钩藤、潼蒺藜、白蒺藜、生牡蛎、琥珀多寐丸），行气化痰药6种（陈皮、仙半夏、炒竹茹、明天麻、枳实炭、枳壳），清热凉血凉肝药6种（赤芍、黑山栀、荷叶、羚羊片、生地黄、粉丹皮），养血柔肝药6种（生地黄、生白芍、黑芝麻、阿胶珠、熟女贞、酸枣仁），安神药8种（生石决明、酸枣仁、牡蛎、龙齿、朱茯神、半夏、秫米、琥珀多寐丸），清热制阳药两种（荷叶、稽豆衣）。丁甘仁根据患者病情，将不同治法综合用于临床，标本兼顾，内外相护，攘外安内，病将自愈。

案例

黄左 肝为风木之脏，赖肾水以滋养，水亏不能涵木，肝阳上扰清空，头痛眩晕，心悸少寐，筋惕肉瞤。恙久根深，非易速痊。当宜滋肾水以柔肝木，潜浮阳而安心神。阿胶珠三钱，生白芍三钱，左牡蛎六钱，青龙齿三钱，朱茯神三钱，酸枣仁三钱，稽豆衣三钱，炒杭菊一钱五分，潼蒺藜三钱，仙半夏二钱，北秫米（包）三钱，嫩钩钩（后入）三钱，黑芝麻三钱，琥珀多寐丸（吞服）一钱。

按语：本案中患者头痛、眩晕、心悸、少寐俱见，病证虽多，但病因病机却是相同的，全赖肾水不充，不能涵养肝木，使肝阴亏而阳亢，化风而上扰清空，出现头痛、眩晕；木不养心则心神不宁，出现心悸、少寐；肝阴不足，筋脉失养，则筋惕肉瞤。病已日久，水竭失滋，肝阳一时难以潜藏，故丁甘仁治以滋肾水以柔肝木，潜浮阳而安心神。药用阿胶珠、生白芍、酸枣仁养肝血，柔肝阴；用黑芝麻滋肾水以涵木；用左牡蛎、青龙齿潜镇肝阳以安神；用酸枣仁、朱茯神养心安神；另用半夏秫米汤、琥珀多寐丸安神；稽豆衣、炒杭菊、潼蒺藜、嫩钩藤平肝清肝，抑制亢阳。诸药合用，标本兼顾，从肝风论治，又兼顾心肾，方能见效。

本病为内伤所致，理论阐释清晰，制法考究，用药精当，故录于此，以备源头活水。

7. 癃闭

（1）总属湿热阻滞为患

《丁甘仁医案》记载了三则治疗癃闭的医案。三则医案的症状不尽相同，辨证迥然而异，且丁甘仁将小便频数也归入癃闭病中，是小便数而不畅。但是综观三则医案可以发现，发病之机都有湿热阻滞。癃闭病总缘下焦不通，病因有肾气不化和邪气阻滞，都会使下焦津液代谢失常，水液不出，化湿蕴热，从而加重癃闭。丁甘仁在沈左案中提到病机发展是少阴真火不充，太阳之寒水转为湿热所阻。湿热不去，水道受阻，下焦气化不利更甚，则出现小便数而不畅，甚至点滴不出的症状。

治疗上丁甘仁均采用清热利湿之法。湿热之邪阻滞于三焦，只有清利三焦湿热邪气，方能奏效。三则医案中，丁甘仁共用三方，用药20味（包括滋肾通关丸、六一散），其中，清热利湿除湿的药物有茯苓、黑山栀、黄柏、土牛膝根、鲜车前草汁、鲜藕汁、陈皮、生白术、生蒲黄、小蓟根、六一散等12味，占半数以上。这些药物可以清热，利小便，化湿利湿，使湿热之邪从小便出，畅通下焦水道。可见，清热除湿是治疗癃闭之大法。

（2）肾之气化为水道畅通之源

在三首方剂中丁甘仁都用到了滋肾通关丸，即黄柏、知母、肉桂三味药。湿热乃癃闭发病之实邪，所以用知母、黄柏清热除湿。但肾气不能蒸腾气化是水液不出的病机关键。《素问·灵兰秘典论》云："膀胱者，州都之官，津液藏焉，气化则能出矣。"说明肾气的气化功能是膀胱水液排出的动力之源。滋肾通关丸（饮）中，知母、黄柏滋肾，但通关之功全赖肉桂之引火归肾、补肾中之火的功效。肾气充盛助膀胱气化，则津液出焉，水道通畅，癃闭自愈。丁甘仁所治之法乃暖脏泄热，冀火归其原，水得其道。可见，助肾之气化可谓正治。

（3）提壶揭盖，畅通三焦

《素问·灵兰秘典论》云："三焦者，决渎之官，水道出焉。"三焦为决渎之官，既有疏通水道的作用，又是水液畅行的通道。人体是一个统一的整体，人体气机之升降出入相因而行，即有出方有入，有升才有降。水液从膀胱、下焦而出是气机之出、降作用的体现。气机不降、不出，是因其上升、入内的功能失常。所以治疗时畅下要开上，欲降先升，方不失和调气机之原则。丁甘仁在王左案中言，上焦不宣则下焦不通。肺在上焦，为水之上源，能通调水道（三焦）。丁甘仁用开宣肺气法疏通整个三焦气机，疏其源则流自畅，开其上则下自通，即中医所谓"提壶揭盖法"。丁甘仁还用竹管对三焦做了形象比喻，可见其体会至深。

王左案中丁甘仁用苦桔梗、带皮杏仁开宣肺气，又用炙升麻欲降先升，使三焦气机出入和畅，升降有序，配合清利湿热群药，以开下焦滞塞。朱左案中，丁甘仁同样用苦桔梗和升麻两味药，功用同上，是"提壶揭盖法"在临床应用的范例。丁甘仁能将中医经典中的理论灵活用于临床，又将中医理论与实际生活相联系，继承了先贤之学，又能开后世之悟，值得后世医家效法。

（4）久病责之脾肾不足

丁甘仁在朱左案中提到，"中气不足，溲便为之变"。其原文始见《灵枢·口问》，指中焦脾胃之气不足也可出现大小便不正常的病变。朱左小便频数，入夜更甚，已病年余。病机乃中气不足，升提无力，因而升降失司，气机不降。分析其病，可能是本有脾胃不足，无升故无以降，致使小便频数一年有余，肾之气化失常；也可能是因其他病因如湿热邪气、肾气不足等导致小便失常，迁延日久，湿热伤脾或火不暖土，导致中气不足，病亦愈甚。入夜更甚提示病延日久，伤及肾阳为多。故可知，癃闭日久不愈，当责之脾肾不足，即中气不足与肾气不化，治疗时必须加以兼顾。

丁甘仁治以补中益气，滋肾通关，使用补中益气汤原方（炒潞党参、清炙草、云茯苓、陈广皮、川升麻、清炙黄芪、全当归、生白术等）升提中气；又用滋肾通关丸成药清利下焦湿热，助肾气化以通下关；还用生蒲黄、小蓟根两味药通利小便。全方在调整全身气机、恢复脏腑功能的同时，又针对小溲频数之症，可见丁甘仁思路清晰，能据证选方，标本兼顾，为癃闭日久的治疗提供了可依之法。

癃闭的治疗不仅要以疏通水道为法，更要以梳理一身气机为主，气机升降出入异常，则癃闭之病难以治愈。

三则癃闭医案中，丁甘仁共用药20种，所用之法6种，其中清热祛湿药6种（黑山栀、黄柏、茯苓、鲜车前草汁、鲜藕汁、六一散），开宣肺气药，即提壶揭盖药两种（杏仁、苦桔梗），调理气机药两种（升麻、陈皮），补中益气药5种（党参、白术、黄芪、茯苓、炙甘草），助肾气化药两种（肉桂、滋肾通关丸），通利小便药7种（茯苓、土牛膝根、鲜车前草汁、鲜藕汁、生蒲黄、小蓟根、六一散），化瘀药4种（生蒲黄、小蓟根、土牛膝根、当归）。其治法的灵活应用，为癃闭的治疗打开了思路。可以看出，癃闭的病位不止在膀胱，还在于全身脏腑功能活动的异常和一身气机活动的失调。治疗癃闭也不仅限于通利小便，当综合全身状况辨证施治，标本兼顾，方能取效。

案例

王左，三焦者，决渎之官，水道出焉。上焦不宣，则下焦不通，以肺为水之上源，不能通调水道，下输膀胱也。输其源则流自洁，开启上而下自通，譬之沉竹管于水中，一指遏其上窍，则滴水不坠，去其指则管无余水矣，治癃闭不当如是乎？苦桔梗一钱，带皮杏仁三钱，赤茯苓三钱，六一散（包）三钱，炙升麻八分，黑山栀一钱五分，黄柏盐水（炒）一钱，知母盐水（炒）一钱，肉桂心（饭丸吞服）二分，土牛膝根三钱，鲜车前草汁二两，鲜藕汁（二味炖温冲服）二两。

按语：本案是丁甘仁治疗癃闭医案中治法堪称典型的一则医案，即所谓"提壶揭盖法"的典型应用。三焦是人体水液运行的通道，需上、中、下三焦相互交通，上启下开，升降出入正常运行，方能使水道通畅。肺为水之上源，位于上焦，能通调水道，下输膀胱。若肺气不通，如竹管用一指遏其上窍，则竹管中的水不能从下端漏出，即丁甘仁所谓"上焦不宣，则下焦不通"。所以丁甘仁治疗时以开宣肺气为主，即"输其源则流自洁，开启上而下自通"，方中用苦桔梗、带皮杏仁两药宣降肺气，一则开肺气使上气通，二则降肺气使肃降之功得以发挥；用赤茯苓、六一散、土牛膝根、鲜车前草汁、鲜藕汁通利水道，通膀胱而利水；用滋肾通关丸（黄柏、知母、肉桂心）助肾气化以利膀胱；用黑山栀，助黄柏、知母清癃闭日久内蕴之郁热，既病防变之理甚明；炙升麻一药两用，一则开上源，开肺宣气，二则欲降先升，先升后降，气之升降有序，则出入正常。诸药合用，标本兼顾，交通上下，提壶揭盖，升降有序，病岂无向愈之理？

本医案体现了中医学经典的治疗方法，丁甘仁将之活用于临床，为后世开阔了视野，更证明中医理论的科学与实用之处。

8. 遗精

（1）重视精气神失调，补气安神填精共用

治疗遗精，丁甘仁并非一味收敛固涩，而是非常注重调整精、气、神三者之间的关系。采用补气、安神、填精之法，使精、气、神三者重新归于平衡。

《丁甘仁医案》所记载的三则治疗遗精的医案，均体现了他重视精、气、神三者关系的治疗思想。在陈左案中，他论述了精、气、神三者的关系，即精藏于肾而主于心，精生于气而役于神，神动于中而精驰于下，说明了肾精与心神的关系，即神安则精聚，神动则精驰。患者遗泄已久，心

悸头晕，说明遗精伤及心神，又伤及一身之气。戴左案患者亦因遗精而出现头痛、眩晕。精、气、神三者相互影响，气伤则不摄精，神伤则不御精，精愈伤则神气愈虚。丁甘仁的治法是补精必安其神，安神必益其气，即补精、安神、益气并施，以避偏倚。治本之法已定，更兼固涩其精，则必万无一失。陈左方中，炒潞党参、清炙黄芪用以补气，熟女贞、大熟地、明天冬用以填精，生枣仁、朱茯神、青龙齿、紫石英用以安神，剪芡实、桑螵蛸、白莲须用以涩精，兼黄柏用以制妄动之相火。诸药并调精、气、神，是为正治。王左案，虽为相火有余、妄动而致精关不固，治疗时丁甘仁亦用此法，即用潞党参补气，用抱茯神、左牡蛎、花龙骨、炙远志肉安神，用明天冬、大生地填精，用左牡蛎、花龙骨、剪芡实、白莲须涩精，有黄柏炭加生地清泻相火。填精、补气、安神同用，并兼顾涩精，用于遗精诊治，证机相应，效如桴鼓。

（2）神动则精动，固精必安神

丁甘仁认为，治疗遗精病，精为神之基，神为精之用，神又能御精。神动于中，精驰于下，固精必先安神。在治疗遗精的三个医案中，丁甘仁都用到了安神药。戴左案更是用左牡蛎、青龙齿重镇安神，且龙骨、牡蛎兼以涩精。在三个医案中丁甘仁共用药27味，安神药有生枣仁、朱茯神、青龙齿、紫石英、左牡蛎、花龙骨、炙远志肉7味，重镇安神与养心安神共用，占药物总量的1/4左右，可见安神法在治疗遗精中的重要作用。

（3）相火妄动则精遗，固精须清泄相火

遗精为阳动之象，如盗汗之阴虚火动逼津液外泄之象，相火妄动也是遗精发病的重要因素。即使精关不固、神不御精、气不摄精，若精无外动之象，或精无妄动之力，则精自难外出。精欲出必赖妄动之相火的推动，所以治疗遗精清泻相火乃关键之法。相火得安，精无外动之象，使精安于肾中，亦是正治之法。丁甘仁的三个医案都用到黄柏或黄柏炭以清泻相火，并都与清相火、补肾精的天冬共用，比滋肾之知母、黄柏配伍更适合遗精的病机。戴左案还用稽豆衣清肝火，使肝火不亟夺肾阴，肾阴能治相火，子母同治，相火得平。可见丁甘仁临床用药之灵活，能据证选用最合适的方药配伍。

（4）注重调整阴阳，育阴以制阳亢

遗精还与一身阴阳不调有关。相火妄动是其一个体现，相火有余即是一身阴阳不调的结果。由于人之肾阴气不足，阳亢妄动，肾阴受累，肾之虚阳无制则妄动。丁甘仁治疗王左案，即是采用壮水之主，以制阳光之法，用黄柏清泻相火，是直接针对虚阳；用天冬、生地黄、熟地黄填精育阴，以调整阴阳之平衡。精伤则神不安，原因有二：一是精不足以养神；二是阴精耗伤，阳亢无制，则上扰心神，故重镇安神药物的应用十分重要。三个医案中丁甘仁均选用了龙骨、龙齿、牡蛎、石英等重镇安神之品，目的在于安神之余又能兼制亢阳。

在戴左案中，丁甘仁提出了肝之阴阳的调整之法，即真阴不足，肝火客之，治以育阴清肝。育阴用明天冬、生地黄、南沙参、北沙参等；清肝用稽豆衣；平肝用牡蛎、龙齿、嫩钩藤等；兼黄柏炭清相火，补母泻子，阴阳并调。

王左案中，患者因遗精日久，肾阴不足，病及其母，肾病及肺，而见咳嗽。丁甘仁在补肾填精、安神止遗群药中加入了肃肺止咳之品，即竹沥半夏、川象贝、甜光杏仁等标本兼治，恢复其金能生水之功。半夏用竹沥拌制，能祛其温燥之性，留其肃肺止咳之用。三个病案中都用到砂仁或春砂壳，目的在于防止天冬、女贞、生地黄、熟地黄等厚味填精之品滋腻碍胃。

纵观丁甘仁治疗遗精的三则医案，方明理晰，法严药精，为后世治疗遗精确立了法门。三个医案中丁甘仁共用三方，用药27种，治法8种。其中，补气药两种（炒潞党参、清炙黄芪），育阴填精药6种（熟女贞、大熟地黄、明天冬、大生地黄、南沙参、北沙参），安神药7种［生枣仁、朱茯神（抱茯神）、炙远志肉、青龙齿、紫石英、左牡蛎、花龙骨]，清肝平肝药5种（稆豆衣、青龙齿、左牡蛎、花龙骨、嫩钩藤），清泻相火药两种（川黄柏、黄柏炭），涩精止遗药5种（剪芡实、桑螵蛸、白莲须、花龙骨、左牡蛎），肃肺止咳药3种（竹沥半夏、川象贝、甜光杏仁），反佐以防碍胃药两种（砂仁、春砂壳）。诸药的灵活选用，对遗精的辨治具有指导意义。

案例

陈左，精藏于肾，而主于心，精生于气，而役于神；神动于中，精驰于下。遗泄已久，心悸头晕。补精必安其神，安神必益其气，拟益气养阴，安神固泄。

炒潞党参二钱，熟女贞二钱，大砂仁（研）八分，剪芡实三钱，清炙黄芪三钱，生枣仁三钱，川黄柏八分，朱茯神三钱，大熟地四钱，青龙齿四钱，桑螵蛸三钱，明天冬二钱，紫石英三钱，白莲须一钱五分。

按语：本案诠释了人体精、气、神三者之间的密切联系。如丁甘仁所言："精生于气，而役于神；神动于中，精驰于下。"治疗遗精之病不能单纯固精止遗，要注意兼顾调和气与神的关系。精藏于肾，但精的藏和泄与心有关。心主神明，神守则精藏，神乱则精泄。心气充方能藏神，肾气足则精关固。丁甘仁根据精、气、神三者之间的关系，提出治法为"益气养阴，安神固泄"，"补精必安其神，安神必益其气"，启示后人只有注意人体精、气、神之间的相互联系与影响，方能做到标本兼顾，治无偏颇。方中炒潞党参、清炙黄芪补气以助守神固肾；生枣仁、朱茯神、青龙齿、紫石英安养心神，使心神不再浮乱；熟女贞、大熟地黄、明天冬补肾填精；佐用大砂仁以防三味药滋腻碍胃；剪芡实、桑螵蛸、白莲须固精止遗；川黄柏清相火，使相火不妄动于下，精关无所扰动则自能安守。诸药合用，补气安神，补肾固精，使精、气、神三者协调平衡，病自安康。

9. 淋浊

（1）淋浊总属湿热为患

《丁甘仁医案》共记载了两则淋浊治疗医案。两个医案一虚一实，但都是湿热为患。湿热之邪的致病特点是水液浑浊。淋浊的主要症状是小便涩痛、赤白浑浊。丁甘仁引用《素问·至真要大论》所论淋浊之病机，"诸转反戾，水液浑浊，皆属于热"。热邪本趋上，若热邪在下，必因其与湿邪混糅杂合，随湿邪趋下，阻滞气机，蕴而不去；热迫血分，湿郁精瘀，而致小便涩痛、赤白浑浊。丁甘仁在史左案中提到，湿胜于热则白，热胜于湿则为赤；在谢左案中提到，淋浊积年不愈，阴分已亏而湿热未楚，原因是肾阴不足，不能潜伏元阳，致浮阳溢入膀胱，蕴成湿热。总之，丁甘仁认为，淋浊发病不离湿热。

（2）清利湿热为主，兼以育阴顾本

丁甘仁治疗淋浊均以清利湿热为法。湿热不除则淋浊难愈。因湿性黏滞，若不亟治则病愈迁延。丁甘仁治疗时以清利湿热为原则。史左案，丁甘仁的治法为清肝火，渗湿热，佐以祛瘀精，药用龙胆泻肝汤加减。谢左案的治法为育阴兼清化湿热，药用六味地黄汤加减。两则医案中，丁甘仁共用药23味。其中，清热祛湿利水药有龙胆草、粉萆薢、细木通、黑山栀、滑石、琥珀屑、淡黄芩、川雅连、通草、云茯苓、黄柏炭、威灵仙、泽泻共13味，占一半以上。湿热一去，下焦通利，赤白不见，淋浊自愈。其中，琥珀屑能活血以祛瘀精，更能利水通淋以止涩痛；威灵仙有通利之功。两药用在淋浊治疗方中，能窥见丁甘仁精熟于本草之学，用药之功娴熟于肘臂之间，可谓左右逢源。

湿热之邪黏滞难祛，湿热之病缠绵难愈，不能速去则生他变。丁甘仁指出，淋浊积年不愈，日久可伤及阴分。阴亏不能潜阳，浮阳溢入膀胱，蕴成湿热更伤阴分。对此丁甘仁提出育阴清化为法，用六味地黄丸方以滋肾阴，加黄柏炭清热除湿，方中茯苓、泽泻兼能利湿；用潼蒺藜、熟女贞、猪脊髓大补真阴，即壮水之主以制阳光之法。本方未用大量的利水通淋之

品，恐利水更伤已亏之阴，而是加入威灵仙一味以通利水道，如疏通沟渠之功，而非涌水冲利之用，用此药可通利水道而不伤阴，使湿热之邪有所出路；与利水相反，本方尚有山萸萸、潼蒺藜、淮山药、剪芡实等收涩之品，意在敛补耗散之阴，使湿祛而阴复；况虚证之淋浊乃肾不藏精之象，此等收涩之品还有敛精固本之功，使肾气不伤，气化恢复，从而通利膀胱，淋浊向安。

在史左案丁甘仁还用到远志肉。其为祛痰开窍之品。究其用意，恐消散湿热所致的水道痰瘀之结。该药能开膀胱之窍，利水道之壅，使小溲通利顺畅，不致涩痛。其在方中之功用，似与谢左方中之威灵仙同，可待深入研究。

《丁甘仁医案》虽然仅仅记载了两则淋浊医案，但理法方药俱全，病机分析透彻，治法论述详悉，又兼以方药佐证，言虽简而意已全，对临床诊治淋浊颇具启迪意义。

纵观丁甘仁治疗淋浊的两个医案，共制两方，用药23味，治法7种。其中清热祛湿药13味（龙胆草、黑山栀、淡黄芩、川雅连、黄柏炭、粉萆薢、细木通、滑石、通草、云茯苓、泽泻、琥珀屑、威灵仙），利水通淋药8味（粉萆薢、细木通、滑石、通草、茯苓、泽泻、威灵仙、琥珀屑），清热凉血药两味（黑山栀、粉丹皮），育阴填精药6味（生地黄、潼蒺藜、山萸萸、怀山药、熟女贞、猪脊髓），交通心肾药两味（远志肉、琥珀屑），敛精固本药4味（山萸萸、潼蒺藜、怀山药、剪芡实）。诸法灵活选用，足以应对淋浊之病，值得研习并取法之。

案例

谢左，淋浊积年不愈，阴分已亏，而湿热未楚。肾与膀胱为表里，肾阴不足，不能潜伏元阳，致浮阳溢入膀胱，蕴成湿热。拟育阴清化，缓图攻邪。大生地四钱，云茯苓三钱，潼蒺藜三钱，山萸肉一钱五分，熟女贞二钱，粉丹皮一钱五分，黄柏炭八分，威灵仙二钱，福泽泻一钱五分，怀山药三钱，剪芡实二钱，猪脊髓（酒洗）两条。

按语： 本案乃丁甘仁治疗的两个淋浊医案之一。患者患淋浊长期不愈，已近一年，失精日久导致肾精、肾阴俱伤，即丁甘仁所云"阴分已亏"。治疗采用六味地黄丸原方，并加入熟女贞和两条猪脊髓，以填补肾精肾阴。方中芡实止遗固精，使肾精得固。肾阴不足，不能潜伏元阳，则肾虚火妄动，致浮阳溢入膀胱，蕴成湿热。虽然肾阴亏损，但湿热内蕴，所以在大补真阴的同时加入清化湿热之品，用黄柏炭、威灵仙清下焦湿热并利湿外出，通利下焦膀胱腑气，且六味地黄汤中的茯苓、泽泻都可利湿通淋。丁甘仁注意到患者淋浊日久，阴分已亏，所以重视补益而缓于攻邪，以防攻邪耗伤正气，更伤阴精，出现虚虚实实之弊。本案患者虚中夹实，丁甘仁攻补兼施，药有主次，值得临床效法。

10. 肺痈

（1）肺痈病位在肺，治当宣肃肺气

肺痈之病，病位在肺。肺痈可因外感而发，也可因内伤而患。无论内伤外感，发病都会伤于肺。湿热之毒蕴结于肺，使肺脏生痈，导致咳吐脓血、腥臭痰，胸膺牵痛等。

肺主皮毛，外感风温或风寒之邪犯表，先会影响肺的宣发功能。卫气不宣，邪气不除，入里与内蕴之湿浊相夹为患。肺为"贮痰之器"，外来之邪气最易与肺内之痰湿相合，又因肺失宣肃之功，痰热之邪难以排出，熏蒸于肺，而引发肺痈。《丁甘仁医案》记载了五则治疗肺痈的医案。其中，沈左案因外感风温，闻左案因外感风寒。两个医案都是外感邪气导致肺痈。其余三则医案（崔左案、龚右案、鞠左案）乃内生邪气所导致。内生之肺痈多因咳嗽迁延日久，肺气不足，肺阴损伤；或因他病日久化火伤阴，损伤及肺，使肺失宣肃，蕴热致痈。肺痈更使肺脏宣肃之功不复，咳嗽胸痛，

痈脓留滞肺窠，或随咳嗽而出，或内阻气机，灼津炼液，使肺阴亏损，肺气不足，终致肺痿不治。丁甘仁在龚右案中指出，"肺痈早成，肺叶已伤，转输无权，惟虑由痈而痿，致入不治之条"。可见，丁甘仁非常注重疾病的发展与转归，治病不拘于一病，能治已病而防未病。

因肺痈影响肺之宣发与肃降，治疗之时在清热化痰、消痈排脓的同时要兼以宣肃肺气，助肺驱散外邪、内毒，及时宣畅气机，使肺气得复，能外散表邪，内肃湿热，肺痈之病方有转机。因肺主气，司呼吸，主治节，若肺气壅塞不通，则一身之气机将难以运转。从五则肺痈治验可以看出，丁甘仁治疗肺痈时，非常注重疏理肺气。沈左、闻左两案患者均因外邪致病，治疗时以宣肺为主，方中用薄荷叶、冬桑叶、桔梗、金银花、连翘壳、光杏仁、净麻黄、净蝉衣、嫩前胡等驱散外邪，开宣肺气。崔左、龚右、鞠左三案患者为内伤致病，故以肃肺为主。治疗时用杏仁、象贝母、瓜蒌皮、枇杷叶露、蜜炙兜铃、桑白皮、甜葶苈、嫩紫菀等肃降肺气，肃肺的同时用宣畅肺气之品，如桑叶、杏仁、桔梗等，宣肃同施，则肺气宣降如常。

《丁甘仁医案》治疗肺痈的方药中，共用药46味（光杏仁与杏仁粉不分类，贝母与贝母粉不分类，桃仁与桃仁泥不分类），具有宣肃肺气功能的药物有16味，占1/3左右。可见宣肃肺气法在肺痈的治疗中具有重要作用。

（2）病缘湿热蕴毒夹痰瘀，法当清热祛湿解毒化瘀

肺痈多因湿热之邪熏蒸于肺所致，致病因素首先责之于湿热。湿热之邪黏滞难祛，伏于肺窠，阻滞气机，耗气灼津，诱生他患。湿热之邪可灼伤血络。肺为娇脏而朝百脉，血络一伤则难免出血，血与湿热胶着则成痰瘀互阻之证。血败肉腐，化脓化毒，致胸膺牵痛，咳吐脓血臭痰。湿热之邪从何而来？外感之邪可入里蕴化，内生痰湿亦可蕴化。丁甘仁提出，烦劳过度，五志化火，平素嗜酒，酒湿生热，肝火湿热互蒸于肺，可内生肺痈；阴分素亏，木火刑金，湿热内生，可内生肺痈；膏粱厚味，酿成痰浊，

血瘀凝滞，壅结肺叶之间，亦可内生肺痈。丁甘仁所论说明，湿热内蕴是肺痈发病的关键病机。舌脉也佐证了湿热之象，即脉滑数，舌质红，苔黄。闻左案患者初诊时舌苔白厚而腻，脉象浮紧而滑；二诊时苔腻，脉滑数，并有小便短赤之象，均乃湿热为患。

丁甘仁治疗肺痈，特别注重清热解毒、祛湿化痰之法。五则医案制方中，丁甘仁用的清热解毒药有生甘草、金银花、连翘壳、活芦根、鲜金丝荷叶、轻马勃、鲜苇茎、枳椇子、陈芥菜卤、丝瓜络、鲜荷叶、嫩射干共12味；祛湿化痰药有桔梗、象贝母、生薏苡仁、冬瓜子、枳椇子、瓜蒌皮、通草、豆腐浆、桑白皮、嫩射干、甜葶苈、嫩紫菀、皂荚末、嫩前胡、橘红、橘络16味。二者占用药物总数的一半以上，可谓治疗肺痈的主要药物。更值得一提的是，丁甘仁在五则医案中都用到了光杏仁、象贝母、生薏苡仁、冬瓜子四味药，且生甘草、苦桔梗、金丝荷叶、瓜蒌皮四味药的应用频率也很高。此八味药的组合可以看作丁甘仁治疗肺痈的基本方药，据证灵活应用，或可取得佳效。

湿热之邪灼伤肺络，痰瘀互阻之证在所难免，故在清热解毒、祛湿化痰之时要兼以凉血止血，活血祛瘀。丁甘仁在所制之方中加入粉丹皮、金丝荷叶、鲜荷叶清热凉血，用桃仁、陈酒、通草、丝瓜络、紫丹参、川郁金等活血祛瘀通络，使瘀血不与痰湿相混，病有速愈之势。

丁甘仁在沈左、崔左案中都用了简便单方配合治疗，运用对肺痈有特殊治疗作用的药物或食物，如金丝荷叶、陈酒、杏仁粉、川贝粉、陈芥菜卤、豆腐浆等。丁甘仁用药十分灵活，且能随症加减。

（3）须防湿热耗损肺之气阴

肺痈发病，肺之气阴已亏，更何况肺为娇脏，喜润恶燥。若气阴受损，又兼湿热之邪久滞不去，更加灼伤气阴。肺叶损伤，邪恋正虚。若不尽早补气养阴，则病势入险，或变生肺痿甚或他病，终致无药可治。丁甘仁论述病情时指出，崔左案临晚潮热，龚右案形肉渐消，鞠左案纳谷减少、形瘦神疲、脉数无力等，都是肺之气阴受损，伤及一身之气阴而出现的症状。治疗上主张时时顾护肺之气阴，使之勿遭湿热亟夺，肺叶不致速损，可有旋复之机，病亦可愈，更不致损伤一身之气阴。

对于新病初起、外邪未散者，因肺之气阴未伤，故治以祛邪为主，补阴尚有敛邪之虞；对于内生肺痈、发病日久、已损伤肺之气阴者，丁甘仁采用补气养阴之品修复肺叶，如豆腐浆、南北沙参、蛤粉炒阿胶、蜜炙兜铃、川白蜜等滋补肺阴，润肺补肺；对鞠左案之正气亏虚难以排脓者，丁甘仁加入生黄芪托里排脓。在闻左案二诊时提出制小其剂，毋使太过，免伤其正。可见丁甘仁治疗肺痈，重视顾护肺之气阴，"治未病"思想蕴其中。

丁甘仁治疗龚右案用到生石决明、抱茯神两味安神之品。患者虽无心神不安症状，但细究其意，想必木火刑金，或有肝火躁扰、心神不宁之状，此有待深入研究。

综观丁甘仁治疗肺痈的五则医案，病机论述详细，治法分明有序，制方严谨有据，用药灵活不泥，可谓不失大医风范，每个医案都值得认真研习。五个医案中，丁甘仁共制方8首（含再诊之方），单方两首，用药共46种，治法8种。其中开宣肺气药9味（薄荷叶、冬桑叶、桔梗、金银花、连翘壳、光杏仁、净麻黄、净蝉衣、嫩前胡），肃降肺气药8味（杏仁、象贝母、瓜蒌皮、枇杷叶露、蜜炙兜铃、桑白皮、甜葶苈、嫩紫菀），清热解毒药12味（生甘草、金银花、连翘壳、活芦根、鲜金丝荷叶、轻马勃、鲜苇茎、枳椇子、陈芥菜卤、丝瓜络、鲜荷叶、嫩射干），祛湿化痰药16味（桔梗、象贝母、生薏苡仁、冬瓜子、枳椇子、瓜蒌皮、通草、豆腐浆、桑白皮、嫩射干、甜葶苈、嫩紫菀、皂荚末、嫩前胡、橘红、橘络），活血通络药6味（桃仁、陈酒、通草、丝瓜络、紫丹参、川郁金），补气养阴润肺药 6 味（生黄芪、豆腐浆、南北沙参、蛤粉炒阿胶、蜜炙兜铃、川白蜜），清热凉血药 3 味（粉丹皮、金丝荷叶、鲜荷叶），安神药两味（生石决明、抱茯神）。

案例

鞠左，肺痈已延两月，咳嗽脓多血少，稠浊腥臭，纳谷减少，形瘦神疲，脉数无力。肺叶已腐，蕴毒留恋，证势入险，故拟托里排脓，清肺化痰，未识能得转机否。生黄芪三钱，紫丹参二钱，生甘草五分，苦桔梗一钱，甜光杏仁三钱，川贝母、象贝母各二钱，瓜蒌皮二钱，桑叶皮各五钱，生薏苡仁四钱，冬瓜子四钱，干芦根（去节）一两，金丝荷叶（去背上白毛）十张，川白蜜三钱，鲜荷叶一张，煎汤代茶。

按语：本案肺痈发病持续两月，处于邪盛正虚阶段，病情危重。正气耗伤，煎灼血液，热郁血腐，脓溃蕴毒，故咳嗽脓多血少。邪实势重，持续时间长，导致耗伤正气，因实致虚，见纳谷减少、形瘦神疲，此乃"上损过脾"之象，证势入险，属虚实夹杂之证。此时邪气正盛，两个月时间不算太长，纳食减少并非饮食不入，表明正气尚存，此时亟需祛邪为要，使邪气除而不再戕伐正气。丁甘仁治以"托里排脓，清肺化痰"，药用生黄芪补正气以托脓外出；苦桔梗、甜光杏仁、桑叶开宣肺气，使气有出入之机；瓜蒌皮、桑白皮、川贝母、象贝母、苦桔梗、生薏仁、冬瓜子、干芦根、金丝荷叶、鲜荷叶等清肺热，化痰浊，排浓痰，瓜蒌皮、桑白皮还可宽胸降气，与桔梗、杏仁、桑叶合用，能使肺气升降有序，肺的功能恢复，易于脓痰排出；鲜荷叶煎汤代茶，频服，有助于清热凉血药效的持久发挥；紫丹参活血化瘀，与诸药合用又能凉血以清血热；方中还用川白蜜补肺气，润肺阴，清肺热，恢复被损伤的肺脏之气阴。丁甘仁在案末云"未识能得转机否"，可见本病病机复杂，病情较为严重，治疗较为棘手，观其制法方药与病证较为合拍，遗憾的是未记录预后情况。本案为肺痈发展日久病情较重之案，丁甘仁在邪盛正虚之时，用攻补兼施之法应对，并且制方简单，条理井然，用药虽无奇特之处，却有"四两拨千斤"之妙。

11. 泄泻

（1）脾胃运化失常，湿盛导致泄泻

泄泻的病因、病机历代医籍都有较详细的论述，且认识趋于一致。《黄帝内经》云"清气在下，则生飧泄"，或"湿盛则濡泄"，或"暴注下迫，皆属于热"，阐明了湿、热等邪气皆能引起泄泻。后世对泄泻的治疗多有记载，如《景岳全书》提出"利水为上策"，《医宗必读》概括了治泻九法等。基于前人经验，丁甘仁认为，泄泻病位在脾、胃、肠，主要病因为湿，病机关键乃脾胃运化功能失调。

《丁甘仁医案》多次提到"清不升浊不降"或"清浊不分"等，这既是对脾胃升清降浊功能失调的描述，也是丁甘仁对泄泻病机的认识。导致"清浊不分"的因素很多，如感受风寒、暑湿之邪引起湿滞于肠胃，脾肾阳虚无权健运，情志失调，肝气横逆、犯脾克胃，食滞而湿热内蕴等。无论"清浊不分"导致湿浊内生，抑或湿盛伤脾引起"清浊不分"，脾虚湿盛为关键所在。

（2）擅用治泄诸法，主在健脾祛湿

丁甘仁根据泄泻症情的不同，治疗时采用各种方法应对。如因外感所致的五例泄泻分别采用逆流挽舟、芳香化湿、和中分利和扶土祛风之法。

章左案，因时气之邪袭于表分，湿滞互阻肠胃，清浊混淆，以致寒热无汗，遍体酸疼，胸闷泛恶，腹鸣泄泻。表里两病，泄泻日十余次，较为急重。丁甘仁仿喻嘉言逆流挽舟之法，拟仓廪汤加减。喻氏之逆流挽舟法，适用于外感热、暑、湿三气而致下利。表邪内陷，可解表发汗，引邪外出，本证较为符合。因下利初起，表证明显，正气未伤，故去人参，加荆芥、防风衣增强解表祛风作用。方中加荷叶助脾胃，升阳气，兼清热解表。

邬左案用藿香正气饮加减，芳香化浊，分利阴阳。该案病机乃受寒夹

湿停滞，脾胃两病，清不升浊不降，以致胸闷泛恶、腹痛泄泻。治以二陈汤为基础，配以疏解外感和调整胃肠的芳香性药物。方中藿香芳香化湿，理气和中；厚朴、大腹皮行水消满；陈皮、半夏和胃化痰，降逆止呕；茯苓、甘草益脾祛湿，以补正气。

宋右案为暑湿夹滞交阻，肠胃为病，腹痛泄泻黄水日十余次，胸闷不能纳谷，小溲短赤，口干欲饮。丁甘仁取张仲景"下利气者，当利其小便"之义，利小便以实大便，仿葛根芩连汤意为治，多用清热利水祛湿之品，如猪茯苓、扁豆、车前子、大腹皮等；因膀胱气化不利、小溲短赤，加六一散清暑利湿，又兼健脾和中理气，如砂壳、木香、神曲。

王右和邝孩案两案均为风邪入中、淫肝乘脾所致，症见泄泻清水。丁甘仁用荆芥、防风、白术、茯苓、扁豆、陈皮等祛风健脾除湿药物治之。王右案偏于脾虚湿滞，肝木乘脾，故药中加白芍敛肝。邝孩案年幼兼食滞、热象，则加健脾化食和胃的莱菔子、鸡内金等，并用戊己丸调节肝脾。

以上医案均用到干荷叶。《药性辑要》载，荷叶"助脾胃而升发阳气"，此为丁甘仁治疗泄泻的经验用药。

对情志内伤、脏腑失调之泄泻，如肝气犯胃、脾肾阳虚，丁甘仁以敛肝和中、助阳益气为治。朱右案乃血亏不能养肝，肝气横逆，犯胃克脾，泻久阴伤，脉象弦细。治用敛肝柔肝兼顾脾胃之法，除健脾理气外，还适当加用乌梅、木瓜、诃子这类酸涩收敛之品，并加丹参养血柔肝。

泄泻之病案病在脾胃，多为脾气虚弱，均未伤及脾阳、肾阳。对脾气虚者，丁甘仁多用补中益气汤、参苓白术散等；对脾肾阳虚或久泻伤阳者，丁甘仁采用养胃扶土、助阳益气之法，方用理中汤加味、四神丸等。王孩案为脾胃虚寒、运化无权所致泄泻，用理中汤加附子，其中亦有六君子汤之意，方中山楂、山药、灶心黄土健脾，荷蒂升阳益气。裴左案为典型的五更泄泻，又有泻后肛门坠胀、阳气下陷之症，此乃命火式微，不能生土，脾乏健运，故用补中益气汤合四神丸加减，益气扶土，兼助少火。吴左案脾阳式微，清气下陷，虚阳逼津液外泄，有亡阳之势，故用附子理中合二加龙骨牡蛎主治。

综观丁甘仁治疗泄泻医案，使用治法7种，分别为逆流挽舟、芳香化湿、和中分利、扶土祛风、敛肝和中、助阳益气和健脾理气；内服方用药61味，既有理气化痰、健脾化湿治标之剂，又有温阳补气、养阴补血扶正之品。外邪内陷者用疏散解表之剂，暑热者用清利之法，或兼用利水、活血、收涩之药物，或用利小便以实大便、养血活血柔肝、收涩止泻之法，以达扶正祛邪、标本兼顾之效。

综观丁甘仁治疗泄泻，使用之法有11种，共用药57种，分别为疏散表邪、理气化痰、补气健脾、温里助阳、芳香化湿、祛风除湿、清暑利湿、利水渗湿、清热燥湿、固涩安神和养血活血。其中，疏散表邪用药10味（荆芥、防风、羌活、薄荷、苏叶、苏梗、生姜、葛根、升麻、金银花），理气化痰用药5味（枳壳、陈皮、木香、桔梗、半夏），补气健脾用药14味（山药、白术、甘草、党参、吉林参、红枣、黄芪、扁豆衣、神曲、鸡内金、谷芽、莱菔子、山楂、陈仓米），温里助阳用药8味（附子、炮姜、灶心黄土、吴茱萸、补骨脂、益智仁、杜仲、桂附地黄丸），芳香化湿用药4味（藿香梗、厚朴、白蔻仁、砂仁），祛风除湿用药两味（独活、木瓜），清暑利湿用药3味（荷叶、荷蒂、六一散），利水渗湿用药5味（白茯苓、赤茯苓、猪苓、大腹皮、车前子），清热燥湿用药一味（黄连），固涩安神用药7味（龙骨、牡蛎、罂粟壳、乌梅、诃子、浮小麦、肉豆蔻），养血活血用药两味（白芍、丹参）。可见，其中既有温阳补气、养阴补血、扶正健脾之剂以治本；又有理气健脾化痰之品，并擅各类化湿之法，外邪内陷者用疏散解表之剂，暑热者用清利之法，或兼利水、活血、安神之药物，皆为治标之法。

案例

谈右，泄泻黄水，为日已久，肾主二便，始因湿盛而濡泻，继而濡泄而伤阴。浊阴上干则面浮，清阳下陷则足肿。脾湿入于带脉，带无约束之权，以致带下频频。脾津不能上蒸，则内热口干。浮阳易于上升，则头晕眼花。肾为腰之府，肾虚则腰酸。脉象弦细，脾失健运之功，胃乏坤顺之德。营血虚则肝燥，脾湿陷则肾寒。拟参苓白术散加味，养胃扶土而助命火，譬之釜底添薪，则釜中之水，自能化气上行，四旁受其滋溉，则少火充足，胃纳渐加，即真阴自生，而湿自化，虚热乃不治自平矣。炒潞党参三钱，淮山药三钱，焦白芍三钱，煅牡蛎五钱，连皮苓三钱，生甘草八分，厚杜仲三钱，红枣三枚，炒於术二钱，熟附子二钱，煅龙骨三钱。

按语： 此案较为特殊，为泄泻黄水，日久伤阴，清阳下陷，面浮足肿，阴阳两虚之证。脾湿入于带脉，致带下频频。脾津不能上蒸，内热口干，又有腰酸目眩，脉象弦细。营血虚则肝燥，脾湿陷则肾寒。拟用参苓白术散加味，养胃扶土而助命火。待少火充足，胃纳渐加，自能化气上行，真阴自生，湿气自化，虚热不治而平。从医案用药可以看出，丁甘仁少用清凉、利水等法，辨证多偏于虚证或虚实夹杂，认为泄泻的病机乃脾虚湿盛，这里的虚偏于脾气虚或阳虚。对阴虚体质或久泻伤阴情况，丁甘仁并不以补阴为主，而是重在健脾扶土，多用温补或平补的药物。因脾胃本虚，补阴药滋腻碍胃，会加重脾胃负担，易助湿生痰，故只有恢复脾胃运化功能，阴虚、湿盛等情况才可迎刃而解。此正应了"脾胃为后天之本"这句话，也体现出丁甘仁重视顾护脾胃的学术思想。

12. 中风

（1）真中类中要辨明

从病因、病机来说，丁甘仁将中风分为真中风和类中风两种。该说源于明代王履。《医经溯洄论·中风辨》云："三字之论，河间主乎火，东垣主乎气，彦修主乎湿……但三子以相类中风之病，视为中风而立论……殊不知因于风者，真中风也！因于火、因于气、因于湿者，类中风而非中风也。"

《金匮要略》首创"中风"之名，并沿承《黄帝内经》，确立了"内虚邪中"论。丁甘仁崇尚仲景之说，继承了这一观点。其时，对中风的研究已十分深入，火热、痰湿、肝阳、气虚血瘀等皆可导致中风。"内风"之说逐渐完善，"外风"之说有被摒弃之势。在《论证治要》中，丁甘仁综合这两方面，将"内虚邪中"释为"虽风从外来，实由脏腑内虚，外风引动内风"，此乃真中风的病因病机。真中风一般致病急重，多伴突然昏仆、不省人事，类似于现代《中医内科学》的中脏腑，包括闭脱急症。类中风乃气、痰、火三者所伤，可见舌强言謇、半身不遂等类似真中风之症，病情相对较轻，以风阳痰热为标，肝肾不足为本，类似于现代的中经络。

（2）真中风以扶正为主，兼以祛邪

在《丁甘仁医案》对真中风的辨证处理并不着重"外风"或"内风"，而在于"脏腑内虚"，如阳虚、阴虚、血虚，重在谨守病机而治本，这是对中风病本虚标实病性的高度认识。

如罗左案，病机是阳气早亏、贼风入经、经脉痹塞、痰湿稽留。阳不用事为本，风痰阻滞为标。治疗仿张仲景小续命汤加减合再造丸，佐开窍涤痰之品，以温助肾阳兼祛风，开痹塞通络道。丁甘仁认为，阳虚之邪风，即寒中之动气，阳气旺一分，邪风去一分。阳气充足，湿痰自去。祁妪案，病机是气血两亏，邪风入中，营卫痹塞。治以助阳益气为主，兼养血化痰通络，方用八珍汤加减合指迷茯苓丸，以期气旺血行，则邪风自去。沈左案，病机是肝肾阴虚，内风上扰，又兼痰热蒙蔽清窍。此案中丁甘仁引《金匮要略·中风历节病脉证并治第五》中"邪在于经，即重不胜；邪入于腑，即不识人"之论。可见丁甘仁对于中经、络、脏、腑不同病情的鉴别区分，为诊断和用药轻重提供了依据。水亏木亢为本，痰热扰神为标，故以育阴息风为主，兼化痰清神。滋阴息风常用生地黄、玄参、石斛、牡蛎、羚羊角、钩藤等。对于营阴早亏，风自内起兼有痰热蒙蔽的中风，丁甘仁常用地黄饮子、至宝丹加减。

除了抓住主要病机，丁甘仁对于兼证的处理也十分灵活。因中风常因气血或痰湿阻滞而导致脉络不通、神明壅塞等"标"证，常兼顾化痰开窍，活血通络，涤痰浊、畅经络为其必用之法。如善用天竺黄、胆南星、远志、菖蒲、川芎、地龙、大活络丹等药物。对于中风类急症的处理善用丸药，如再造丸、苏合香丸、至宝丹、指迷茯苓丸等，常与汤剂合用，方便迅捷，可备急用。

（3）类中风以治标为主，兼以治本

对于类中风的解释，丁甘仁说"所云类者，有似外风也"，实际是将肝阳、痰湿、火热等所引发内风所致的半身不遂、舌强言謇一类的病证归于此类。丁甘仁崇尚叶天士"内风"之说，认为内风为阳气之变动；肝为风脏，若精血亏耗，水不涵木，木少滋荣，肝阳偏亢，内风时起。其总病机不外肝肾阴亏为本，风阳痰热为标。在治疗上，丁甘仁认为标急于本，应先治其标，标由本生，缓图其本。在《论证治要》中，丁甘仁将类中风病机又详细划分，并列举了方药。主要涉及两类，即因肝火炽盛、风阳上越而痰热阻窍所致的中风和因痰湿或痰热阻于廉泉所致的中风。其中又提到兼阳明热盛、痰阻舌根、口眼㖞斜、痰盛气逆或正气虚衰等兼证，分别予以诊断和用药方面的论述。

在医案中，丁甘仁引用《素问·评热病论》"邪之所凑，其气必虚"和前人所言"虚处受邪，其病则实"，从两方面平衡对待中风类疾病复杂的虚实关系。对类中风的处理重在平息内风，包含益气息风、滋阴息风、息风涤痰、潜阳息风等多种方案。这些方案首先应对肝阳、痰湿、火热等"标"的因素所引动的内风，同时兼顾脏腑虚弱这一本质病机加以治理。

如严左、金左和钱左案，病机为气阴两虚，虚风内动，夹痰浊上阻，

导致营卫痹塞。因为舌象、脉象的不同，前者偏于气阴虚为主，后两者偏于肝阳亢为主，虽然症状相似且同为类中风重症，但治疗用药上仍稍有区别。严左案先以益气息风兼化痰通络之法，先用吉林参、茯苓、陈皮、白术、远志等偏温补之药，后改为地黄饮子加减，但效果不佳。丁甘仁提到，其病肾阴不足为本，虚风痰热为标，治疗中养阴之剂会助湿生痰，化痰之方又伤劫阴液，两相兼顾会导致顾此失彼，故治以化痰通络为主，养正育阴佐之，药用南沙参、茯苓、川贝母、象贝母、竹沥、半夏、枳实、僵蚕、胆南星等渗湿清热化痰之品，明确标本主次和治疗先后顺序，效果有所改善。金左和钱左案为肝阳上扰兼痰热内阻之急症，治以息风潜阳，清神化痰。其中，钱左案风火内扇之势较为明显，方中加生地黄、石斛、瓜蒌皮、枇杷叶等滋补阴液之品；金左案偏于潜阳息风，兼补阴液。钟左和顾左两案以痰湿为主要病机。钟左案因气虚体丰导致痰湿内盛，虚风鼓动痰湿，上阻廉泉，治疗以化痰潜阳息风为主。顾左案由疥疮不愈、湿毒延入经络所致。丁甘仁引《素问·生气通天论》之"湿热不攘，大筋软短，小筋弛长，软短为拘，弛长为痿"，拟温化痰湿之法，多用木防己、秦艽、木瓜、桑枝等祛风湿，通关节。

综观丁甘仁治疗中风，所用之法有 11 种，内服方用药 61 种。其中，解表药 4 味（麻黄、桂枝、防风、菊花），理气药 4 味（陈皮、枳实、柿蒂、川芎），化痰药 12 味（杏仁、半夏、竹茹、竹沥、全瓜蒌、胆南星、瓜蒌皮、象贝母、川贝母、天竺黄、姜汁、猴枣粉），祛风湿药 4 味（桑枝、防己、木瓜、秦艽），补气健脾药 11 味（甘草、黄芪、白术、党参、红枣、西洋参、人参、吉林参、茯苓、黑豆、谷芽），温阳药 4 味（附子、杜仲、肉苁蓉、蛤壳），安神开窍药 5 味（远志、九节菖蒲、茯神、龙骨、至宝丹），平肝息风药 8 味（天麻、钩藤、僵蚕、羚羊片、石决明、珍珠粉、牡蛎、白附子），补阴药 5 味（生地黄、石斛、麦冬、沙参、黑芝麻），清热药3味（枇杷叶、芦根、玄参），养血活血药3味（当归、丹参、怀牛膝）。所用之药，既有平肝息风、化痰开窍、活血通络治标之剂，又有养阴益气、温阳补血扶正之品。对兼有痰热入络、痰湿上扰、阳虚、阴虚、气血两虚等分别以清化痰湿、助阳益气、滋阴息风等为法，扶正祛邪，标本兼顾。

案例

祁姬，中风延今一载，左手不能抬举，左足不能步履，舌根似强，言语謇涩。脉象尺部沉细，寸关濡滑，舌边光、苔薄腻。年逾七旬，气血两亏，邪风入中经腧，营卫痹塞不行，痰阻舌根，故言语謇涩也。书云：气主煦之，血主濡之。今宜益气养血，助阳化痰，兼通络道。冀望阳生阴长，气旺血行，则邪风自去，而痰湿自化也。潞党参三钱，生黄芪五钱，生於术二钱，生甘草六分，熟附片八分，川桂枝五分，全当归三钱，大白芍二钱，大川芎八分，怀牛膝二钱，厚杜仲三钱，嫩桑枝四钱，红枣十枚，指迷茯苓丸（包）四钱。此方服三十剂，诸恙均减，后服膏滋得以收效。

按语：本案非中风急症，迁延日久，类似现在的中风后遗症。患者年高，从舌象、脉象看，寸关濡滑、苔薄腻为痰湿阻滞，尺部沉细、舌边光为阴阳两虚；病机虚实夹杂，阳气虚为本，由气血两亏导致邪风入中，营卫闭塞。人体与病邪相抗，久病入络，耗伤正气，以致迁延不愈。与大多数治疗中风的案例不同，丁甘仁在治疗用药时以助阳益气为主，兼养血化痰通络，体现了丁甘仁对《内经》阳主阴从观点的把握，十分重视人体阳气。本例可以说是"阳虚中风"的代表案例。方中参、芪、术、草补气，桂、附温阳，当归、白芍、川芎、大枣等养血活血，类似八珍汤一方；牛膝、杜仲亦是补益肝肾之品；桑枝通经络，是为引药达四肢末端。方中除指迷茯苓丸，并未多加祛风化痰药物，用药十分平和，却能有奇效，可见其对病机的准确把握。膏方亦是针对正气虚使用的滋补手段。所谓"气旺血行，邪风可去，痰湿自化"。

13. 血证（包括吐血、便血）

（1）血证有上下之别，重在理气健脾化痰

血证又名失血，有上、下失血之别。《灵枢·百病始生》云："阳络伤则血外溢，阴络伤则血内溢。"丁甘仁认为，血外溢即血上溢，为血证在上，症见衄血、吐血、咯血；血内溢即血下溢，为血证在下，症见便血、尿血、痔血。

舒驰远在《伤寒集注》"论吐血"篇中认为，吐血、便血"同源异派"。气血为水谷之精气，全赖脾胃气健而传布周流。失血是由于脾胃虚弱，"不能宣布"，导致血停或溢，治疗以理脾健胃为主，先视本气、分寒热有所加减；对于后世血因火而动、热邪迫血妄行的说法持否定态度。丁甘仁融合了舒驰远和后世关于出血病机的认识，认为湿、火、热等邪为标，气阴之不足为本。如衄血，鼻衄因水亏不能涵木、肝火犯肺所致；相火上升致耳衄，心脾火升致舌衄；便血多因脾肾阴虚、湿热入营等。又提到气为血帅，强调调理气机在血证治疗中的作用，治以清气、降气、补气、行气，临证中区别对待，辨证施治，总以凉血止血为法，并兼顾脾胃阳气。如包左案，即是"冀水来制火，火降气平，气为血帅，气平则血自易下行"。丁甘仁的血证医案处方多见西洋参一味药，兼顾了益气、养阴、清热多方面功效。

（2）吐血先辨阴阳，重视舌脉两诊

丁甘仁在《证治论要》中指出，吐血多因肝火内炽、迫血妄行所致。外感温邪，邪热伤气入营；外感风燥化火，木火刑金；郁怒伤肝，气郁化火；肝肾之阴不足，水亏不能涵木均可导致炎上之火，损伤阳络而出血，此类可归为阴病。若因阳虚气滞，不能导血归经；心脾两虚，气不纳血；阴阳脱离，气虚血脱等所致的出血可归为阳病。区分这几类病证，除了对症状的准确把握外，核心在于参看舌脉。舌红苔黄，脉或扎或弦兼数多为有热；舌淡苔白，脉象微细、扎数无力多为气虚，或有血脱之变。如戚左一案，"脉象扎数无力，舌苔淡白，前服凉血清营之方，未能见效。今舌脉参看，阴分本亏，阳气亦虚"。

（3）用药偏于清凉，随症灵活加减

《丁甘仁医案》共载治吐血案14例，偏于养阴凉营的八例，偏于益气健脾的四例，药用侧柏叶汤、理中汤、归脾汤、薯蓣丸加凉血止血之品；益气固脱两例。用药以清凉养阴为主，常用西洋参、麦冬、石决明、丹皮、白芍、茜草根、侧柏叶、山茶花、丹参、黛蛤散等。若血色紫暗，加参三七粉、鲜藕汁冲服；如为风温伏邪犯肺，增炒荆芥、薄荷炭；咳嗽者，加杏仁、贝母、冬瓜子、瓜蒌皮等。

舒驰远论治时提到吐血"必兼咳嗽"，认为蓄血、留饮皆为脾胃气虚；且"吐血多有喘者"，为中气不足、肾气涣散、胸中之气不能下达所致。治疗重在理脾健胃，兼顾肺气、肾气，注重痰浊、瘀血、寒热、肝风、心神等。

丁甘仁治吐血，共使用11种方法，内服方用药61种。其中，解表药7味（荆芥、桑叶、青豆卷、薄荷叶、马勃、枇杷叶露、蚕豆花露），理气药3味（白苏子、陈皮、郁金），化痰药8味（川贝母、象贝母、竹茹、杏仁、瓜蒌皮、旋覆花、橘红、冬瓜子），平肝息风药两味（羚羊角、石决明），补气健脾药8味（西洋参、北秫米、党参、白术、茯苓、炙甘草、黄芪、红枣），清热凉血药9味（丹皮、玄参、犀牛角、槐花、芦根、清童便、白芍、黛蛤散、生地黄），凉血止血药3味（侧柏炭、白茅根、山茶花），化瘀止血药4味（茜草根、三七、藕汁、刘寄奴），温经止血药1味（炮姜），安神药5味（茯神、龙骨、牡蛎、远志、酸枣仁），养阴药5味（石斛、麦冬、怀山药、女贞子、墨旱莲），养血活血药6味（蛤蚧炒阿胶、丹参、怀牛膝、当归、益母草、蒺藜）。其中，理气健脾化痰、养血止血活血药使用最多，可知其在论治上也是重视从脾胃着手，尤其重视痰浊和瘀血的病理因素。

（4）便血分远近，区分脏腑寒热

丁甘仁认为，便血之病，近血病在腑，远血病在脏；脏者肝与脾，腑者为大肠。血生于心，肝脾职司藏血、统血；肝为刚脏，脾为阴土。肝虚

则生热，热逼血妄行；脾虚则生寒，寒泣血而失道，藏统失职，血不归经，血下渗大肠，则为便血，这是对便血病机的总体认识。此外，脾肾阴虚、湿热入营、气阴不足等皆可导致便血。

治法上可归纳为"寒者温之，热者清之，肝虚者柔润之，脾虚者温运之"，遵《金匮要略·惊悸吐衄下血胸满瘀血病脉证治第十六》"下血先便后血，此远血也，黄土汤主之；下血先血后便，此近血也，赤小豆当归散主之"之论，认为黄土汤兼有刚柔温清之长而常用之。

治疗时，炒荆芥、地榆、槐花、当归、藕汁、阿胶皆为常用止血药；若为脾肾阴虚，湿热入营，内热所致便血，常加黄连、黄芩、生地黄、丹皮、赤芍、赤小豆等，严重者加黄柏炭、白头翁等。若兼气阴两伤，加西洋参、黄芪、白术、炙甘草、炒枣仁、茯神、远志，或用归脾汤法；或选脏连丸清利湿热与养阴补血兼而治之。若兼肝经郁热，加银柴胡、薄荷炭、石决明、钩藤等。若便血如喷如溅为肠风，乃风热客于肠胃引起，加晚蚕沙、防风炭。内痔便血，加槐角、刺猬皮等。

纵观丁甘仁治疗便血，不外乎养血凉营和温经健脾，所用药物为解表药1味（淡豆豉），化痰药两味（陈皮、竹茹），健脾药8味（党参、黄芪、西洋参、焦楂炭、甘草、白术、砂仁、谷芽），清热解毒药3味（白头翁、赤小豆、栀子），清热燥湿药3味（黄芩、黄连、秦皮），清热凉血药3味（赤芍、丹皮、荆芥炭），凉血止血药两味（地榆、槐花），温经药4味（肉桂、附子、炮姜、灶心土），安神药两味（茯神、远志），养阴养血药5味（白芍、生地黄、麦冬、当归、阿胶）。论治上，先辨出便血的病因、病位所在，或在脏在腑，或肝热脾寒，区别不同证候病机用药，止血的同时重视清热、健脾和养阴药物的使用。

案例1

崔右。经云：中焦受气取汁，变化而赤是为血。血属阴主静，赖阳气以运行，内则洒陈五脏，外则循行经络。今阳虚气滞，不能导血归经，血因停蓄，蓄久则络损血溢，上为吐血，盈盏成盆，下为便血，色黑如墨。舌淡白，脉芤无力。所谓阳络伤则血上溢，阴络伤则血下溢是也。上下交损，宜治其中，理中汤加味。潞党参一钱五分，生白术一钱五分，云苓三钱，清炙草四分，炮姜炭八分，陈广皮一钱，全当归二钱，丹参二钱，怀牛膝二钱，藕节炭二枚。

二诊：投两剂，上下之血均止。惟胃呆纳少，加砂仁八分，焦谷芽四钱。

按语： 本案患者既有吐血，又有便血，病情甚是严重。丁甘仁根据舌、脉象诊断为阳虚气滞，不能导血归经以致出血，且上下皆有损。治疗上应治其中，即治脾胃。本案出血的根本原因在于脾阳虚，不能发挥统血功能而产生停蓄之血。方以理中汤为主，稍加炮姜炭、藕节炭止血；陈皮理气健脾行气，以免气虚不受补；当归、丹参既活血又养血，可祛瘀生新；怀牛膝起引经作用。两剂血止。二诊见胃呆纳少，示脾虚为甚，无法骤补，故加砂仁、谷芽健脾之品。以理中汤加味治疗血证，简易平和，思路独特，对医者临床正确辨证和灵活用药等具有启示作用。

案例 2

施左，身热六七日不退，大便脓血。脉郁数，苔黄。伏邪蕴蒸气分，湿郁化热入营，血渗大肠，肠有瘀浊，大便脓血，职是故也。今拟白头翁汤加味，清解伏邪，苦化湿热。白头翁三钱，炒黄芩一钱五分，地榆炭一钱五分，杜赤豆五钱，北秦皮一钱五分，炒赤芍一钱五分，焦楂炭三钱，淡豆豉三钱，川雅连四分，炒当归二钱，炙甘草五分。

按语： 本案为湿热之邪入于气分、营分，入气则身热，入营则动血，血热下伤大肠络脉，导致便血。脉郁数提示湿邪蕴蒸于内（脉"郁"的说法鲜有，应是丁甘仁凭借症状所得的个人感觉和经验，郁为壅滞、不通畅之意，可能是手能感觉到脉象的壅滞或粗大不均），治以清化湿热，凉血止血。下血时兼有脓血，似痢疾之症，方用白头翁汤合赤小豆当归散；谨守古方之义，稍加豆豉清气分之热，焦楂炭兼止血和健脾功效。

14. 肿胀

（1）水肿鼓胀合论，责之气水湿瘀阻滞

《丁甘仁医案》中治疗肿胀的医案共 11 个。肿胀为病的依据是面浮肢肿、脘腹胀满、鼓之如鼓。根据《中医内科学》的认识，水肿和鼓胀都会有上述症状，但两者的病机和主要症状有所不同，有时难以分别。此处探讨的肿胀乃水肿和鼓胀两病合论。

丁甘仁认为，肿胀的病机主要为气机与水液运化失调，引起水湿、血液停滞，导致头面、肢体和腹部肿胀，主要涉及肺、脾、肾、肝等脏。每则病案，丁甘仁均提及湿邪阻滞气机，如朱女案为"积滞生湿，湿郁化热，阻于募原"；程女案为"脾有湿热，不能健运"；卫左案为"居处潮湿，湿郁阻滞"；徐右案为"脾不健运，阳水湿热"；陈左案为"阳气不到之处，即浊阴凝聚之所"等。三焦气机失调包括上焦肺宣降失调、中焦脾失运化、下焦肾失开阖，其均可导致水液运化或水道通调失常。肝气怫郁、肝郁乘脾亦能引起水湿停滞或气阻血瘀。

（2）重视脏腑关系，分别脏腑辨治

丁甘仁认为，肿胀的病机是气机、水湿和瘀血阻滞，所涉及的脏腑病变包括肺脾合病、肝脾合病和脾肾合病。

如关左和金童两案均为风水症。关左案为外邪犯肺，气道不通，引起气化、水液代谢功能失调；治以越婢汤、五皮饮加味，其中冬瓜子皮代替茯苓皮，重疏上焦水气。金童案为食积停滞，湿郁化水，兼感外风，症状急重。先拟开鬼门、洁净府，后兼温补脾肾之阳以化水湿。朱女案和程女案均病在肺、脾，但病机不同。朱女案为积滞生湿热，为中上焦气机不利。

治以豆豉、栀子、杏仁、贝母、桑白皮等疏上焦气机，枳实、莱菔子、鸡内金、泽泻、五皮饮加减等通中焦食积、湿滞，使气机通畅，湿去热孤。程女案为肺有伏风，脾有湿热。用药与朱女案相似，但用苏叶、防风等风药，重在疏风宣肺，不用消食之品，可见伏风邪气较甚，湿热不重，亦无食积阻滞。卫左案为感暑湿之气，湿郁阻滞，三焦决渎失司。治以辛开苦降、治痞满之法，方用半夏泻心汤加减，加枳实、莱菔子理气消痞，藿香、厚朴化湿，大腹皮、泽泻、茵陈等清利湿热。以上五案病在中、上两焦，即肺、脾水液和气机功能失调。

徐右案为肝阴不足，木克中土，中焦脾健运功能失调，上及肺不能通调水道，下及膀胱水湿无路可出。虽病在肝、脾，但丁甘仁治以沙参、石斛、川贝母等养肺阴柔肝木，取养金制木之意，兼白术、炙甘草、山药、陈皮等运化中土，以五皮饮加减、防己、薏苡仁等利水湿。傅左案为忧思伤脾，肝木来侮，但病情危笃，五皮饮、六君子汤、肾气丸等剂均不效，而拟用养金制木之法。与徐右案处方相近，加龙骨、牡蛎固涩阴阳之气，滋肾通关丸补肾兼通下焦湿热。方中提到单方哈士蟆（别名雪哈、哈蟆），为补肾利水、治疗虚胀之妙品。文右案为肝郁乘脾，湿热浊气凝于募原，三焦气机窒塞所致。丁甘仁用银柴胡引入肝经，又用陈皮、枳实、砂仁理气，鸡内金、炒谷芽、麦芽等健脾消积，佐以栀子、茯苓、大腹皮、小温中丸清三焦湿热。杨左案亦为肝、脾两病，木火郁热，气阻血痹，湿热凝聚募原。丁甘仁言"气为血之先导，血为气之依附，气滞则血凝，气通则血行"，故用银柴胡、香附等行气，丹参、藏红花、当归尾祛瘀，连皮苓、通草、泽兰利水化湿，丹皮、栀子、赤芍、清宁丸清热凉血。以上四例主要病在中焦，即肝、脾两脏。

林左案为思虑伤脾、脾阳不运所致的湿浊凝聚，从患者年龄、舌脉和兼症可以看出脾阳、肾阳皆不足。丁甘仁将温补脾肾和分消水湿之法合用，以附子、干姜、白术、炙甘草温肾健脾，加陈皮、鸡内金、炒谷芽理气健脾，厚朴、大腹皮、葫芦瓢分消水湿。陈左案为典型的鼓胀，丁甘仁认为是因脾肾之阳大伤而导致浊阴凝聚。因虚胀，纯用理气消胀之剂无效，故丁甘仁温补、分消并用，用附子理中加补骨脂、胡芦巴、金叶丹等，侧重温补脾肾。

（3）气之令人胀，分脏腑论治

肿胀病案后附有"肿胀概论"，乃丁甘仁总结的治疗"胀"的经验。"肿胀概论"引用《灵枢·胀论》原文，认为胀的发病部位可涉及各个脏腑，即"五脏六腑，皆各有胀"；又认为胀的病因病机在于"厥气在下，营卫留止，寒气逆上，真邪相攻，两气相搏"。论中指出，厥气为气机逆乱，浊阴寒气上干，气血运行留止不畅，兼寒邪入侵，正邪之气互结不解，合而为胀；有引用《灵枢·胀论》对五脏六腑之胀主症的论述，分析其病机，提出相应治法。

"肿胀概论"总结的辨治思路和方药，实际是对《灵枢·胀论》中各脏腑之胀的诊治，而非针对水肿和鼓胀。其曰："夫气之令人胀也，在于血脉之中耶？脏腑之内乎？"此胀可名为气胀。气之胀可存于血脉、脏腑，根据所在脏腑不同，"其病各有形状"，根据不同症状辨治。其多为实胀，治以"《灵枢》工在疾泻"。(《丁甘仁医案·肿胀概论》) 如心胀，主症为烦心短气，卧不安。其病机为寒邪来犯，阻遏心阳，阴阳交战而短气，寒水克火，心肾不交则心烦、卧不安，方用桂枝、姜皮等通阳理气，远志、琥珀、沉香等交通心肾，丹参、茯神、酸枣仁等养心安神。

《灵枢·胀论》除脏腑之胀，还提到"气在于血脉"而生的脉胀和肤胀。丁甘仁在概论中未提及这两类的诊治方法。丁甘仁在总结治胀经验时说："中满分消，治寒胀也；丹溪小温中丸，治热胀也；《灵枢》工在疾泻，治实胀也；济生肾气，治虚胀也。"其所提之胀，既包括《灵枢·胀论》所论及之胀，亦是所载医案对肿胀治法的精髓所在。

纵观丁甘仁治疗肿胀之法共11种，用药65种。其中，疏理肺气药8味（豆豉、杏仁、紫苏、防风、白苏子、桑叶、麻黄、桂枝），疏理脾胃药 6 味（枳实、陈皮、莱菔子、厚朴、藿香、砂仁），疏理肝气药两味（银柴胡、香附），理气化痰药 3 味（川贝母、冬瓜子、半夏），健脾益气药 9 味（鸡金炭、白术、炙甘草、山药、神曲、红枣、党参、谷芽、麦芽），温里助阳药 9 味（附子、补骨脂、干姜、胡芦巴、益智仁、小茴香、金液丹、滋肾通关丸、哈士蟆），利水祛湿药 13 味（大腹皮、泽泻、茯苓皮、冬瓜子皮、桑白皮、防己、生薏仁、生姜皮、猪茯苓、椒目、葫芦瓢、通草、泽兰），清热化湿药 5 味（黄连、黄芩、栀子、茵陈、石膏），养阴药 3 味（南北沙参、川石斛、知母），固涩阴阳药两味（龙骨、牡蛎），凉血活血药 5 味（丹参、丹皮、赤芍、藏红花、当归）。其中，梳理肺脾肾、三焦气机、健脾补阳益气和各类化湿药物使用偏多，体现出丁甘仁在论治上重视健运脾胃以杜绝生湿之源、调理三焦肺脾肾的气机和重视祛湿之法的特点。

案例

林左，年近花甲，思虑伤脾，脾阳不运，湿浊凝聚，以致大腹胀满，鼓之如鼓，小溲清白。脉象沉细。脾为太阴，湿为阴邪，当以温运分消。熟附子块一钱，淡干姜八分，生白术三钱，广陈皮一钱，制川朴一钱，大腹皮二钱，鸡金炭一钱五分，炒谷芽四钱，陈葫芦瓢四钱，清炙草五分。

二诊：前进温运分消之剂，脐腹胀满略松，纳谷减少，形瘦神疲，小溲清长，腑实不行，脉沉细。良由火衰不能生土，中阳不运，浊阴凝聚，鼓之如鼓，中空无物，即无形之虚气散逆，而为满为胀也。仍拟益火消阴，补虚运脾，亦经旨塞因塞用之意。炒潞党参三钱，熟附子一钱五分，淡干姜八分，清炙草五分，陈广皮一钱，大砂仁（研）八分，陈葫芦瓢四钱，胡芦巴一钱五分，炒补骨脂一钱五分，煨益智一钱五分。

三诊：脐腹胀满较前大减，小溲微黄，自觉腹内热气烘蒸，阳气内返之佳象。脉沉未起，形肉消瘦。仍拟益火之源，以消阴翳，俾得离照当空，则浊阴自散。炒潞党参三钱，熟附子一钱五分，淡干姜八分，清炙草五分，陈广皮一钱，大砂仁（研）八分，炒准山药三钱，陈葫芦瓢四钱，胡芦巴一钱五分，炒补骨脂一钱五分，煨益智一钱五分，小茴香一钱五分，焦谷芽四钱。

按语： 此案患者年近花甲，一诊见思虑伤脾，大腹胀满，小溲清白，脉象沉细，未录舌象。丁甘仁认为，此乃脾阳不运所致湿浊凝聚。从患者年龄、舌脉沉细和兼症小溲清白可以看出患者脾阳、肾阳皆不足。丁甘仁将温补脾肾和分消水湿之法合用，以附子、干姜、白术、炙甘草温肾健脾，陈皮、鸡内金、炒谷芽理气健脾，厚朴、大腹皮、葫芦瓢分消水湿。二诊时腹胀稍减，见纳谷减少、形瘦神疲、腑实不行。丁甘仁认为乃中阳不足。虽浊阴凝聚，但仍以虚胀为主，故稍改前方，加党参、胡芦巴、补骨脂、益智仁等健脾温肾助阳、益火消阴之品，减厚朴、大腹皮等祛湿利水之药。三诊时症状有较大改善，守方不更，加山药、小茴香、谷芽以助温中健脾。

15. 痿痹

丁甘仁治疗痿痹案共载 13 例，病机涉及肺、胃、脾、肝、肾功能失常，以及经络痰瘀阻滞，气血不通。就性质而言，痿可分为热痿和湿痿，痹可分为风痹、寒痹、湿痹和热痹。痹的部位涉及手足痹痛、腰髋痹痛、肢节痹痛、左肩痹痛、胸痹等。致病因素有外感风寒湿热和内生痰、湿、瘀，正气方面主要有气虚、阴虚、阳虚等。

（1）痿在肺胃久肝肾，润肺清胃补精血

丁甘仁认为，温病后期之痿证多责之于阴液已伤，虚火灼金，肺热叶焦，盖"两足痿软不能任地犹如草木之萎，无雨露以灌溉，欲草木之荣茂，必得雨露之濡润，欲两足之不痿，必赖肺液以输布，能下蒙于肝肾，肝得血则筋舒，肾得养则骨强，阴血充足，络热自清"。(《丁甘仁医案·少腹痛》) 需养肺阴，清阳明，"治痿取阳明……以阳明主能主润宗筋，宗筋主束骨而利机关也"。(《素问·痿论》) 病延日久，则"五脏之热皆能成痿"，

而"不独肺热叶焦也"，其中尤以肝肾为要，需加入益精养血之品，徐图功效。如封右案，初诊温病后两足不能任地，咳呛咳痰不爽，谷食减少，咽喉干燥。脉濡滑而数，舌质红，苔黄。丁甘仁治以养肺阴，清阳明，下病治上，药用南沙参、川石斛、天花粉、活芦根清养肺胃之阴；用川贝母、瓜蒌皮、肥知母、光杏仁、冬瓜子润肺止咳；用桑枝、络石藤清络热，通经脉；用怀牛膝引药下行，强筋骨。二诊咳呛内热均见减轻，仍两足痿软不能任地，故去南沙参、石斛、甘草、杏仁、冬瓜仁，加入麦冬、北沙参、细生地、抱茯神、淮山药等清养肺胃肾阴之品。三诊两足痿躄如前，虽不能行，但有自行举起之象，脉濡数，舌质红绛。治守原法，加入益精养血之品，药如川石斛、芜蔚子、猪脊髓、虎潜丸，以加强补肝肾、强筋骨之效。

（2）治痿独取阳明，养阴化湿通络

丁甘仁认为，虽然古人将痿证分为五脏痿，但"实则有二，热痿也，湿痿也。如草木久无雨露则萎，草木久被湿遏亦萎，两足痿躄，亦犹是也"。（《丁甘仁医案·痿痹》）根据《素问·痿论》"治痿独取阳明"之训，丁甘仁认为，一要养阴润阳明，二要化湿醒阳明，三要通络祛瘀畅阳明。丁甘仁治痿时常将养阴生津的南北沙参、川石斛、知母、天花粉、大麦冬、生地等养阴生津之品，与茯苓、泽泻、防己、苍术、白术、陈皮、生薏仁、木瓜、秦艽等健脾祛湿、芳香化湿、利水渗湿、祛风湿之品同用，并加络石藤、丝瓜络、桑枝、丹参、红花、牛膝等凉血活血通络之品。诸药合用，阳明得润，湿邪得除，络热自清。若阴虚肺胃热盛为主，以清养肺胃为主，兼化痰湿，药用石斛、沙参与川贝母、瓜蒌皮相伍（封右案）；若湿邪为主，则以化湿为主，养血润燥为辅，药用茯苓、泽泻与当归相伍（程左案）；沙参、生地黄与薏苡仁、木瓜相伍（李左案）；无论热痿还是湿痿，均注重络热的清除，配伍桑嫩枝、络石藤（封左案、程左案、李左案）、丝瓜络（李左案）等通络祛风或活血通脉之品。

（3）痹病分为两类型，分型施治善用藤

丁甘仁认为，热痹的成因多为外风引动内风，夹素蕴之湿痰入络，络热血瘀不通，不通则痛。其在治疗"杨右手足痹痛微肿，按之则痛更剧，手不能抬举，足不能步履，已延两月余。脉弦小而数，舌边红，苔黄腻，小溲短少，大便燥结"之热痹时指出，治疗的关键是"专清络热为主，热清则风自息，风静则痛自止"。"清络热"之法可概括为五类：一是平肝清热、息风通络，药用羚羊角；二是祛风散热通络，药用桑枝、忍冬藤；三是清热化痰通络，药用竹茹、丝瓜络；四是凉血活血通络，药用赤芍、茺蔚子、地龙；五是滋阴清热通络，药用白薇、石斛、天花粉、夜交藤。盖内外之风与湿痰裹挟，络热血瘀津伤在所难免，故丁甘仁所治切中"络热"肯綮，围绕内风、外风、湿痰、血瘀、津伤五大病理因素，妙用平肝清热息风通络、祛风散热通络、清热化痰通络、凉血活血通络、滋阴通络诸法，使热痹得以改善。待痹痛除，肝风阴伤缓，则去羚羊角、白薇、石斛，加丹参、当归、西秦艽、怀牛膝加强养血活血、祛风湿热和补肾强腰膝之功。方中所用通络之品，有多种藤类，如夜交藤、桑枝、忍冬藤、丝瓜络等。

丁甘仁认为，风寒湿邪所客经络不同，痹痛表现部位各异。客于太阳则髀痛，客于少阴则腰痛，客于厥阴则胯腹痛。原因在于"腰为少阴之腑，髀为太阳之经，胯腹为厥阴之界"。丁甘仁治疗严右案"腰髀痹痛，连及胯腹，痛甚则泛恶清涎，纳谷减少，难于转侧"时，认为病因系"产后血虚，风寒湿乘隙入太阳、少阴、厥阴之络，营卫痹塞不通，厥气上逆，夹痰湿阻于中焦，胃失下顺之旨。脉象尺部沉细，寸关弦涩。苔薄腻"。方拟独活寄生汤合吴茱萸汤加味。方中熟附片、细辛散少阴风寒湿邪，吴茱萸散厥阴风寒湿邪，独活、防风、桂枝温散太阳风寒湿邪，杜仲、桑寄生、怀牛膝补肾强腰膝；丹参、当归、白芍养血活血，俾"治风先治血，血行风自灭"之意；茯苓、半夏健脾化痰，和胃止呕。服药五剂，腰髀、胯腹痹

痛大减，泛恶亦止。前后加减用药十剂，诸恙均愈，得以全功。足见对症用药，其效必速。

（4）痹病病机分标本，标本兼治玉屏风

丁甘仁认为，痹痛涉及正、邪两个方面。正虚者为气虚、血虚，气虚不能托邪外出，血虚无以流通脉络。就脏腑而言，"肝、脾、肾三阴不足，风、寒、湿三气入络，与宿瘀留恋，所以酸痛"。丁甘仁治疗汪翁案，见"腰痛偏左如折，起坐不得，痛甚则四肢震动，形瘦骨立，食少神疲，延一月余。诊脉虚弦而浮，浮为风象，弦为肝旺"，认为"患者为七秩之年，气血必虚，久坐当风入肾"，故用大剂玉屏风饮（黄芪、白术、防风）加当归、白芍养血活血，加杜仲补肾，加木香、陈皮行气止痛，为止痛需理气之意。服后一剂知，二剂已。此案病在腰肾，兼及脾气虚、气血亏（因四肢震颤，形瘦骨立，食少神疲），此治法可见先师辨证之精准。

谢左案，左肩痹痛已久，连投祛风之剂依然如故。丁甘仁根据《黄帝内经》"邪之所凑，其气必虚"之论，认为本案属气阴两亏，痰湿留恋经络，营卫不能流通。治以益气养阴，化痰通络。药用玉屏风散（黄芪、白术、防风）加味。方中玄参、细生地黄养阴；半夏、陈皮、竹茹、指迷茯苓丸、木香化痰行气；甘菊花平肝风，散外风；地龙、桑枝活血通络散风。由此可见，无论腰部痹痛还是肩部痹痛，丁甘仁都认为内因为气血虚或气阴虚，或兼气滞或痰湿留恋经络；外因为外风侵袭。故在益气养血、行气化痰基础上配以散风通络之品。

（5）痹痛连脏腑，表里需分消

丁甘仁认为，痹痛病在经络，以髀部酸痛、连及腿足、不能举动为主。若痹痛由于风湿经络之病，连及脏腑，弥生枝节。钱左案载："初起寒热，继则脐腹膨胀，右髀部酸痛，连及腿足，不能举动，小溲短赤，腑行燥结。舌苔腻黄，脉象濡滑而数。"丁甘仁认为，其病机为"伏邪湿热夹滞，互阻

募原，枢机不和，则生寒热。厥阴横逆，脾失健运，阳明通降失司，则生䐜胀"。治拟健运分消、化湿通络之法。药用清水豆卷、茯苓皮、瓜蒌、冬瓜子健脾化痰祛湿；通草、木防己利水渗湿；枳实炭、地枯萝行气化痰通便；郁李仁、火麻仁润肠通便祛湿；嫩白薇、肥知母清虚热；西秦艽散风除热。全方以治脏腑之里为主，兼祛经络之邪。二诊加益元散（滑石、甘草、辰砂）祛暑清热利湿，兼安神；又加小温中丸清湿热；加猪茯苓、生薏苡仁、大腹皮增强化湿行气之效。三诊腑气通而溏薄，肚腹胀势渐消，小溲亦利，右髀部漫肿，痹痛大轻，但不便步履。脉象虚弦而数，舌边红，苔薄腻。丁甘仁认为，此为阴分本亏，肝脾气滞，蕴湿浊气，凝聚募原，络中痰瘀未楚，营卫不能流通。效不更方，宗原意出入。

丁甘仁治疗痹痛经络脏腑同病之证，重视"募原伏邪湿热夹滞"和"络中痰瘀"，用药的关键在于健运分消，化湿通络，和解枢机。俾枢机和利，则内外之邪断无藏身之地。

纵观丁甘仁治疗痿痹之法共 13 种，用药 222 种。其中辛温解表药 4 味（桂枝、防风、细辛、淡吴茱萸）。疏理肝气药 7 味（枳壳、郁金、木香、枳实炭、荸荠梗、鲜荷梗、佛手）；化痰药 11 味（川贝母、冬瓜子、半夏、瓜蒌皮、甜光杏仁、竹茹、薤白、竹沥、全瓜蒌、枇杷叶、橘白络）；健脾益气药 4 味（白术、黄芪、炙甘草、茯神）；温里助阳药 1 味（熟附片）；祛湿约 29 味，其中健脾祛湿药 6 味（茯苓、生薏苡仁、陈皮、陈木瓜、茯苓皮、砂仁），淡渗利湿药 13 味（泽泻、冬瓜子、木防己、晚蚕沙、通草、猪苓、腹皮、冬瓜皮、鲜藕节、稆豆衣、建兰叶、滑石块、通草），芳香化湿药 3 味（苍术、藿香、佩兰），清热燥湿药 3 味（黄柏、清水豆卷、茵陈），祛风湿 4 味（独活、秦艽、威灵仙、五加皮）；养阴生津药 10 味（南北沙参、川石斛、知母、天花粉、大麦冬、生地黄、活芦根、郁李仁、大麻仁、地枯萝）；养血凉血活血药 11 味（茺蔚子、紫丹参、丹皮、赤芍、杜红花、当归、川牛膝、白芍、延胡索、川芎、地龙）；通络药6味（桑嫩枝、络石藤、丝瓜络、忍冬藤、夜交藤、海风藤）；补肾药6味（山药、怀牛膝、杜仲、猪脊髓、潼蒺藜、桑寄生）；清热息风药两味（羚羊片、甘菊花）；清虚热药两味（白薇、银柴胡）；消食药两味（生熟谷芽、麦芽）；中成药5种（虎潜丸、小活络丹、指迷茯苓丸、益元散、小温中丸）。其中，使用次数居于前五位的分别是祛湿药、养血凉血活血药、化痰药、养阴生津药、通络药和平肝息风药。其可体现出丁甘仁在论治上重视祛湿化痰、理血、养阴通络、息风和肺胃脾肝肾气机的特点。

案例

李左，两足痿软，不便步履，按脉尺弱，寸关弦数。此乃肺肾阴亏，络有蕴热，《经》所谓肺热叶焦，则生痿躄是也。阳明为十二经之长，治痿独取阳明者，以阳明主润宗筋，宗筋主束骨而利机关也。症势缠绵，非易速瘥。南北沙参各一钱五分，鲜生地黄三钱，川黄柏一钱五分，丝瓜络二钱，川石斛三钱，生薏苡仁三钱，肥知母一钱五分，大麦冬三钱，陈木瓜二钱，络石藤三钱，虎潜丸（包煎）三钱。

按语：此案患者两足痿软，不便步履，尺弱，寸关弦数，系肺肾阴虚有热。《素问·痿论》曰："肺热叶焦，则皮毛虚弱急薄，著则生痿躄也……五脏因肺热叶焦，发为痿躄。"肺热叶焦，指肺中郁热，津液干涸，肺叶枯萎。若肺热叶焦，不能敷津于肌肤，则发为痿躄，以四肢痿弱无力、肌肤枯萎为主症。痿躄的成因在肺肾阴虚。肺热叶焦，缘何治疗要"独取阳明"？《灵枢·经脉》云："肺手太阴之脉，起于中焦，下络大肠，环循胃口，上膈属肺。"调补阳明胃之津液，可使其随肺经到达于肺，发挥滋肺阴、清肺热之效。脾胃为后天之本，气血生化之源。脾主四肢，脾与胃相表里，补胃津，使脾有津可转输于周身四肢。阳明尚主润宗筋，宗筋主束骨而利机关。丁甘仁虽然辨证定位于肺肾阴虚，肺热叶焦，但仍采用滋养胃阴之

"独取阳明"之法。药用南北沙参、鲜生地黄、川石斛、大麦冬滋养胃阴、肺阴、肾阴；用生薏仁、陈木瓜健脾和胃祛湿，防滋阴药腻滞碍胃；用肥知母、川黄柏清肺肾虚热；用丝瓜络、络石藤通络疏筋；所用虎潜丸源于《丹溪心法·卷三》，用治腰腿疼痛，关节作痛，筋骨无力，四肢麻木，血少风多，偏正头风，头痛脑胀，神经衰弱，以及因水土或风湿所引起之大骨节和关节炎等症。本处汤剂中加入该药，取其疏筋活络之用，以增强治疗痿躄之用。

16. 丁甘仁内科病中丸散膏丹的应用

丸散膏丹是中成药常用的四类剂型，丁甘仁对之十分重视。1905年，丁甘仁创设了沐树德药号，并编撰《沐树德堂丸散集》一书。后受"钱存济堂"老板之聘，撰写《钱存济堂丸散膏丹全集》，收录历代宫廷和民间秘方五百多个；1921年又编撰《丸散膏丹国药配制法》，后世亦留下丁甘仁所撰的《丁甘仁家传珍方》等著作。

《丁甘仁医案》所用药物虽以汤剂为主，但丸、散、膏、丹四种剂型均频繁出现，不仅用于外科治疗，内科疾病治疗亦有独特经验。

（1）剂型的使用方法

使用汤剂以外的剂型时，丁甘仁常采用入煎和口服。入煎分包煎、代水煎和后入几类，口服有吞服、冲服、研末化服和盐水送服几类。

根据用药统计，丁甘仁多以成药入煎剂为主，且大多包煎，剂量一般按一味药的剂量使用，散剂入煎多用包煎是常识，丸、丹类药剂不直接入煎，是考虑药物容易粘锅糊化、焦化。花露类成药如野蔷薇花露、枇杷叶露等，考虑到其挥发性，一般代水煎、后入或冲服，且用量相对较大。补益类成药以包煎和吞服为主，偏于补肾的药多晨起空腹并以盐水送服，如虎潜丸、济生肾气丸等。较为贵重或用于救急的成药，多冲服或研末化服，如苏合香丸、至宝丹等。

（2）药物用途分类

从药物功效统计，丁甘仁常用成药大体分为八种，包括补益类、开窍类醒神、清热化湿类、解表清暑类、化痰导滞类、妇科经产类、祛风通络类。

补益类除补中益气丸补气升提外，多为补益肝肾阴阳之品，如三才封髓丹、养正丹、金液丹等，常用的有金匮肾气丸、桂附地黄丸等；开窍醒神类有凉开之牛黄清心丸、紫雪、至宝丹和温开之苏合香丸；清热化湿类如戊己丸、五宝丹、小温中丸和各种花露等；解表清暑有益元散、纯阳正气丸、玉枢丹等；化痰导滞类有指迷茯苓丸、木香槟榔丸等；妇科经产类如威喜丸、逍遥散；祛风通络类如再造丸、小活络丹等。

（3）频用药物组成、功效与案例

金匮肾气丸　治喘急痰盛，面浮目肿，肚腹胀大，小便短涩，渐成鼓胀。为行水培土之品。

济生肾气丸　治元阳不足，脾土虚寒，腰重足肿，胀满喘急，小便不通。为分利水道之品。

桂附地黄丸　治命门火衰，脐腹寒痛，咳嗽痰迷，下元不固，精泄便浊。为益火消阴之品。

七味都气丸　治虚火凌心，咳嗽不止，津液枯涸，喘不得卧，咽痛喑哑。为摄气潜阳之品。

滋肾通关丸　治肾水大亏，不能制火，飞龙上亢，气逆喘急，口渴便秘。为导龙归海之品。

这些药方皆摘录于《沐树德堂丸散集》。丁甘仁言："以古方并依古法监制。"

金匮肾气丸为医圣张仲景创制，载于《金匮要略》。该书中有三个名，即"中风历节病脉证并治第五"篇中的崔氏八味丸，"血痹虚劳病脉证并治第六"篇中的八味肾气丸和"妇人杂病脉证并治第二十二"篇中的肾气丸。

处方由干地黄、山茱萸、山药、泽泻、茯苓、牡丹皮、桂枝、附子（炮）八味药组成，用于治疗"脚气上入，少腹不仁"及妇女"转胞"。

宋·陈师文等人奉敕所撰《太平惠民和剂局方》，对金匮肾气丸进行了改进，将桂枝改为肉桂，干地黄改为熟地，且加大肉桂和制附子的用量，使该药的药效有了质的提高，主要用于肾阳虚乏，取名"八味丸"，收载于该书"卷之五·治诸虚（附骨蒸）"。由于该方最早出自《金匮要略》，且与六味地黄丸相比多了肉桂、制附子两味药，所以后世又习称其为金匮肾气丸、桂附地黄丸、八味地黄丸。

南宋·严用和在"桂附地黄丸"基础上，加入川牛膝（去芦，酒浸）、车前子（酒蒸），并将山药炒用，加减化裁制成"加味肾气丸"，并收载于其《严氏济生方》（简称《济生方》）中，后世习称之为济生肾气丸，治肾虚腰重，脚肿，小便不利。

七味都气丸由五味子、山茱萸、茯苓、牡丹皮、熟地黄、山药组成，偏于补肾纳气，涩精止遗。滋肾丸通关丸又名通关丸、滋肾丸（《兰室秘藏》卷下）、知母黄柏滋肾丸、大补滋肾丸（《医林绳墨大全》卷六），由黄柏、知母、肉桂三味药组成。

丁甘仁使用济生肾气丸的三个医案中，屈左、谢左两例为哮喘病，虞右案为产后，皆为脾肾阳虚，肾气不纳，导致水湿肿满、咳喘不能平卧为主的喘肿重症。泄泻裴左案为脾肾阳虚、命门火衰所致，合用桂附地黄丸吞服。使用金匮肾气丸的两个医案中，童左案为哮喘病，肾虚不能摄纳下焦，痰饮上泛；尹左案为阴虚火旺之消渴证。内伤杂病中傅左案以小便清长为主诉，且兼尿频或遗尿，故用七味都气丸摄气潜阳。丁甘仁根据病情的不同和严重程度而对用药的选取、方法和剂量都有所侧重。屈左案阳虚式微，病情严重，需每日吞服三钱，其余病例则包煎且剂量不大。

在治疗暑温、湿温、痢疾、腹痛、癃闭、溲血几种疾病中，滋肾通关丸都有所使用。几例病案中都存在尿痛、小便短赤或小便不利。荣左案，为伏暑化热，蕴蒸阳明，热迫营分，湿热下注，气化不及州都。费左案为湿热蕴蒸三焦，决渎失司。哈右案为误治后湿温之邪转入厥阴，下焦蓄瘀留恋，膀胱气化无权。沈左为湿热阻滞、小便数而不畅的癃闭。对热在下焦血分、热蓄膀胱、小便不通之症，针对性地使用滋肾通关丸，体现了丁甘仁辨证和用药的特点。

参燕百补丸的功能为益髓添精，壮水制火，补气养血，宁心滋肾，或病后、戒烟后身体羸弱，诸虚百损；以及男子阳痿，妇人带下，劳伤咳嗽，腰膝酸软，心悸不寐，头眩耳鸣等症。久服有转弱为强之力、延年益寿之功。每服三四钱丸（膏），用开水吞（冲）服。春夏服丸，秋冬服膏，最相宜也。

丁甘仁所处的时代正值清朝晚期，内外交迫。鸦片战争打开旧中国封闭的大门，鸦片的流毒对中国的经济，以及人们的心理和健康都造成了严重的侵害。丁甘仁在书中论及，"林公总督两广时，洋烟流毒已蔓延天下……制救世之良方，依法服之，获效颇奇。惟是方只载文忠政书丸凡两种：曰戒烟，曰补正……"其戒烟丸方中有附子、升麻、柴胡、人参、黄芪、燕窝、木耳、白术、陈皮、木香、当归身、何首乌、黄连、黄柏，补正丸方除去附子、木香、升、柴，加入益气养阴、填精补脑之品。丁甘仁依林则徐所制戒烟真方加减而创制新的戒烟方——参燕百补戒烟膏丸，又制仁字百补戒烟膏丸、义字百补戒烟膏丸、礼字百补戒烟膏丸、智字百补戒烟膏丸、信字百补戒烟膏丸，分别治疗肝病成瘾、肺病成瘾、心病成瘾、肾病成瘾、脾病成瘾五种烟瘾患者。

《丁甘仁家传珍方》中录有戒烟丸方：当归一钱，牛膝一钱，白术一钱，党参一钱，茯苓一钱，秦艽一钱，青皮一钱，陈皮一钱，狗脊一钱，川续断五分，独活五分，砂仁五分，白芍二钱，甘草二钱，黑枣为丸。又有戒烟验方：花柴梗二斤四两，食盐一两，冬虫夏草四两，烟灰一两，水一铅桶，先煎花梗四小时，滤清再煎虫草二小时，入盐半小时，再入灰。

《丁甘仁医案》内科病成药使用频次

剂型	医案数目	方药
丸剂	1	纯阳正气丸、桂附地黄丸、戊己丸、木香槟榔丸、驻车丸、大黄䗪虫丸、七味都气丸、虎潜丸、小温中丸、脾约麻仁丸、补中益气丸、橘核丸、威喜丸、葛氏十灰丸、保和丸、六神丸
	2	牛黄清心丸、半硫丸、再造丸、左金丸、金匮肾气丸
	3	琥珀安寐丸、香连丸、苏合香丸、济生肾气丸
	4	清宁丸
	5	指迷茯苓丸、枳实导滞丸
	7	滋肾通关丸
散剂	1	逍遥散
	2	六一散、失笑散
丹剂	1	紫雪丹、至宝丹、保心丹、三才封髓丹、哮吼紫金丹、小活络丹、震灵丹
	2	神仁丹、金液丹、五宝丹、养正丹
	4	黑锡丹
	5	玉枢丹
	6	甘露消毒丹
花露	1	蚕豆花露
	2	香稻叶露
	3	野蔷薇花露
	8	枇杷叶露

《丁甘仁医案》内科病应用成药统计（根据功用分类）

功用	方药
补益	补中益气丸、桂附地黄丸、七味都气丸、虎潜丸、半硫丸、济生肾气丸、金匮肾气丸、滋肾通关丸、三才封髓丹、哮吼紫金丹、震灵丹、金液丹、养正丹、黑锡丹
清热化湿	戊己丸、小温中丸、六神丸、香连丸、清宁丸、保心丸、五宝丹
化痰导滞	指迷茯苓丸、木香槟榔丸、脾约麻仁丸、保和丸、枳实导滞丸、橘核丸
解表清暑	纯阳正气丸、玉枢丹、六一散、神仁丹
开窍醒神	牛黄清心丸、苏合香丸紫雪丹、至宝丹
止血活血	大黄䗪虫丸、失笑散、葛氏十灰丸
妇科经产	威喜丸、逍遥散
祛风通络	再造丸、小活络丹

（三）妇科疾病

1. 崩漏

（1）崩漏关乎肝脾心肾，久则营血亏耗

　　丁甘仁言崩者为重，漏者为轻，皆月经失调之故。中医学认为，月经出血量大而势猛者为崩，量小势缓而淋沥不尽者为漏。从发病部位看，丁甘仁责之冲任之脉失于固摄调和。这一观点与《诸病源候论》"论妇人病，凡漏下候七论、崩中候五论，全部以损伤冲任"的理论相一致。宋·陈自明《校注妇人良方·卷二·众疾门》称"妇人病有三十六种，皆由冲任劳损而致，盖冲任之脉为十二经之会海"。清徐灵胎在《医学源流论·妇科论》也说："凡治妇人，必先明冲任之脉……冲任脉皆起于胞中，上循背里，为经脉之海，此皆血之所从生，而胎之所由系，明于冲任之故，则本源洞悉，而候所生之病，则千条万绪，以可知其所从起。"崩漏的发生还与心、肝、脾密切相关，久病可累及肾脏，上逆可犯及肺脏。可以说崩漏的发生与五脏皆有关系。

丁甘仁认为，崩漏日久，首先营血亏虚，会导致三种变证：一是血脱气衰，气血不足，阴阳两损；二是营血大亏，虚热上浮，冲任不固；三是崩漏日久，营阴亏耗，阴虚阳亢。其次，从脏腑来说，主要涉及肝、脾、心、肾四脏。肝脾两亏是基本病机，藏统失司，累及心肾。由于肝肾同源，也有起源于肝肾不足，气虚不摄而冲任失调；或者肝肾之阴不足，木火刑金，兼肺热痰嗽；也有肝火炽盛证，导致血不归经，冲任亏损。

（2）治宜清热滋阴，补益气血

对于崩漏一症，丁甘仁还注重调和气血。析其病因病机，其对于"血崩"及"经漏"主要分为四类。

血崩的原因有因热而起，称为"血热血崩"。其病机为君相火动，心肝火旺，血热妄行，冲任失固。临症可见扰于上则目白红赤，扰于下则血海不宁，经多如崩，脉象左弦右细。治宜清经降火，凉血止血。方用芩连四物汤，可加鲜藕汁，或藕节炭凉血止血。

血崩因血虚而起者，称为"血虚血崩"。其病机为血虚水亏，水不制火，则虚火妄行，冲任失固；甚则肝肾亏虚，阴虚于下，阳浮于上。临症可见潮热时作，头晕腰酸。欲潜其阳，必滋其阴，欲清其热，必养其血。治疗宜养血滋阴，潜阳理血。方用归脾汤合三甲饮（左牡蛎、炙龟甲、炙鳖甲）。

血崩因气虚而起者，称为"气虚血崩"。其病机为正气大伤，气不摄血，血行失常。临症可见头目眩晕，少寐，脉细小。治宜益气健脾，引血归经。方用归脾汤、补中益气汤、胶艾四物汤，药如贯众炭、血余炭、丝棉炭、陈棕炭等引血归经之品。

有"经漏"不止者，其病机为肾亏肝旺，冲任不固。治宜滋肾清肝，塞流澄源。方用荆芩四物汤，加黄柏、知母、炙龟板、白薇等。

（3）崩漏久病必瘀，阴阳俱损需兼顾

从病程发展看，久病必伤及阴血，或见阴血亏少不行，瘀血内生，脉象细涩。治宜活血养血，祛瘀生新，药用当归、丹参等物；或见阴损及阳，终致血脱气衰，阴阳两损，治宜阴阳双补，药用杜仲、菟丝子等品；或见肝火犯肺，症见咳嗽，在调摄奇经的同时，宜加冬桑叶、光杏仁、象贝母等润肺、降肺、止咳之品。

丁甘仁常用的方剂，如三甲饮"壮水之主，以制阳光"，治疗阴虚阳亢、阳亢盛迫血妄行之崩漏。归脾汤补益气血、心脾双补，治疗心脾两虚、气血不足之崩漏。归脾汤常合胶姜饮同服。八珍汤加阿胶、藕节、乌贼骨培补气血，固摄其经。胶艾汤、胶艾四物汤补益营血，调摄冲任，治疗营血不足、冲任失调之崩漏。又用之加减调摄冲任，祛瘀生新。

（4）暴崩宜补宜摄，久漏宜清宜通

丁甘仁认为，塞流、澄源、复旧是不可或缺的治疗原则。治疗时"暴崩宜补宜摄，久漏宜清宜通"。

综观丁甘仁治疗崩漏病，使用治法 15 种，共用药物 68 种。其中，"血热血崩"用凉血止血药9味［丹皮炭、血余炭、侧柏炭、生地炭、贯众炭（活贯众炭）、莲蓬炭、藕节炭、陈棕炭、蒲黄（蒲黄炭）］，清热解毒药5味［干荷叶、嫩白薇、鲜藕、（黑）稽豆衣、象贝母］，养阴透热药两味（大炙龟甲、炙鳖甲）；"血虚血崩"主要用补血养血药5味（当归身、生白芍、紫丹参、阿胶珠、桂圆肉）；"气虚血崩"主要用益气健脾药7味［炒潞党参、炙甘草（清炙草）、炙黄芪（生黄芪）、生白术、吉林参须、扁豆衣、红枣］，健脾渗湿药6味（连皮苓、炒怀山药、炒苡仁、米炒於术、炒於术、米炒白术），健脾消食药3味［生谷芽、熟谷芽（炒谷芽）、炒麦芽］；"经漏不止"主要用补益肝肾药6味（厚杜仲、川断肉、甜冬术、黑芝麻、潼蒺藜、炒补骨脂）；其他有重镇安神药两味（左牡蛎、花龙骨），补养安神药4味（远志肉、炒枣仁、柏子仁、朱茯神），平肝清热药4种（嫩钩钩、炒杭菊、滁菊花、青葙子），温经止血药4味［广艾炭（广绒炭、广

艾叶）、炮姜炭、百草霜、荆芥炭］，润肺降肺药 4 味（冬瓜子、冬桑叶、光杏仁、松子肉），固涩止血药 1 味（乌贼骨），疏理气机药 6 味（陈广皮、大砂仁、全瓜蒌、苦桔梗、广橘皮、春砂壳）。从使用药物看，凉血止血药最多（10 味），益气健脾药其次（7 味），其他多法并列第三。从中可以看出丁甘仁治疗崩漏的用药风格，是重视从血热、血虚和气虚入手。

案例

余右，冲任亏损，血不归经，经事淋漓不止，行而太多，有似崩漏之状。目白红赤，肝火升腾。故拟调摄奇经而清肝火。阿胶珠（蒲黄四分同炒）三钱，当归身二钱，大白芍二钱，左牡蛎（先煎）四钱，抱茯神三钱，荆芥炭一钱，花龙骨（先煎）三钱，象贝母三钱，滁菊花二钱，青葙子一钱半，陈棕炭三钱，血余炭（包）三钱，藕节炭二枚，活贯众炭三钱。

二诊：经行太过，似有崩漏之象，头眩心悸，胸闷纳少，脉象左弦右细，舌苔白腻。此冲任亏损，血不归经，肝气肝阳上升，胃失和降。仍宜养血柔肝，调摄奇经。生白芍二钱，当归身二钱，阿胶珠二钱，朱茯神三钱，左牡蛎（先煎）四钱，花龙骨（先煎）三钱，黑穞豆衣三钱，潼蒺藜三钱，厚杜仲三钱，活贯众炭三钱，广橘皮一钱，生谷芽三钱，熟谷芽三钱，藕节炭二枚，嫩钩钩（后入）三钱。

三诊：目白红赤已见轻减，崩漏虽减，未能尽止。冲任亏损，血不归经。仍宜调摄奇经，而清肝热。清阿胶（蒲黄炭同炒）三钱，当归身二钱，大白芍二钱，抱茯神三钱，左牡蛎（先煎）四钱，花龙骨（先煎）三钱，厚杜仲三钱，陈棕炭三钱，血余炭（包）一钱半，乌贼骨三钱，贯众炭三钱，嫩白薇一钱半，藕节炭三枚。

按语：此妇人初来诊时，即有"经事淋漓不止，行而太多"。丁甘仁认为有似崩漏之状，可按崩漏治疗。丁甘仁辨证为"血热血崩"，病机为君相火动，心肝火旺，血热妄行，冲任失固。从症状看，热扰于上而出现目白红赤，扰于下而出现血海不宁，经多如崩。故法随证立，治以清经降火，凉血止血。方用阿胶珠补血滋阴止血，为君药。当归身和大白芍两药养血敛阴，帮助君药加强养血止血功效，可谓臣药；左牡蛎为三甲饮主药，功能滋阴潜阳，平抑上亢之肝阳，助君药止血；花龙骨与左牡蛎相须为用，平肝潜阳之力增，亦可为臣。抱茯神宁心安神，配合花龙骨镇静安神；荆芥炭、陈棕炭、血余炭、藕节炭、活贯众炭五炭齐用，加强清热止血之力，共为佐药。象贝母、滁菊花、青葙子均可清热，贝母入心经、菊花和青葙子为清肝明目之品，三药合用，共同清心肝之火，使血热不得妄行。

二诊时，由于崩漏日久，伤及气血，除"血热血崩"症状外，尚有"血虚血崩"和"气虚血崩"之病机。头眩为脾胃生化气血乏源、气血不足、不能升清所致。血虚不能养心，心血不足，故胸闷、心悸。脾胃气弱，运化无力，故纳食减少。舌苔白腻乃脾虚湿浊之象，脉象左弦为心肝火旺、右细为肺脾气弱血少之象。治以养血柔肝，调摄奇经，重在补肝肾之气。因肾阳为一身之根本，脾肾阳生化肾阴，上济心阴而生心血。故在原方基础上加黑穞豆衣滋阴养血，平肝益肾；加潼蒺藜、厚杜仲补肝益肾；加广橘皮、生熟谷芽理气和胃；加嫩钩钩平降肝阳。减去荆芥炭、陈棕炭、血余炭三炭止血，减去象贝母、滁菊花、青葙子清心肝之热，减阿胶珠一钱，恐腻滞妨碍肾水上升。

三诊时，目白红赤已见轻减，崩漏虽减，未能尽止。效不更方，继用上法，主方不变，再加收敛止血之陈棕炭、血余炭、乌贼骨，稍加嫩白薇清解余热。三诊过程中，一方面考虑到肝、心、脾、肺、肾五脏之气血阴阳的平衡；另一方面，丁甘仁注重调节奇经，如冲、任二脉，所用药物如龟板、王不留行、巴戟天、香附、川芎、鳖甲、木香、当归、白术、槟榔、苍术、吴茱萸、枸杞子、丹参、甘草等，都是调节冲、任二脉的常用药。

丁甘仁在医案中曾论及"血虚血崩，加炒丹皮、杭白菊、生白芍、穞豆衣、嫩钩钩、怀牛膝炭、黑芝麻、白薇等。肾虚者，常加川续断、杜仲、菟丝子；湿盛者，常加米仁、怀山药；心悸者，常加紫贝齿、麦冬等。"此可供临床参考。

2. 带下

（1）带脉失约，肝脾肾失常为病机关键

《丁甘仁临证医集》中治疗带下病的医案，共有费右、黄右、徐右、倪右、洪右、吴右、池小姐7例。总体来说，丁甘仁认为，其病位在带脉，带脉失于约束，导致带下异常。其病机多见脾虚生湿、肝郁化火，湿热郁火流入带脉而失约；另有脾肾本亏与湿热下注并重者；兼膀胱气化失司，湿热夹瘀交结下焦者；三阴不足，脾气不升者。

从带下病所涉及的脏腑看，丁甘仁认为不离肝、脾、肾三脏。肝藏血，脾为气血生化之源，肝肾之精血同源，肝脾肾之精血不足则营血亏虚；肝郁易于化火，脾虚易于生湿，从而湿热交结；下焦膀胱兼有湿热则宣化失司，小腹作痛。

（2）清郁火必佐养营，渗湿邪必兼扶土

丁甘仁治疗带下的原则是"清郁火必佐养营，渗湿必兼扶土"。正如傅青主所云："带下之病皆属于湿……凡脾气之虚，肝气之郁，湿热之侵皆能致之。"（《傅青主女科·论带下》）

如费右案，患者营虚肝旺，肝郁化火，脾虚生湿，湿郁生热，湿热郁火流入带脉，带脉无约束之权，以致内热溲赤，腰酸带下；湿热下迫大肠，则肛门坠胀。治疗时，郁火宜清，清火必佐养营；蕴湿宜渗，渗湿必兼扶土。药用白归身、赤茯苓、杜仲、大白芍、生白术、淮山药补益肝脾肾，养血固精，渗湿止带；六一散、炒条芩、黑山栀、黄柏炭、萆薢梗清热；乌贼骨固涩止带。标本兼顾，虚实并治。

（3）内服外用并施，洗方掺药同用

丁甘仁善于使用多种方法增强治疗效果。比如倪右案，患者为脾肾本亏，湿热下注证。主症为带下绵绵，兼见下部患疡痒痛，痰饮咳嗽，入夜

尤甚。治疗时用内服方益肾束带，宣降肺气，清利湿热。同时用外洗方地肤子、豨莶草、白鲜皮、苦参片、六一散治疗外阴痒痛，在痒痛之处用糁药八宝月华丹。诸药合用，共奏束带、清热、利湿、止痒、愈疡之功。

（4）血不利则为水，治带下必治血

《金匮要略·水气病脉证并治第十四》言"血不利则为水"，指出血瘀可以导致水液代谢障碍。丁甘仁认为，带下也会兼有血瘀。如洪右案，患者经行而复止，带下浑浊，少腹作痛。治用紫丹参、茺蔚子、延胡索、杜红花、绛通草、京赤芍等大量活血之品以助利水而止带。

综观丁甘仁治疗带下病，其病机最多见以下几种：脾虚生湿；肝郁化火；湿热郁火流入带脉而失约；脾肾本亏与湿热下注并重；兼膀胱气化失司，湿热夹瘀交结下焦；三阴不足，脾气不升等。统计其治法和方药发现，用益气健脾药3味（生黄芪、生白术、广橘白），健脾渗湿药3味（云茯苓、怀山药、生苡仁），健脾消食药2味（生谷芽、熟谷芽），疏理气机药2味（苦桔梗、蜜制枳壳），清热祛湿药15味（赤茯苓、滑石粉、车前子、炒条芩、黑山栀、黄柏炭、萆薢梗、生苡仁、福泽泻、冬瓜皮、苦参片、豨莶草、苦参片、清水豆卷、川楝子），清热通淋药1味（绛通草），清热利湿，祛风止痒药2味（地肤子、白鲜皮），补肾益精药2味（厚杜仲、川断肉），补脾肾药2味（震灵丹、核桃肉），利湿补肾药1味（威喜丸），凉血活血药4味（粉丹皮、紫丹参、茺蔚子、京赤芍），活血止痛药2味（延胡索、杜红花），凉血止血药4味（生地炭、贯众炭、藕节炭、净槐米），温经止血药1味（荆芥炭），固涩止血药1味（乌贼骨），养血和血药3味［当归身、大白芍（生白芍）、阿胶珠］，升阳药1味（川升麻），滋阴清热药1味（小生地）。其他治疗方法7种：其中重镇安神药1味（左牡蛎），补养安神药4味（炙远志、炒枣仁、朱茯神、北秫米），润肺降肺药2味（冬瓜子、光杏仁），清热化痰药1味（炒竹茹），行气化痰药3味（白苏子、炙款冬、青橘叶），清热解毒法用药 4 味［嫩白薇、鲜藕（藕节）、象贝母、生甘草］，祛风湿药 2 味（两头尖、粉萆薢）。从使用药物看，清热祛湿药最多（15 味），凉血活血、凉血止血、养血和血、补养安神、清热解毒药其次（4 味），其他多法用药 1～3 味不等，均较少。可以看出，丁甘仁治疗带下病的用药风格是重视从清热祛湿、调血入手。

案例

吴右，三阴不足，湿热下注，带下频频，阴挺坠胀，腑行不实，里急后重。拟益气升清，滋阴化湿。生黄芪三钱，黄柏炭八分，小生地三钱，川升麻三分，蜜炙枳壳一钱，乌贼骨三钱　粉丹皮一钱五分，净槐米（包）三钱，生甘草八分，苦桔梗一钱，福泽泻一钱五分，威喜丸（包）三钱。

按语：肝、脾、肾为三阴之脏，丁甘仁认为，治带下不离此三脏。肝藏血，脾为气血生化之源，肝肾之精血同源，肝脾肾之精血不足则营血亏虚。此案三阴不足，则气虚血弱。气虚则水谷下陷而成湿浊，故带下频频。肝郁易于化火，脾虚易于生湿，湿热交结则见腑行不实，里急后重。气虚无力升提脏器，则下焦之子宫位置不固，下陷而成阴挺坠胀。湿浊聚实，成为实邪，伤及阴血，故阴伤。治疗从肝、脾、肾三脏入手，健脾益气，升举脏器，化浊利湿滋阴。药用生黄芪、川升麻补益肝、脾、肾三脏之气，且升举阳气；黄柏炭、福泽泻清热化湿浊，兼以凉血；粉丹皮、小生地、净槐米滋阴凉血；苦桔梗、蜜炙枳壳一升一降，促气机之调达，使"气行则湿化"；乌贼骨收敛，止带下；生甘草清热，且调和药性；威喜丸含茯苓、猪苓，利湿健脾，补肾固下。诸药合用，共奏健脾补肾、疏肝清肝、行气止带之功。

3. 经事愆期

（1）穷源返本治肝胃，调经先以顺气主

丁甘仁认为，调经先需顺气。顺气指一身之气机顺畅调达。脾胃为一身气机之枢纽，肝主一身之气，故肝气对于脾胃之气的调畅作用尤为重要。

为此，丁甘仁提出了"穷源返本治肝胃"的思想。

沈右案患者经事愆期，行而不多。观其脉象，左弦右涩。弦为肝郁，涩为血行不畅。肝主疏泄，疏泄正常，女子月经依时而下，故月经又名"月信"。肝之疏泄功能异常，不能促进女子月经顺利排出，故见经事愆期。肝气不能促进脾胃之运化，气血生化乏源，血虚推动乏力，上不能奉养心血，下无以泽灌冲任，而致经事愆期。兼症可见呕吐，止发无常，此乃肝气郁滞、横逆犯脾胃之气所致。《素问·阴阳应象大论》云："清气在下，则生飧泄；浊气在上，则生膜胀。"胃气不能下降，夹食物上冲发为呕吐。"肝藏魂"，肝郁则魂之所舍不安，夜不安寐。肝郁化火，则口干、内热、舌质红、苔薄黄。

法随证出，虽经事后期而至，然不治心脾，而是穷源返本，从肝胃治之。肝体实，肝用达，脾气健，胃气降，则血行自至，诸呕热之症自除。丁甘仁治以疏肝养血柔肝，和胃通经，兼以安神。方用生白芍养肝体；广橘白、生熟谷芽助肝用；代赭石、青龙齿平肝逆；左金丸疏肝和胃；仙半夏、旋覆花、竹茹、谷芽和胃降逆；川石斛养胃阴；银柴胡清透郁热；朱茯神、炒枣仁实肝体，安魂舍；茺蔚子、丹参活血调经，使月经依时而下。

二诊时，和胃降逆已效，故呕吐未发；活血调经之力亦显，故经事已行。但仍见夜寐不安，经事不多。察色按脉，可见苔灰黄，脉弦细而涩。营血亏耗故脉细；肝失条达，故脉弦；血行不畅，故脉涩。血虚肝郁易为主要病机，则经事不多、夜寐不安易为主症。治疗在上方基础上，加当归，以伍白芍、银柴胡、朱茯神，取逍遥散之意以助经血畅行；加北秫米，以伍仙半夏，取半夏秫米汤之意以安神助寐。

（2）温经散寒调肝脾，宫暖气调痛自止

丁甘仁指出，"血室有寒，肝脾气滞"，此乃经事愆期的又一病机。正如《景岳全书·妇人规》所云："凡血寒者，经必后期而至。"治"欲调其

经，先理其气"。对此类病证，应行肝脾之气，温散血室之寒，通行胞宫之经，如此则经水有信。丁甘仁治疗时，重视温经散寒以祛邪气，调补肝脾以补正气，暖宫调气，则疼痛诸症自止。经事愆期案之吴右案，患者行经时腹痛，乃血室有寒，肝脾气滞，拟严氏抑气散，复入温通之品，见"欲调其经，先理其气"之经旨。

（3）扶正与达邪并举，营和则经血自通

月经不行的病机有虚实之分。"虚则补之，实则泻之"是治疗的总原则。实证的病因有外感风寒湿滞，内有热结痰阻、瘀血阻络、内伤七情、忧思恼怒等不同；虚证的病因有气虚、血虚、阴虚、阳虚之不同。丁甘仁认为，要综观全局、扶正达邪并行，方可使经血自通。

如郑右案，患者形寒已久，纳少神疲，经事三月不行，渐成损怯，诊为闭经。辨其证，形寒已久可以为阳虚、阳郁畏寒，亦可以为外感恶寒，如何识别？观其二诊，言"客邪虽退"，说明当时丁甘仁辨析脉证等，诊为寒邪所伤之外感恶寒。纳少、神疲为脾气虚弱。运化无权则纳食减少，气血不足无以养神则神疲。经事不行既有寒邪郁闭之外感之因，又有气血不足之内伤之理。

丁甘仁治以扶正达邪，和营通经。方中银柴胡透达外邪；炒潞党参、抱茯神、清炙草取四君子汤之意，健益脾气，充养营卫；月季花、陈广皮行补益之气；茺蔚子、紫丹参活血；再以逍遥散、酒炒黄芩、仙半夏，既取小柴胡汤之扶正达邪之意，又有逍遥散健脾养血疏肝之力。全方扶助正气，使气血生化有源，驱除邪气，则营卫循行得常。

二诊时，形寒已止，说明邪气已经外达。但经事仍然不行，纳减神疲，脉象弦数。客邪虽退，然正气不复，冲任亏损，而经事不通。故仍宗前法。在前方的基础上加活血补肝肾之怀牛膝，以及活血调经力强之藏红花。

综观丁甘仁治疗经事愆期，所用治法达22种，用药55种。其中，"血

虚愆期”用养血和血药 6 味（当归身、全当归、生白芍、酒炒白芍、紫丹参、鸡血藤），益气健脾药 4 味（炒潞党参、清炙草、炒扁豆衣、广橘白），健脾渗湿药 2 味（云茯苓、炒苡仁），健脾消食药 3 味（生谷芽、熟谷芽、焦楂炭）；“血室有寒”用散风寒药 1 味（炒黑荆芥），温经止痛药 3 味（广艾绒、肉桂心、小茴香）；“肝脾气滞”用疏肝理气、调经止痛药 5 味（制香附、月季花、金铃子、台乌药、紫苏梗），疏理气机药 4 味（陈广皮、大砂仁、春砂壳、细青皮），行气化痰药 1 味（青橘叶）；“肝火犯胃”用清肝和胃药 1 味（左金丸），降逆清肝药 2 味（旋覆花、嫩钩钩），养胃生津药 1 味（川石斛），退虚热、清肝热药 1 味（银柴胡）；“血瘀”用活血调经药 2 味（茺蔚子、怀牛膝），活血止痛药 4 味（延胡索、川楝子、京赤芍、杜红花）；“邪气内伏”用祛风湿药 1 味（两头尖），清热祛湿药 4 味（酒炒黄芩、清水豆卷、赤茯苓、绛通草），清热解毒药 1 味（干荷叶），化痰降逆药 2 味（仙半夏、代赭石），清热化痰药 1 味［鲜竹茹（炒竹茹）］；“其他兼夹症”用重镇安神药 2 味（左牡蛎、青龙齿），补养安神药 4 味（炒枣仁、抱茯神、朱茯神、北秫米）。

从使用药物看，养血和血药最多（6 味），疏肝理气、调经止痛药其次（5 味），其他如益气健脾法、疏理气机法、活血止痛、清热利湿、补养安神多法并列第三（4 味）。由上可以看出，丁甘仁治疗崩漏的用药风格，是重视从养血和血、疏肝理气、调经止痛入手。

案例

吴右，经事愆期，临行腹痛，血室有寒，肝脾气滞。血为气之依附，气为血之先导，气行血行，气止血止。欲调其经，先理其气，经旨固如此也。拟严氏抑气散，复入温通之品。制香附一钱五分，云茯苓三钱，广艾绒八分，延胡索一钱，月季花八分，全当归二钱，茺蔚子三钱，金铃子二钱，大砂仁（研）八分，紫丹参二钱，台乌药八分，怀牛膝二钱，陈广皮一钱。

按语：患者经事愆期，临行腹痛。分析其病因病机，丁甘仁认为属血室有寒，肝脾气滞。因气能生血，气能行血，气行血行，气止血止。欲调其经，先理其气。丁甘仁用严氏抑气散，复入温通之品，使气行血行，气止血止。方中制香附、月季花、金铃子、台乌药、陈广皮行肝中之滞气；广艾绒、大砂仁温散胞宫之凝寒；云茯苓健脾生气血之源；延胡索、全当归、茺蔚子、紫丹参、怀牛膝活血行血，促进月经来潮，则经事愆期自愈。

4. 倒经

经行衄血清肝火，气顺瘀化血正行

倒经是指月经期间在子宫以外部位，如鼻黏膜、胃、肠、肺、乳腺等部位发生出血，也称为"代偿性月经"或"周期性子宫外出血"。其中，经行衄血最为常见，其指月经期间鼻黏膜出血，经止则衄血亦止。

丁甘仁认为，经行衄血多与肝火上炎、瘀血内停有关。正常月经因气的推动，顺利排出体外，气降则血行顺畅。肝气上逆，夹经血上行，则出现经行衄血。又有血瘀之病理因素，阻塞经血向下排出，故加重上逆，而发衄血。拟化瘀清肝降气之法治疗经行衄血，是为独辟蹊径，治病求本，不囿定局。

丁甘仁治疗倒经只有一则病案，使用治法5种，用药17味。其中"血虚血瘀"用养血和血药2味（全当归、紫丹参），活血调经药3味（茺蔚子、怀牛膝、粉丹皮）；"出血"用止血药2味（白茅花、炒荆芥）；"肝气郁滞"用疏肝理气药2味（制香附、春砂壳）；"热迫痰阻"用清热化痰药1味（鲜竹茹）。从使用药物看，活血调经药最多（3味），养血和血止血、疏肝理气次之（2味），祛除邪气的清热化痰药为1味。可以看出，丁甘仁治疗倒经的用药风格，是重视从活血、养血、止血、行气入手。

案例

李右，天癸初至，行而不多，腹痛隐隐，鼻红甚剧。气滞血瘀，肝火载血，不能顺注冲任，而反冲激妄行，上溢清窍，有倒经之象。逆者顺之，激者平之，则顺气祛瘀，清肝降火，为一定不易之法。紫丹参二钱，怀牛膝二钱，全当归二钱，粉丹皮一钱五分，鲜竹茹三钱，茺蔚子三钱，制香附一钱五分，白茅花（包）一钱，炒荆芥八分，福橘络一钱，春砂壳八分。

按语：李右年幼天癸初至时经行不多，腹痛隐隐，鼻红甚剧，有倒经之象。丁甘仁认为，此乃气滞血瘀。肝火载血，不能顺注冲任，反冲激妄行，上溢清窍。"气降则火降，火降则血亦降"，故丁甘仁认为"顺气祛瘀，清肝降火，为一定不易之法"。正如傅青主所云："各经之吐血，由内伤而成，经逆而吐血，乃内溢而激之使然也，其证有绝异而气逆则一也。"（《傅青主女科·上卷调经前腹疼吐血第二十三》）顺气降火是血降的唯一前提条件。依法选方，是为顺经汤加味，用紫丹参、怀牛膝、全当归、粉丹皮、茺蔚子均为活血祛瘀之品；欲清肝胆之热，用鲜竹茹、白茅花，再加制香附、福橘络、春砂壳行血中之气，另用炒荆芥以止逆上之鼻中衄血。

5. 经闭

经闭共有医案 11 则。"经闭"有 10 个病案，加上月经愆期有"翁右经停九月"一案，属经闭范畴，故为 11 则。经闭指月经愆期数月不至，严重者为闭经。闭经，在妇科疾病中较为常见。排除初潮前、妊娠期、产后哺乳期、绝经后等生理因素，因病理性原因引起的月经停止 6 个月或以上者称继发性闭经，年满 18 岁或第二性征发育成熟两年以上仍无月经来潮者称原发性闭经。

（1）二阳发病责冲任，温通经脉疗闭经

翁右案中，其人经停九月，属闭经范畴。发病原因在于胃纳不旺。由于阳明胃气虚弱，饮食入胃后，游溢精气、化生精血的能力不足，精血不

充则冲任二脉无源下注，太冲不盛，故经无从来。法从补益冲任之精血入手。因"血得温则行，得寒则凝"，故用温通经脉之法，既补可下之精血，又温通经脉，助精血运行，且和胃降逆，健阳明气血生化之源。方拟《金匮》温经汤加味。方中川桂枝、吴茱萸温经散寒，通利血脉；全当归、大川芎、赤芍、白芍、阿胶珠、紫丹参、粉丹皮、茺蔚子养血活血，祛除瘀血；炙甘草、红枣补益中焦脾胃之气；生姜、仙半夏降逆和中。

（2）天癸不至营血亏，先后二天并补通

《素问·上古天真论》曰："女子二七天癸至，任脉通，太冲脉盛，月事以时下，故有子。"这是女子应见月事的年龄。若不至，则当察其虚实寒热，辨证论治。

吴右案，该女子年十六经犹未行。按其脉，濡小无力。此为虚证。多责之先天肾气亏虚，后天亦未能充盈。营血亏耗，无以下注冲任使然。气血亏虚，心血不足。"心，其华在面"，故气血虚而面色㿠白，"血不养心，神失所养"，故心悸动不安而神疲；气血亏不能濡养四肢，故乏力。脉濡、舌苔薄腻皆气虚不化津液而水湿内蕴之故。治疗之法为和营通经，兼以安神定志，行气化湿。方中全当归、京赤芍、鸡血藤、紫丹参养血合营为主药；月季花活血疏肝气，促进经血排出；茺蔚子活血调经；抱茯神、青龙齿、嫩钩钩安心神，清肝热，定惊悸；青橘叶、广橘白疏肝行气，和胃化浊。全方补益为主，补中兼清，补中有行，补而不滞，则经血自下。

综观丁甘仁治疗经闭，使用治法27种，用药85种。其中，"血虚经闭"用养血和血药4味（全当归、酒白芍、紫丹参、阿胶珠），益气健脾药4味（炒潞党参、清炙草、大枣、炒怀山药），健脾渗湿药4味[连皮苓、云茯苓、米炒於术（生於术）、焦苡仁]，健脾消食药4味[谷芽、焦楂炭、麦芽（炒麦芽）、范志曲]；益气养血药1味（八珍丸）；健脾法共用12味，其中"血室有寒"用散风寒药1种味（炒黑荆芥），温经止痛药4味（广艾绒、吴茱萸、熟附块、炮姜炭），温通经络药 1 味（川桂枝），温经止血药 2 味（灶心黄土、广艾炭）；"肝脾气滞"主要用疏肝理气、调经止痛药 4 味（制香附、月季花、金铃子、煨木香），疏理气机药 5 味［陈广皮、大砂仁（带壳砂仁）、春砂壳、细青皮、大腹皮］，行气化痰药 3 味（青橘叶、薤白头、佛手），利湿消胀药 1 味（陈葫芦瓢）；"血瘀经闭"主要用活血调经药 4 味（茺蔚子、怀牛膝、粉丹皮、桃仁泥），活血止痛药 7 味［延胡索、生蒲黄、五灵脂、赤芍（炒赤芍）、藏红花、大川芎、杜红花］；"痰湿夹热"主要用祛风湿药 1 味（两头尖），清热祛湿药 2 味（赤茯苓、绛通草），清热解毒药 1 味（干荷叶），化痰药 2 味（仙半夏、瓜蒌皮），清肝热药 2 味（嫩钩钩、银柴胡）；"其他兼夹症"主要用重镇安神药 2 味（左牡蛎、花龙骨），补养安神药 2 味（炒枣仁、朱茯神），涩肠之痛药 2 味（炙粟壳、诃子皮、乌梅炭），温肾阳药 2 味（附子、肉桂），清热滋阴止咳药 3 味（蛤粉炒阿胶、川象贝、光杏仁），滋阴除虚热药 5 味（浮小麦、熟女贞、黑芝麻、潼蒺藜、川石斛），温胃散寒药 1 味（生姜）。从使用药物看，活血止痛药最多（7 味），疏理气机药、滋阴除虚热药其次（均 5 味），其他如养血和血、益气健脾、健脾祛湿、健脾消食、温经止痛、疏肝理气，调经止痛、活血调经药并列第三（4 味）。由上可以看出，丁甘仁治疗经闭的用药风格是重视健脾活血止痛，疏理气机，滋阴除虚热。

案例

郑右，正虚邪伏，营卫循序失常，形寒已久，纳少神疲，经事三月不行，渐成损怯。故与扶正达邪，和营通经。炒潞党参二钱，抱茯神三钱，茺蔚子三钱，银柴胡八分，清炙草五分，紫丹参二钱，月季花五分，酒炒黄芩一钱五分，陈广皮一钱五分，仙半夏二钱，逍遥散（包）三钱。

二诊：寒热已止，纳减神疲，经事三月不行，脉象弦数，客邪虽退，而正气不复，冲任亏损，而经事不通。仍宗前法。前方加怀牛膝二钱，西藏红花八分。

按语：患者经事三月不行，属于经闭。渐成损怯，是为正虚日久之故；形寒已久，因正虚邪伏，营卫循序失常，卫气卫外之力减弱，肌表得不到卫气的温煦和滋养，故形寒。纳少神疲乃气血亏虚、脾气不健的表现。故治以扶正达邪，和营通经。药用益气之炒潞党参、抱茯神；行气之陈广皮、逍遥散；活血之茺蔚子、紫丹参、月季花；银柴胡、清炙草、酒炒黄芩、仙半夏调和营卫。

二诊时，寒热已经不作，但正虚之象仍在，经事三月不行，纳减神疲，脉象弦数。此时客邪虽退，然正气不复，冲任亏损，经事不通。仍宗前法。上方加怀牛膝、西藏红花活血，促月经来行。

6. 痛经

痛经是月经期常见症状，指月经来潮期间及前后出现小腹坠胀及痉挛性疼痛，严重者伴恶心、呕吐，疼痛可放射至后背与大腿内侧。疼痛时间可持续 48～72 小时。中医学认为，痛的原因有二，即"不通则痛"和"不荣则痛"。临床往往虚实并见，瘀血与血虚并存。

行气调血治痛经，内服外敷并施治

丁甘仁认为，"少腹乃厥阴之界，厥阴为寒热之脏，肝失疏泄，气滞不通，不通则痛矣。气为血之帅，气行则血行，行血以理气为先，旨哉言乎！"（《丁甘仁医案·调经》）正如《陈素安妇科补解》所云："妇人经正行而腹痛，是血滞。"丁甘仁治疗痛经时，不单纯拘于虚证或瘀证，往往考虑气与血的相互影响，重视虚实并存的病机。同时灵活运用内服药和外敷药，两者相结合，使气行血行，经行痛止。

丁甘仁治疗痛经只有一则案例，位列"经事愆期"中。病机为气滞血瘀。使用治法7种，共用药物13味。其中养血和血药1味（酒炒白芍），健脾消食药1味（焦楂炭），温经止痛药2味（肉桂心、小茴香），疏肝理气、调经止痛药4味（制香附、金铃子、春砂壳、细青皮），行气化痰药1味（青橘叶），活血止痛药3味（延胡索、失笑散、茺蔚子），祛风湿药1

味（两头尖）。从使用药物看，疏肝理气、调经止痛药最多（4味），活血止痛药次之（3味），其他法用药较少。从中可以看出，丁甘仁治疗痛经的用药风格是重视疏肝理气，调经止痛和活血止痛。

案例

王右，适值经临，色紫黑，少腹胀痛拒按，痛甚有晕厥之状。形寒怯冷，口干不多饮，苔黄腻，脉濡涩。新寒外束，宿瘀内阻。少腹乃厥阴之界，厥阴为寒热之脏，肝失疏泄，气滞不通，不通则痛矣。气为血之帅，气行则血行，行血以理气为先，旨哉言乎！肉桂心五分，金铃子二钱，春砂壳二钱，青橘叶一钱五分，小茴香八分，延胡索一钱，失笑散（包）三钱，细青皮一钱，茺蔚子三钱，焦楂炭三钱，制香附一钱五分，酒炒白芍二钱，两头尖（酒浸，包）一钱五分。

另：食盐末二两，香附末四两，酒、醋炒，熨腹痛处。

按语　王右案（列于"经事愆期"）中，患者适值经临，经色紫黑，少腹胀痛拒按，此为血瘀，不通而痛。痛甚有晕厥之状，说明瘀血气滞严重。形寒怯冷，为新寒外束。口干不多饮，可由内有瘀血阻滞所致，亦可由外感寒邪阻滞气机所致。脉濡涩者，濡为浮而细软，是外有感寒在表；内有湿邪，因而苔腻。涩脉乃血因虚而滞涩难行。丁甘仁将此病机概括为"新寒外束，宿瘀内阻"。治疗遵循活血通经止痛之法。药选金铃子、春砂壳、青橘叶、小茴香、细青皮、制香附行气通滞止痛；肉桂心、延胡索、失笑散、茺蔚子、焦楂炭、酒炒白芍、两头尖温经散瘀。内服、外敷同用，是此病例的治疗特色。外敷选食盐末、香附末，二末用酒、醋炒后，熨腹痛处，起到温通少腹、活血散瘀的作用。

7. 经事超前

（1）血室有热为常见，经事超前调奇经

经事超前与经事后期相对，指的是月经提前一周以上。常见热迫血行，

经血先期而至。如黄右案，经事超前，月经淋沥不止。通过"腑行燥结"，察见血室有热，经血的淋沥超前导致失血量多，则冲任亏损。

治疗当以清血中热邪为主，但对于血热所致月经先期不宜过用寒凉。冰伏热邪，经血则郁遏难行。故所选治法为补血为主，佐以清热，用芩荆四物汤加减之。方中四物汤养血滋阴和血；荆芥、黄芩清热泻火祛风；阿胶、石斛养血滋阴之力强；侧柏、藕节、莲蓬、贯众炭凉血止血。诸药合用，共奏养血止血、清热益阴之功。

（2）血虚生热期超前，脾虚湿注土宜培

月经先期，宜先辨别虚实。血热固然迫血先期而至，脾气不足亦可因气不摄血而先期，气不化湿而邪注。正如杨右案，经事超前，行而甚多，此因血虚有热。纳少、便溏乃脾虚湿盛下注大肠所致。腿足浮肿乃脾虚湿浊下注下肢而成。因湿为阴邪，与夜之阴气相合，故朝轻暮重。

治疗以实脾养血调经为要，崇土化湿以治其标。药用当归身、大白芍、连皮苓、生白术健脾养血；陈广皮、大腹皮行气化湿；陈木瓜、汉防己、冬瓜皮、生熟苡仁化湿健脾利水；川牛膝活血调经。全方补血虚，健脾气，行气化湿，活血调经，使月经适期而至。

（3）湿热互结聚血室，清营祛瘀妙法攘

经事超前的原因很复杂，不仅有血分实热与血分虚热之分，更有瘀血、湿热实邪阻滞等复杂原因。血室有热，又兼瘀血，湿热夹瘀互结，阻滞经脉，则带下绵绵。治疗时，丁甘仁采用清营祛瘀、化湿热之治疗大法，使邪气自除，经血自调。多选用凉血活血、利湿行气等品。如张右案，患者血室有热，经事超前，行而不多，带下绵绵。治疗选用清营祛瘀且化湿热之法。药用生地黄、丹皮、赤芍、丹参、侧柏、藕节凉血散瘀；赤茯苓、薏苡仁、乌贼骨利湿束带。

综观丁甘仁治疗经事超前病，共5则医案，使用治法19种，共用药物

42 种。其中"血热超前"主要用凉血止血药 6 味（丹皮炭、侧柏炭、生地黄炭、贯众炭、莲蓬炭、藕节炭），清虚热药 1 味（嫩白薇），凉血活血药 3 味（粉丹皮、生赤芍、茺蔚子），清热化痰药 1 味（瓜蒌皮），清热祛湿药 3 味（炒条芩、赤茯苓、西秦艽），养阴清热药 1 味（生地黄）；"血虚超前"主要用养血和血药 4 味（当归身、大白芍、紫丹参、阿胶珠），补肾益精药 1 味（厚杜仲），补养安神药 2 味（炙远志、抱茯神）；"气虚脾弱"主要用益气健脾药 1 味（生白术），健脾渗湿药 3 味（连皮苓、生薏苡仁、熟薏苡仁），健脾消食药 1 味（焦谷芽）；"其他兼夹症"主要用疏理气机药 3 味（陈广皮、大腹皮、青橘叶），润肺降肺 5 味（冬瓜子、霜桑叶、光杏仁、川象贝、枇杷叶膏），祛湿利水药 3 味（陈木瓜、冬瓜皮、汉防己），活血通经药 1 味（川牛膝），温散寒邪药 1 味（炒荆芥），固涩止血药 1 味（乌贼骨），益胃生津药 1 味（川石斛）。从使用药物看，凉血止血药最多（6 味），润肺降肺药次之是因为偶有一则兼已咳嗽已久的病例，可忽略不计，养血和血药次之（4 味）。由此可以看出，丁甘仁治疗经事超前的用药风格是重视凉血止血、养血和血、健脾祛湿。

案例

张右，血室有热，经事超前，行而不多，带下绵绵。宜清营祛瘀，而化湿热。

小生地二钱，粉丹皮钱半，生赤芍钱半，赤茯苓三钱，生苡仁四钱，乌贼骨三钱，侧柏叶钱半，紫丹参二钱，茺蔚子三钱，藕节两枚，青橘叶钱半。

按语：张右案，经事超前，但行而不多。因血室有热，又带下绵绵，此为热与湿结。通过清营祛瘀、化湿热之治疗方法使邪气自除，经血自调。药用小生地、粉丹皮、生赤芍、紫丹参、茺蔚子、侧柏叶、藕节凉血散瘀；赤茯苓、生苡仁、乌贼骨利湿束带；青橘叶行气，使"气行则血行，瘀血得散"，使"气行则湿化，湿热可化"。

8. 胎前漏红

（1）多因肾虚肝火与虚热

胎前漏红，作为病证名有两重含义：其一，指激经。《女科秘要·卷二》云："有孕，红来如行经，应期每月一至，此是漏也。"其二，指妊娠期间阴道流血，称胎前漏红，又称胎动不安、胎前动红等。从病机形成看，《医宗金鉴·妇科心法要诀》曰："孕妇气血充足，形体壮实，则胎气安固，若冲任二经虚损，则胎不成实。"丁甘仁认为，腰为肾之府，胎脉系于肾。肾主藏精，为生殖之本。肾阴不足，冲任亦亏，则胎失所养，可见腹痛腰酸、漏红、胎动不安之象。

唐右一案，属肾虚胎漏。该案妊娠四月，忽然腹痛坠胀，腰酸流红，脉细小而弦。病机为胎气不固，营失维护。治宜补肾，养血，保胎。方选胶艾四物汤加减。方中当归身、阿胶珠、大白芍、生白术补益气血；厚杜仲、桑寄生、川断肉补肾养胎；炒条芩、苎麻根、广艾炭、生地炭清热，止血，固胎。

臧右一案，属虚热胎漏。该案怀孕三月，屡屡漏红。此为西医学所谓先兆流产。病机为肝肾两亏，阴虚生热于血室，扰动冲任，胎元失固。治宜养血清热，益肾保胎。方中当归身、大白芍、生白术、生地炭取四物汤养血和血之意，去辛窜之川芎；阿胶珠加强养血安胎之力；侧柏炭、鲜藕、炒条芩清热安胎；厚杜仲、川断肉、桑寄生固肾安胎。诸药合用，共奏养血清热、益肾安胎之效。

此外，还有肝火胎漏所致的胎前漏红，如严右案。

（2）治宜辨证养脾胃或益肾清热

《胎产心法》主张，治疗胎前漏红时，"三月以前，宜养脾胃。四月以后，宜壮腰肾补气血，佐以清热"。丁甘仁认为，治疗时应注重益肾养血，使胎脉有所系，胎元有所养。

如朱右案，怀孕足月（四月以后），漏红迭见，血热冲任不固，血溢妄行，胎失所养，胎萎不长，不能依时生产。丁甘仁采用养血清热、固肾安胎之法，正合《胎产心法》之主张。方中阿胶珠、生地炭、当归身、大白芍、炙黄芪、西洋参益气养血，滋养胎气；苎麻根、炒条芩、嫩白薇清胎中余热；藕节炭以固涩止漏。

（3）治病与安胎并举，胎漏兼有疫喉痧

蔡右案为怀孕同时又病疫喉痧。怀孕八月，腰酸流红。疫喉痧四天，咽喉焮红作痛。痧疹隐隐出现，布而不透。表证仍在，寒热不退。兼肺气失宣所致之咳嗽、胃气不降所致之泛恶。舌质红，舌苔粉白，脉象濡滑而数。病机为风温疫疠之邪蕴袭肺胃。治以清温解疫，辛凉发汗，宣肺化痰。丁甘仁还强调，此时"不必安胎，而安胎止漏之功即在是矣"。丁甘仁的治疗大法也符合孕后又感邪气之"有病先去病，病去胎自安"之法则精义。方中薄荷叶、苦桔梗、连翘壳、荆芥穗、淡豆豉、江枳壳、光杏仁、净蝉衣、轻马勃、象贝母、熟牛蒡、鲜竹茹、芫荽子辛温与辛凉并用，解除疫毒，发散表邪。此虽无一味安胎之品，却味味蕴含安胎之意，疫去而胎漏得止。

漏红兼有便溏。张右案，怀孕九月，便溏旬余。漏红色紫，腰不酸，腹不坠，非正产之象。苔薄腻，脉弦滑。其病机为血虚不能养胎，故漏红。脾虚湿浊下注，故便溏。治以健脾化湿，养血安胎，以使气血充足，水谷运化正常。药用生白术、云茯苓、炒怀山药、焦麦芽、炒扁豆衣健脾和胃，止泄泻；春砂壳、陈广皮、煨木香行气化湿；焦楂炭、藕节炭、干荷叶清热止漏红；桑寄生补肾安胎。二诊时，孕已足月，出现正产征象，如腰酸腹痛，谷道坠胀，中指跳动。当大补气血，以充胎元。"气足则易送胎，血足则易滑胎"。最终，气血旺则子易生。选方补中益气汤合四物汤加减。方中炙黄芪、抱茯神、陈广皮、菟丝子、炒黑荆芥、生白术取补中益气汤之意以补中气，行气止血；当归身、大川芎、大白芍、大熟地、红枣取四物

汤之意以养血补肾，安养胎气。

胎漏兼有泄泻。唐右案，怀孕四月，又生腹痛泄泻。坠胀，似痢不爽，胸闷不纳。舌光无苔，脉濡迟。病机为脾虚湿滞，运化无权，化源不足，胎元失养，胎气不固。正如《傅青主女科·女科下卷妊娠吐泻腹疼第四十三》所言："妊娠吐泻腹疼……此脾胃虚极而然也。夫脾胃之气虚，则胞胎无力，必有崩堕之虞！"治疗选用和中、化浊、保胎之法。方用藿香梗、大腹皮、云茯苓、六神曲、陈广皮取藿香正气散之意，芳香行气，健脾化湿止泻；炒扁豆衣、焦山楂炭、生白术、焦谷芽、陈莱菔子健脾消食，和胃化湿；带壳砂仁、干荷叶清热安胎。

胎漏兼有牙痛。吴右案，怀孕足月，兼见牙痛，风热之邪未楚，左颧面肿红已退，右颧面漫肿又起；内热口干，心中嘈杂；舌淡红，脉滑数。此为胎火内炽，治疗采用辛凉清解、清胎热之法。方用薄荷叶、熟牛蒡子、生甘草、苦桔梗清解咽喉上部之热毒，同时开音利咽；大贝母、炙僵蚕软坚散结；生赤芍活血；冬桑叶、甘菊花疏风解表；金银花、连翘壳清热解毒；鲜竹叶、活芦根、天花粉甘寒养阴，津生而正足。

胎漏兼有胎萎不长。戴右案，怀孕十二月，漏红五六次，腹已大，乳不胀，脉弦小而滑。怀孕多于十个月乃西医学所谓过期妊娠，即妊娠达到或超过42周。其病机为冲任亏损，肝火入营，血热妄行，形成漏红。阴血亏少不得养胎，故胎萎不长，不能依时而产。正如《校注妇人良方·妊娠门》所云："夫妊娠不长者，因有宿疾，或因失调，以致脏腑衰损，气血虚弱，而胎不长也。"

根据病机，法随证立。采用益气养血、清营保胎之法。益气养血，则气足能摄血，血充而荫胎。胎元充足则瓜熟蒂落，胎儿自能分娩而出。同时，清营血之热可以防气血暗耗。药用吉林参须、生黄芪、生白术健脾益气；当归身、阿胶珠、生白芍补益阴血；生地炭、炒条芩清胎中热邪；侧柏炭、厚杜仲、桑寄生补肝肾治本；鲜藕止因热而起的热邪漏红。

漏红兼有小便不利。许右案，漏红已延四五月，时轻时剧，腰酸骨楚，小便不利，脉细弱。辨其病机，因有肾气虚弱，则腰酸骨楚；肾虚冲任亏损，气化胎元失固则漏红不止；肾与膀胱相表里，肾气虚不及州都，则膀胱气化无力而小便不利。"法随证立"，则用益气摄血、滋肾通关之大法。药用生黄芪补气；生白术健脾；阿胶珠、当归、生白芍养血敛阴；生地炭、乌贼骨、北沙参养阴止血；厚杜仲、桑寄生、川断肉补肾壮腰脊；黑芝麻、滋肾通关丸滋肾通利。诸药合用，共奏益气摄血、滋肾通关之效。

综观丁甘仁治疗胎前漏红，共 10 则医案。使用治法 20 种，用药 66 种。其中"血热漏红"主要用凉血止血药 5 味（侧柏炭、生地炭、鲜藕、藕节炭、苎麻根），清热解毒药 5 味（嫩白薇、连翘壳、干荷叶、生甘草、金银花），凉血活血药 1 味（生赤芍），清热化痰药 1 味（鲜竹茹），清热祛湿药 2 味（炒条芩、鲜竹叶），养阴清热药 5 味（西洋参、天花粉、活芦根、北沙参、蛤粉炒阿胶），疏风散热药 7 味（薄荷叶、净蝉衣、轻马勃、熟牛蒡、芫荽子、炙僵蚕、甘菊花）；"血虚肾虚"主要用养血和血药 3 味（当归身、生白芍、阿胶珠），补肾安胎药 6 味（厚杜仲、川断肉、桑寄生、大熟地、菟丝子、黑芝麻），补养安神药 1 味（抱茯神）；"气虚脾弱"主要用益气健脾药 4 味［炙黄芪（生黄芪）、吉林参须、怀山药、红枣］，健脾渗湿药 3 味（云茯苓、生白术、炒扁豆衣），健脾消食药 5 味（焦谷芽、六神曲、焦楂炭、陈莱菔子、焦麦芽）；"寒凝血瘀出血"主要用温经止血药 2 味（广艾炭、炒黑荆芥），温散寒邪药 2 味（荆芥穗、淡豆豉），活血通经药 1 味（大川芎）；"其他兼夹症"用芳香化湿药 2 味（藿香梗、带壳砂仁），润肺降肺药 5 味［冬瓜子、冬桑叶、光杏仁、川贝母（象贝母）、枇杷叶露］，疏理气机药 6 味（陈广皮、大腹皮、苦桔梗、江枳壳、春砂壳、煨木香），固涩止血药 1 味（乌贼骨）。从使用药物看，疏风散热、清胎热药最多（7 味），补肾安胎、疏理气机药次之（均 6 味）；清热解毒药、养阴清热药、健脾消食药、润肺降肺药再次之（均5味）。由此可以看出，丁甘仁治疗经事超前的用药风格是重视疏风散热、补肾安胎、疏理气机。

案例

严右，咳嗽较减之后，忽然流红甚多，舌质淡红，脉弦小而数。怀麟七月，正属手太阴司胎；太阴原有燥邪，引动肝火，由气入营，血得热以妄行，颇虑热伤胎元，致成小产。急拟养营泄热以保胎，佐入滋水清肝而润肺。蛤粉炒阿胶三钱，生地炭三钱，侧柏炭一钱五分，浓杜仲三钱，生白术一钱五分，光杏仁三钱，冬桑叶三钱，炒条芩一钱，川象贝各二钱，冬瓜子三钱，鲜藕（去皮、切片、入煎）四两，枇杷叶露（后入）四两。

按语：该患者怀孕七月，咳嗽较减之后，忽然流红甚多，舌淡红，脉弦小而数。病机为燥邪伤肺，引动肝火。热扰冲任，血热妄行，损伤胎气。此案属肝火胎漏。治宜养营泄热保胎，佐以滋水清肝润肺。方中生地炭、侧柏炭清热止血；厚杜仲、生白术、蛤粉炒阿胶、炒条芩、冬瓜子、鲜藕补肾健脾，养血清热安胎；川象贝、光杏仁、冬桑叶、枇杷叶露清肺中余燥。

9. 产后恶露不尽

（1）病在冲任与肝、脾、肾

胎儿娩出后，胞宫内遗留的余血和浊液称为恶露。产后恶露持续20天以上仍淋沥不断者为恶露不绝。丁甘仁认为，与崩漏一样，恶露主要由冲任失固、气血运行失常所致。唐容川云："既是离经之血，虽清血、鲜血亦是瘀血。"（《血证论·瘀血篇》）后人多总结为"产后多虚、多瘀、多寒"。病因有气虚、血热、血瘀等，与肝之疏泄、肾之闭藏有关。《沈氏女科辑要笺正·恶露过多不止》曰："新产恶露过多，而鲜红无瘀者，是肝之疏泄无度、肾之闭藏无权，冲任不能约束，关闸尽废，暴脱之变。"另外，产后易招邪毒入侵，如张右（新产后气血已亏）案，氤氲之邪与血相搏，瘀血内阻，阻碍气机，营卫失和。

临床辨证，尤着重通过观察恶露的量、色、质、气味以辨寒热虚实。临证治疗，以调理冲任为本，根据虚、热、瘀之不同，遵循"虚则补之、热者寒之、瘀者攻之"的原则辨证施治。常用生化汤、加参生化汤、胶姜汤、清魂散、小柴胡汤、当归芍药散等方，随兼证进行灵活加减。

如丁甘仁治疗蒋右案，产后四月，恶露淋沥不止，腿足酸痛，头眩眼花。肝藏血，脾统血失司则恶露淋沥；腿足为肾所主，头眼为肝脾所主，此系冲任亏损、肝肾不足、血不归经所致。治宜调摄冲任，助以益气。方用四君子汤、当归芍药散合阿胶益气养血活血，加龙骨、牡蛎、藕节炭收敛固涩，川断肉、厚杜仲、潼蒺藜补肾。由此可以看出，丁甘仁治疗产后恶露不尽的用药特色是重视肝、脾、肾和冲任二经的调补。

（2）脉证相参，平脉论治

丁甘仁重视脉象，在 8 个病案中，7 个病案都明确描述了脉象（刘右、郑右、张右、庄右、张右、张右、李右），对病证的诊治有着直接而具体的指导意义，体现了张仲景脉证相参、辨证论治的精髓。如刘右，脉象虚弦；郑右，脉象濡迟；张右（新产后气血已亏），脉濡数；庄右，脉数；张右（新产后营阴亏耗），脉濡缓；张右（新产 11 天），脉浮濡带滑；李右，脉濡细。

总结医案中的这些脉象可以看出，濡脉是脉象集中、共性的体现。《脉经·卷一·脉形状指下秘诀第一》云："濡者，如帛衣在水中，轻手相得。"《脉诀汇辨·卷四·濡脉》亦云："濡者，即软之象也。必在浮候见其细软，若中候、沉候不可得而见也。"亡血伤阴，濡脉体状诗中云："病后产中犹有药，平人若见是无根。"主病诗中曰："濡为亡血阴虚病，髓海丹田暗已亏……温补真阴可起病。"

（3）旧恙新邪，治宜兼顾

《素问·评热病论》云："邪之所凑，其气必虚。"《金匮要略·妇人产后病脉证》指出，新产妇人有三病：一者病痉，二者病郁冒，三者大便难。

产妇在病患恶露的同时易被外邪所袭，即"病郁冒"，兼有新邪和旧恙。

在《丁甘仁临证医集》中有5个病案涉及产后恶露，兼时病新邪。

庄右案，既往有宿疾，产后又感风温邪毒，内外招引，导致恶露未楚的同时，伴产后发热，苔黄脉数。此案宗养正达邪、祛瘀生新、宣肺化痰之治疗法则。选方宗《景岳全书》生化汤方，临证还选用加参生化汤。庄右脉数为内有热邪，治用炙桑叶、象贝母、童便宣肺化痰，其宣肺热而化痰之力增。

张右案，新产11天，恶露不止、少腹作痛，伴咳嗽声不扬。此因宿瘀留恋下焦，又外感风寒。风寒包热于肺，脉象浮濡带滑。药选祛瘀生新之品（当归、丹参、红花、金铃子、延胡索等）治疗恶露，选宣肺利咽、化痰开胃之品（杏仁、射干、象贝、蝉衣、砂壳、冬瓜子等）治疗咳嗽。脉浮濡为兼有表证，濡脉之中的细软是因产后气血不足，滑脉是感受风寒后肺气不宣、气津停滞、生湿生痰的体现。

此外，还有外感天行之疫毒之邪者。如张右案。

郑右案为新邪所致咳嗽。其产后四旬，少腹作痛，痛甚拒按，舌苔薄腻，脉象濡迟，兼见咳嗽。治以和营祛瘀，宣肺化痰。通过益气养营，恢复正气，和胃润肠，肠通腑畅，瘀热自除。

还有两个医案为产后恶露伴腹胀便溏。如刘右案，小产后恶露淋沥不止，腹胀纳谷减少。此症一因宿瘀未去，血不归经，而恶露不止。一因脾虚失运，则腹胀、纳少、便溏。治以加参生化汤加减。二诊纳少形寒，脉象虚弦，合胶姜汤温阳散寒，健脾助运。

张右案，新产后恶露未楚的同时又发旧患便溏，胃呆纳少，舌苔薄腻，脉濡缓。治以和营生新，扶土和中。

（4）勿拘于产后，勿忘于产后

张景岳云："产后气血俱去，诚多虚证。然有虚者，有不虚者，有全实者。

凡此三者，但当随症随人，辨其虚实，以常法治疗。"（《景岳全书·论产后当大补气血四六》）张右案，初诊时用和营生新，即扶正和中之法后未痊愈，而是出现了复感外邪、营卫失和之候。经过五诊，直至产后十二朝（天），方才收功。整个病变过程经历了从太阳到少阳、再到阳明的传变。之所以治疗时间长，是因为二诊时虽明确了诊断，诊为产后血瘀正虚兼外感，但治疗时，顾虑产后多虚等，不敢多投祛邪之品。虽然用药加重了祛瘀之品，但疏解达邪之力尚显不够，导致寒热轻而复重，并见痰瘀交阻之象。加入疏散消滞之品后，由于正气不足，使得邪移少阳，故用小柴胡汤合清魂散和生化汤。数日后，获扶正达邪、祛瘀合营之效。最后一诊，外邪、寒热均祛，仅留阳明之证，见胸闷不纳，舌苔薄腻。又用养正祛瘀、和胃化湿之法，终获效收功。

综观丁甘仁治疗产后恶露不尽，共 8 则医案，使用治法 20 种，使用药物 68 种。"血热恶露"用药共 18 味。其中，凉血止血药 3 味（藕节炭、活贯众炭、莲蓬炭），清热解毒药 4 味（炒白薇、干荷叶、生甘草、嫩射干），凉血活血药 1 味（京赤芍），清热化痰药 2 味（炒竹茹、鲜笋尖），清热祛湿药 5 味（石莲子、清水豆卷、通草、赤茯苓、福泽泻），养阴清热药 1 味（童便），疏风散热药 2 味（净蝉衣、嫩前胡）；"血虚肾虚"主要用养血和血药 4 味［全当归（当归身）、生白芍、阿胶珠、紫丹参］，补肾安胎药 3 味（厚杜仲、川断肉、潼蒺藜），补养安神药 1 味［抱茯神（朱茯神）］；"气虚脾弱"主要用益气健脾药 8 味（生黄芪、潞党参、吉林参须、红枣、清炙草、广橘白、炙甘草、炒赤砂糖），健脾渗湿药 3 味（云茯苓、生白术、米炒於术），健脾消食药 4 味（炒谷芽、焦楂炭、炒麦芽、保和丸）；"寒凝血瘀出血"主要用温经止血药 2 味［炒荆芥（荆芥炭）、炮姜炭］，温散寒邪药 2 味（淡豆豉、生姜），活血通经药 6 味（大川芎、杜红花、藏红花、延胡索、益母草、桃仁泥），重镇安神药 3 味（左牡蛎、花龙骨、青龙齿），芳香化湿药 3 味（大砂仁、春砂壳、佩兰梗），润肺降肺药 6 味（冬瓜子、炙桑叶、光杏仁、象贝母、枇杷叶露、火麻仁），疏理气机药 5 味（陈广皮、薄橘红、枳实炭、软柴胡、全瓜蒌）。从使用药物看，益气健脾药最多（8 味），润肺降肺药次之（6 味）；清热祛湿、活血通经、疏理气机药再次之（均 5 味）。由此可以看出，丁甘仁治疗产后恶露不尽的用药风格是重视清热凉血解毒和益气健脾。

案例

张右，新产后气血已亏，恶露未楚，感受时气氤氲之邪，引动先天蕴毒，由内达外，天痘已布，尚未灌浆，身热骨楚，苔薄腻，脉濡数。经云：邪之所凑，其气必虚。拟益气托浆，和营祛瘀。生黄芪三钱，全当归二钱，杜红花八分，生甘草四分，京赤芍一钱五分，益母草三钱，桃仁泥（包）一钱五分，紫丹参二钱，净蝉衣八分，鲜笋尖二钱，生姜一片，红枣二枚。

按语：此案为外感天痘疫毒之邪。新产后，为气血亏虚之时，恶露未楚，内外邪气相引，天痘已布，尚未灌浆，身热骨楚，苔薄腻，脉濡数。治宜益气托浆，和营祛瘀。脉濡数为阴血不足，虚热扰营。药用生黄芪、全当归，仿当归补血汤之意，益气以生血；杜红花、京赤芍、益母草、桃仁泥、紫丹参均为活血化瘀之品；净蝉衣、鲜笋尖清解疫毒；生姜、红枣、生甘草三药同用，益气养血，调和诸药。

（四）儿科疾病

风温

（1）风温疾患甚危笃，解表宣肺疗效佳

邹小案，小儿身热不扬，哮喘咳嗽，喉有痰声，音暗，苔腻黄，脉郁滑而数，咽喉焮红。此为风温疫疠之邪夹痰热蕴袭肺胃两经，属风温重症，药用麻杏石甘汤加味力挽狂澜。方中净麻黄、光杏仁、熟石膏、生甘草清肺胃痰热；嫩射干、胖大海利咽解毒；马兜铃、象贝母、桑叶、桑皮清肺化痰止咳；冬瓜子甘凉润肺，润肠通便，使热邪从大便而出；活芦根清热

力强，退风温高热。诸药合用，诸症可除。

（2）脉诊参合，痉厥之险不可忘

丁甘仁认为，"风自外来，温从内发"。风性属阳，温易化热，热盛则生痰。风善上升，风温痰热，互蕴肺胃。值此危重阶段，亦应"脉诊合参"，不可须臾掉以轻心。如治张童案，患儿发热旬余，口干欲饮，咳嗽气粗，胁肋牵痛，热痰蒙蔽清窍，灵机堵窒。"心主神明"，神明被蒙，则神识模糊，严重者谵语妄言，起坐如狂。二诊因服疏透之剂，得汗甚多，热随汗出，烦躁泛恶悉减。面额项颈之间，有红点隐隐，即痧疹之见象。咳嗽痰多，身热不退，舌质红，苔薄腻而黄，脉滑数。此为伏温之邪有外达之机，肺胃之气，窒塞不宣。治以辛凉清解，宣肺化痰，冀痧透热退。用药依据前方，去豆豉，加紫背浮萍，增强透疹之力。

（3）遇马脾风之重症，非大将不能去大敌

马脾风之重症，有似痉厥，实非痉厥。治疗时徒治厥阴是无益的。丁甘仁认为，当此危急之秋，非大将不能去大敌。如徐孩案，患儿发热六天，汗泄不畅，咳嗽气急，喉中痰声辘辘，切牙嚼齿，时时抽搐，舌苔薄腻而黄，脉滑数不扬，筋纹色紫，已达气关。前医叠进羚羊、石斛、钩藤等，病情加剧。良由无形之风温与有形之痰热互阻肺胃，肃降之令不行，阳明之热内炽，太阴之温不解，而成马脾风之重症。丁甘仁采用麻杏石甘汤加减。方中麻黄、杏仁、甘草、石膏为主要药物，即去"大敌"之"大将"；象贝母、天竺黄、竹沥清热化痰；郁金行气开郁；鲜竹叶、活芦根清阳明气分热盛。

《丁甘仁临证医集·儿科病》部分，有11则风温案。综观丁甘仁治疗小儿风温案，使用治法11种，用药物50种。其中，"热邪在表"主要用疏风散热药6味（净蝉衣、嫩前胡、连翘壳、熟牛蒡子、薄荷叶、炙僵蚕），清热解毒药5味（干荷叶、生甘草、嫩射干、金银花、轻马勃），养阴透热药3味（嫩白薇、青蒿梗、银柴胡），清热化痰药4味（鲜竹茹、淡竹沥、

猴枣、瓜蒌皮），清热祛湿药 3 味（通草、赤茯苓、黑山栀皮），清热生津药 3 味（熟石膏、活芦根、粉葛根），润肺降肺药 9 味（冬瓜子、桑叶、桑皮、光杏仁、象贝母、老枇杷叶、马兜铃、胖大海、炙款冬花）；"其他致病因素"主要用辛温解表药 3 味（净麻黄、炒荆芥、炒豆豉），疏理气机药 6 味（薄橘红、江枳壳、苦桔梗、枳实炭、川郁金、大腹皮），补养安神药 2 味（抱茯神、水炙远志），消食化痰药 6 味（炒谷芽、焦楂炭、炒麦芽、莱菔子、六神曲、仙半夏）。从使用药物看，润肺降肺药最多（9 味），疏风散热、疏理气机、消食化痰药次之（均 6 味），清热解毒药再次之（5 味）。由此看出，丁甘仁治疗小儿风温病的用药风格是重视润肺降肺。

案例

王幼，发热八日，汗泄不畅，咳嗽痰多，烦躁懊侬，泛泛呕恶，且抽搐有如惊风之状。腑行溏薄，四末微冷，舌苔薄腻而黄，脉滑数不扬。前师作慢惊治，用参、术、苓、半、贝齿、竺黄、钩钩等，烦躁泛恶益甚。此乃风温伏邪，蕴袭肺胃，蓄于经络，不能泄越于外，势有内陷之象。肺邪不解，反移大肠则便溏，阳明之邪不达，阳不通行则肢冷，不得与慢惊同日而语也。况慢惊属虚，岂有烦躁懊侬之理？即日有之，当见少阴之脉证。今种种病机，恐有痧疹内伏也，亟拟疏透，以冀弋获。荆芥穗一钱五分，粉葛根二钱，蝉衣八分，薄荷（后下）八分，苦桔梗八分，淡豆豉三钱，银花炭三钱，连翘一钱五分，赤茯苓三钱，枳实炭一钱五分，炒竹茹一钱五分，藿香梗一钱五分。

二诊：服疏透之剂，得汗甚多，烦躁泛恶悉减。面额项颈之间有红点隐隐，即痧疹之见象。咳嗽痰多，身热不退，舌质红，苔薄腻而黄，脉滑数。伏温之邪，有外达之机，肺胃之气，窒塞不宣。仍从辛凉清解，宣肺化痰，冀痧透热退则吉。原方去豆豉，加紫背浮萍。

按语：本案症见便溏，四肢微冷，前医辨证为脾胃气虚，故曾用参术。

细察发热、汗泄不畅，且烦躁懊侬，时有抽搐，且舌苔薄腻而黄，脉滑数不扬。此并非虚损慢惊风。缘由风热伏邪蕴袭肺胃，不得透达。治疗时一诊用疏透之法，汗出痧疹现，邪热得透。方中粉葛根、薄荷、蝉衣、银花炭、连翘辛凉透表；荆芥穗、淡豆豉、藿香梗、辛温加强解表之力，助疹外发；赤茯苓、炒竹茹清热祛湿，化痰热；苦桔梗、枳实炭行气，使"气化则湿化，气顺则痰消"。二诊时痧疹出，然肺胃之气，窒塞不宣。仍辛凉清解，宣肺化痰，治肺热痰甚，去辛温之豆豉，加浮萍继透其疹。

（五）外科疾病

1. 脑疽

（1）病机属痰瘀热毒凝滞肌肤，须防正虚毒滞

疽者，阻也。气血为毒邪阻滞而不行。脑疽，是一种发生于颈后肌肤间的有头疽。相当于西医学的"痈"。有头疽总由内因与外因相合所致，是因外受风温、湿热之毒，内因情志内伤，肝脾气郁化火；或恣欲伤肾，阴虚火炽；或恣食厚味，湿热火毒内生，以致脏腑蕴毒，毒邪凝聚肌肤，营卫不和，经络阻隔，气血凝滞而成。其发展过程中，阴虚之体，每每水亏火炽；气虚血亏之体，常常毒滞难化，不能透毒外出，以致病情加剧。《丁甘仁医案·脑疽》中共列有三则医案。丁甘仁认为，本病之起主要在于外因风寒之邪凝滞肌肤，内因情志内伤，气机不畅，或素体肥胖，蕴痰酿热，血脉不利，致使痰瘀热毒凝结，壅于太阳寒水之经而致。若素体气虚血亏，则毒滞难化，病情较重。张左案乃气血亏虚、痰瘀热毒凝结使然。气虚血亏，不能托毒外出，故疮口深陷不起，根脚散漫不收；内蕴痰瘀热毒故患处色红疼痛，舌质光红，脉象濡滑。钱左案乃风邪客于太阳之经，蕴热上乘，邪热相搏，血瘀停凝，痰瘀阻滞使然。红肿因于瘀热，寒热推乎风邪。柯左案，诚如丁甘仁所云："花甲之年，气血已亏，加之体丰多湿，湿郁生痰，风寒侵于外，七情动于中，与痰湿互阻于太阳之络，营卫不从，疽遂成矣。"

（2）治宜化痰瘀而清热毒，疏风邪而补气血

丁甘仁治脑疽，辨证灵活，消、托、补三法运用娴熟，经验独到。本病痰瘀热毒凝结，故丁甘仁治以化痰瘀、清热毒之法。若风寒客于太阳经者，辄加疏风散寒之品；若气虚血亏者，配益气和营托毒之剂。张左案，丁甘仁治以益气托毒，和营化湿。方中贝母、陈皮、炙远志化痰散结消痈；丹参、白茄蒂活血化瘀；赤芍清热凉血；生草节、生首乌清热解毒；生黄芪、党参、当归益气和营托毒；鹿角霜温肾益精而敛疮；茯神安神。同时，外用黑虎丹、九黄丹提毒拔脓，祛瘀化腐；补天丹、阳和膏益气温阳，活血化痰。

钱左案，共分两诊。一诊时，丁甘仁治以疏散外风而化痰瘀之法。药用贝母、炙僵蚕、白芷化痰散结消肿，川芎、当归活血化瘀；赤芍清热凉血；羌活、防风、荆芥穗疏散外风。同时外用金箍散、冲和膏清热化痰，解毒消痈。二诊时得大汗，外邪疏散，热退肿减，丁甘仁再拟和营解毒之法。方中贝母、炙僵蚕、白芷、桔梗、蚕沙化痰散结消肿；万灵丹一粒成药入煎化痰瘀而散痈肿；当归、川芎、丝瓜络活血化瘀；赤芍清热凉血；生草节清热解毒。同时，继续外用金箍散、冲和膏。

柯左案共分三诊：一诊时，丁甘仁以桔梗、贝母、半夏、陈皮、炙僵蚕化痰散结消肿；小金丹一粒陈酒化服化痰除湿，祛瘀通络；川芎活血；羌活、防风疏散风寒，生草节清热解毒；生黄芪益气托毒。同时，外用金箍散、金黄散、冲和膏清热消肿，化痰解毒。二诊时，根盘略收，疮顶高凸，有溃脓之势，胃纳健旺，故丁甘仁援引"人以胃气为本"之经旨，治以消托兼施。方中以桔梗、贝母、半夏、陈皮、炙僵蚕、笋尖、白芷化痰通滞，散结消肿；山甲、皂刺通行经络，透脓溃坚；赤芍清热凉血；生草节清热解毒；黄芪、当归益气和营托毒。同时，继续外用金箍散、金黄散、冲和膏，叠进提脓托毒之剂。三诊之时，得脓甚畅，四维根盘渐收，故乘势增益补气血托疮毒之力，药以黄芪、当归、红枣、制首乌益气血，托疮

毒；陈皮、半夏、茯苓化痰散结；赤芍、丹参活血；生草节清热解毒。同时，外用九黄丹、海浮散拔毒化腐，祛瘀消肿；阳和膏温经活血，化痰通络。

综观丁甘仁治疗脑疽，使用治法9种（不计外治法）。其中，化痰散结消肿法用药13种（桔梗、贝母、半夏、茯苓、陈皮、炙僵蚕、晚蚕沙、笋尖、皂角刺、炙远志、白芷、万灵丹、小金丹），活血法用药6种（川芎、丹参、当归、丝瓜络、穿山甲、白茄蒂），清热解毒法用药2种（生首乌、生草节），清热凉血法用药1种（赤芍），疏风解表法用药3种（羌活、防风、荆芥穗），补气法用药3种（黄芪、党参、红枣），补血法用药1种（制首乌），补阳法用药1种（鹿角霜），安神法用药1种（茯神）。另外，外治法用药8种（黑虎丹、九黄丹、补天丹、阳和膏、冲和膏、金箍散、金黄散、海浮散）。由此可以看出，丁甘仁治疗脑疽，注重化痰瘀，清热毒，疏风邪，补气血及外治法的用药风格。

2. 骨槽风

（1）病机主风痰入络

缠绵多热骨槽风，是以邪毒内陷，侵蚀牙槽骨，终致骨腐齿落为特征的病证。相当于西医学的下颌骨骨髓炎。清·郑梅涧《重楼玉钥》中说："凡骨槽风者，初起牙骨及腮内疼痛，不红不肿，惟连及脸骨者，是骨槽风也。"丁甘仁认为，骨槽风是因风热乘袭，风痰阻络，或风热引动肝胃之火；或脉络空虚，风寒乘入，痰瘀凝结而起；或阴虚火炎，津液耗伤，兼痰瘀阻络而致。此病多缠绵，日久则化脓破溃，骨质腐坏，而兼气血两伤，或气阴交亏之证。《丁甘仁医案·骨槽风》共列有六则医案。周左案乃因素体阳虚阴盛，少阳三焦脉络空虚，风寒乘隙而入，痰瘀凝结而致。诚如丁甘仁所云："骨槽风肿硬不痛，牙关拘紧，缠绵二月余，此阴症也。"朱右案，骨槽风破溃经年，脓积成骨，气血两亏，痰瘀阻络，缠绵已久。金右案，行文简略，然从丁甘仁所用方药分析，当为阴虚火炎，津液耗伤，兼痰瘀阻络，腐蚀肌骨之重证，症见穿腮落齿，脓水臭秽。施左案是因风热外侵、痰热交阻于络道所致。风热外侵，邪正相争，营卫失和，故而寒热交作。风热外乘，痰热阻络，气血壅滞，故而颐肿坚硬，牙关开合不利。洪左案乃风热外乘，引动肝胃之火升腾，痰瘀阻于络道而致。风热外乘，营卫失和故发寒热，加之肝胃之火升腾，内外合邪，痰热阻络，气血壅滞，故而颊车漫肿焮红。邹左案，骨槽痈腐溃已久，气阴两伤，少阴肾经伏热上升，肺络损伤，肺病及脾，子盗母气，脾土薄弱。《灵枢·经脉》云："肾足少阴之脉……其直者，从肾上贯肝膈，入肺中，循喉咙，夹舌本。"今气阴两伤，虚火上炎，故而咽喉肿痛，蒂丁（即悬雍垂）下坠，防于咽饮。肾经伏热上干于肺，蒸津为痰，肺络损伤，加之脾虚失于运化，聚湿生痰故而咳嗽痰浓夹红，手足浮肿，动则气喘，胸膺骨胀。阴虚伏热，肺脾俱损故而脉象濡小而数。

（2）明辨虚实寒热，治分清疏补化

骨槽风的治疗，临床多分为风火证和阴寒证两型。风火证多为初期阶段，治宜散风清热，方选清阳散火汤、荆防败毒散加减；阴寒证多经久反复，邪毒凝结，治宜祛寒凝，补气血，托内毒，方选阳和汤加减。丁甘仁治疗骨槽风，辨证入微，明辨虚实寒热；虚寒者温补托毒，风热者清热散风；痰瘀阻络则化痰散瘀；气血亏虚则补益气血，热耗津液者清热养阴。不但善于内治，而且善于结合外治。周左案乃因素体阳虚、寒凝痰滞使然，故丁甘仁治以阳和汤温阳补血，散寒通滞。方中用熟地温补营血，填精补髓；鹿角霜温肾益精而敛疮；肉桂、姜炭温阳散寒通脉；白芥子温化寒痰；麻黄散寒通滞。另佐小金丹一粒陈酒化服，以散寒除湿，祛瘀通络。同时，外用生姜片，上放艾绒、灸疗，再覆以阳和膏，以温化阴毒，行气活血。汤药、艾灸、膏药多种疗法并进，颇费思虑。丁甘仁学识之丰，于此可窥一斑。朱右案，丁甘仁治以补托之法，药用黄芪、人参、当归益气血

托毒外出，茯苓、贝母、僵蚕化痰除湿，陈皮理气化痰，姜炭、白芷温阳散寒通滞，赤芍活血祛瘀。金右案，因阴虚火炎，津液耗伤而兼痰瘀，故丁甘仁治以西洋参、沙参、石斛、墨旱莲滋阴生津，白芍敛阴补血，赤芍、丹皮、黛蛤散（成药包煎）、天花粉清热凉血化瘀，金银花清热解毒，贝母化痰。施左案，缘由风热外袭，痰热阻络，丁甘仁拟荆防败毒散加味治之。初诊时，治以辛凉疏解，清热散结，方以荆芥、防风、薄荷、牛蒡子疏散风热，生甘草、山慈菇清热解毒，桔梗、贝母、僵蚕、蚕沙化痰散结，万灵丹成药入煎以化痰瘀而散结消肿。同时，外用消核锭化痰散结消肿。二诊时仍守原意出入，去山慈菇、蚕沙，加青皮破气散结，杏仁下气润肠以导痰滞。洪左案，治以清热疏风之法，亦用荆防败毒散加味。方中荆芥、防风、薄荷、牛蒡子、金银花辛凉宣散，石膏、甘草、白茅根、芦根清热。生石膏辛甘大寒，辛以宣散，寒以直折，诚清热泻火之良药。更佐桔梗、贝母、僵蚕以化痰，赤芍祛瘀以通络。邹左案，丁甘仁以山药、茯苓、薏苡仁健脾化湿以助肺，青果、生甘草以清热，沙参、猪肤、桔梗、川贝母、象贝母、瓜蒌、冬瓜子、冬瓜皮养阴清肺、化痰排脓、利咽消肿。同时，外用金不换吹喉擦腐，清热解毒。

综观丁甘仁治疗骨槽风，不计外治方药，使用治法11种，分别为辛凉解表法，用药5味（金银花、薄荷、荆芥穗、牛蒡子、防风）；清热法，用药8味（石膏、生甘草、黛蛤散、芦根、白茅根、青果、天花粉、山慈菇）；凉血祛瘀法，用药2味（赤芍、丹皮）；散寒通滞法，用药2味（麻黄、白芷）；化痰渗湿法，用药12味（川贝母、象贝母、桔梗、瓜蒌、茯苓、白芥子、僵蚕、薏苡仁、冬瓜子、冬瓜皮、蚕沙、万灵丹）；温阳法，用药4味（肉桂、姜炭、鹿角霜、小金丹）；养阴生津法，用药5味（石斛、西洋参、沙参、猪肤、墨旱莲）；补血法，用药3味（熟地黄、当归、白芍）；补气法，用药3味（人参、黄芪、山药）；行气法，用药2味（陈皮、青皮）；通便排浊法，用药1味（杏仁）。另外，外治法用药4种。内服方用药共47种，其中既有辛凉清热、化痰祛瘀治标之剂，又有温阳补气、养阴补血扶正之品。有风者疏散之，热者清之，痰瘀则化之，正气亏虚者，辄投补虚之剂。或清或疏，或化或补，扶正祛邪，标本兼顾。

3. 大头瘟

（1）病机主风热蕴毒，兼肝胃之火

清代名医高秉钧，在《疡科心得集》中将发于头面部的丹毒重者称为"大头瘟"。相当于西医学的丹毒，亦称急性网状淋巴管炎。对于大头瘟的认识，历代医家多认为乃感受风热疫毒之邪，壅于上焦，发于头面所致；法当清解上焦之疫毒，疏散上焦之风热。常用方为出自《东垣试效方》的普济消毒饮。

丁甘仁认为，大头瘟的主要病机为外感风温疫疬之邪，引动肝胃之火，或外邪化火入于阳明所致。《丁甘仁医案》记载了丁甘仁治疗大头瘟的五则医案。沈右案乃素体阴亏，肝胆蕴热，又新感湿热邪气，客于阳明，中焦气机升降失司，胃失通降，脾失运化，痰湿阻于中焦而成。诚如丁甘仁所言，此案因重感氤氲之邪，引动伏温，外发温毒所致。热毒阻于肌肤，故满面红肿焮痛；凝滞气血故耳根结块，久而不消；外邪客于少阳阳明，邪正交争，营卫失其常度，故形寒身热，逾时得汗而解；痰湿阻滞，故胸闷，不思饮食，口干不多饮，苔腻脉濡。朱左案为风热之邪壅于上焦、引动肝胃之火所致。风为阳邪，清扬升散，头为诸阳之首，唯风可到。外感风热疫疬之邪，首犯上焦，壅于头面，故头面肿大如斗，寒热口干；肝胃之火，乘势升腾，故咽痛腑结。陶右案，本为外感风热引动少阳胆火，壅于上焦所致，但因前医误投承气汤泻胃中实热，致使病情加重。外感风温之邪引动胆火升腾，充斥上焦头面，气血壅滞，邪正交争，故头面漫肿焮红，寒热日夜交作。杜左案乃风温疫疬之邪，客于上焦，化热入里，蕴蒸阳明所致。风温疫疬之邪，客于上焦，壅于头面，故头面焮红肿痛；邪气蕴蒸阳

明，故壮热口干，溲赤便结。陈左案乃时气疫疬客于上焦，疫邪化火传入阳明之里，伤及津液所致。疫疬之邪客于上焦头面，故头痛如劈，焮红肿痛；疫邪化火，故发热甚壮；伤及津液，故口渴欲饮；疫火攻心则入夜谵语。

（2）治宜宣散上焦风热，清泄肝胃之火

丁甘仁治疗大头瘟，以宣散上焦风热、清泄肝胃之火为主，所列医案多用普济消毒饮为治。然师古不泥古，每每因人制宜，灵活化裁。不计重复。朱左案，丁甘仁用普济消毒饮加减治之，用药共21味。其中，宣散风热药10味，清热药8味。初诊以荆芥穗、防风、柴胡、连翘壳、牛蒡子、僵蚕疏散风热，酒炒黄芩、酒炒黄连清热以去上焦头面热毒，马勃、甘草、板蓝根清肝胃之热，佐酒大黄清热且通腑，桔梗化痰。二诊易柴胡为薄荷以助宣散，去酒大黄，用贝母以化痰。三诊时咽痛未愈，故加强清解之力，药用金银花、桑叶、菊花、丹皮、黛蛤散等。黛蛤散成药包煎乃丁甘仁用药之特色。对于陶右案的治疗，丁甘仁云："东垣普济消毒饮，专为此病而设。"用药共13味，其中宣散风热药6味，清热药5味。此案本为外感风热引动少阳胆火、壅于上焦所致，但因前医误投承气汤泻胃中实热，致使病情加重。丁甘仁用普济消毒饮加减治之。用柴胡、升麻、薄荷、防风、牛蒡子、僵蚕宣散风热，酒炒黄芩、黄连清热以去上焦头面热毒，板蓝根、生甘草以清内热，桔梗、贝母以化痰散结。以上两案，皆为外感风热引动内火所致，但朱左案重在清肝，用药如丹皮、黛蛤散、菊花、酒大黄等；陶右案则用柴胡、升麻发散因误攻而内陷之邪热。

杜左案乃风温疫疬之邪客于上焦，化热入里，蕴蒸阳明所致。用药共14味。其中，宣散风热药5味，清热药6味。诊治时丁甘仁仿经旨"火郁发之"（《素问·六元正纪大论》）、"结者散之"（《素问·至真要大论》）之法，及温病有下不嫌早之例；用薄荷、金银花、连翘、牛蒡子、豆豉外散风热，黄芩、栀子、马勃、赤芍、生甘草、板蓝根内清阳明气分之热，生

大黄通腑以泻阳明之热,佐贝母、桔梗化痰散结。二诊时,大便通畅,去大黄,服3剂愈。陈左案用药共12味,其中宣散风热药4味,清热药5味。本案乃时气疫疠客于上焦,疫邪化火传入阳明之里,伤及津液所致。故急以薄荷、金银花、连翘、牛蒡子辛凉解表,竹叶、石膏、大青叶、马勃、生甘草清阳明之热,石斛、天花粉养阴生津,更佐羚羊角片加强清热解毒之力。以上两案,皆为外感温热疫疠之邪,化热传入阳明所致,但杜左案症轻而兼腑实,用生大黄通腑泄热;陈左案症重而兼津伤,用石斛、花粉养阴生津,羚羊角片清热解毒。

(3)风热蕴毒为常,兼夹痰湿为变

大头瘟之由多为风热毒邪所致。此为常,然亦有变。丁甘仁所列之首案较其余四案详尽,共分五诊。推其病理因素,除热毒外,尚有痰湿。与他案相较,此案颇为棘手,因湿热相合,如油入面,难解难分,故于此详析之。

本案乃素体阴亏,肝胆蕴热,又新感湿热邪气,客于阳明,中焦气机升降失司,胃失通降,脾失运化,痰湿阻于中焦而成。不计重复,本案用药共32味,其中宣散风热药与清热药各8味,化痰渗湿药9味。初诊时用薄荷、荆芥穗、连翘壳、牛蒡子、蝉衣宣散在表之邪热,竹茹、贝母、桔梗化痰,豆卷清热利湿,枳壳行气化痰,因耳根结块,久而不消,故佐以赤芍、板蓝根清热凉血解毒。二诊时大头瘟复发,仍守原法为治,而用金银花加强散风热之力,更加通草利尿,马勃清热。三诊时余邪留恋,再拟清热化湿之法。药用桑叶、菊花散风热,更加夏枯草、竹叶清内热,赤茯苓、泽泻渗湿,贝母、竹茹化痰。用六两金银花露清热。四诊时仍守原意出入,加碧玉散成药包煎以清热利湿。五诊时,患者面部红色渐退,烘热形寒,时作时止,舌中微剥,脉象左濡小,此为阴虚,阴不涵阳,肝阳欲升之兆,故用桑叶、菊花外散余邪而平肝,半夏、川贝母、象贝母、通草、竹茹、橘络、橘白化痰湿,碧玉散成药包煎清热利湿,赤芍、白薇内清余热，同时，更加珍珠母、钩藤平肝潜阳以防肝阳上亢，佐秫米、茯神和胃安神。

综观丁甘仁治疗大头瘟，使用治法 10 种。其中，卫分证主要用疏散风热法，用药 13 味（金银花、连翘、冬桑叶、薄荷、淡豆豉、荆芥穗、菊花、蝉蜕、牛蒡子、柴胡、升麻、防风、僵蚕）。气分证使用治法 5 种，包括清热法，用药 13 味（黑山栀、马勃、石膏、夏枯草、竹叶、黄芩、黄连、板蓝根、生甘草、大青叶、碧玉散、黛蛤散、白薇）；化痰渗湿法，用药 11 味（通草、川贝母、象贝母、竹茹、桔梗、半夏、橘络、橘白、赤茯苓、豆卷、泽泻）；行气法，用药 1 味（枳壳）；安神法，用药 1 味（朱茯神）；通便法，用药 1 味（大黄）。其中使用药物最多的是清热药 13 种。营分证使用治法 3 种，用药共 6 种，包括养阴生津法，用药 2 味；平肝息风法，用药 3 味；清虚热法，用药 1 味。血分证使用凉血活血法，用药 2 味。由上可以看出，丁甘仁治疗大头瘟的用药风格是重视宣散上焦风热，清泄肝胃之火。

4. 瘰疬

（1）气郁阴亏为本，痰火交结为标

瘰疬是发生于颈部的慢性化脓性疾病。多见于颈项，甚至连及胸腋，常结块成串，累累如贯珠之状，小者为瘰，大者为疬。相当于西医学的颈部淋巴结结核。中医学对瘰疬的认识由来已久，早在《灵枢》中就有记载。《灵枢·寒热》云："寒热瘰疬在于颈腋者，皆何气使生？岐伯曰：此皆鼠瘘寒热之毒气也，留于脉而不去者也。"此后历代医家也多有论述。本病之起多因情志不遂，肝郁痰凝，或肺肾阴亏，阴虚火旺，或复感"鼠瘘寒热之毒气"而成。丁甘仁认为，引起瘰疬的主要病机为肝胆气郁化火，郁火与相火交扇，炼液成痰，痰郁化火，痰火凝聚而成；或肺肾阴亏，精血不足，气郁火炎，津凝为痰，痰火交阻而致。

《丁甘仁医案》列有瘰疬医案五则。高右案乃外感风热引动少阳胆火，火热蒸津为痰，痰郁化火，痰火交结于少阳胆经而起。足少阳胆经起于目外眦，上至额角，折而向下至耳后，火郁于经，痰阻于脉，故耳后发瘰疬。胆火上炎，风火上扰清窍则头痛，肝胆气郁故脉弦。对于翟左案之辨证，丁甘仁引朱丹溪之说："瘰疬皆起于少阳胆经。"（《丁甘仁医案·瘰疬》）其因肝胆气郁化火，郁火与相火交扇，炼液成痰，痰郁化火，痰火凝聚而致。气郁痰阻故而病程缠绵，痰火扰心故而屡屡失寐，风火上扰清空故而时时头痛。郑右案乃肺肾阴亏，以致阴虚火旺，灼津为痰，痰郁化火，痰火交结而成，故见内热脉数，阴虚火旺之象；谷食不香，痰热中阻之征。朱右案乃精血大亏，运化不健，气血痹着不行，郁结不通而起。痰热壅滞，故而肿硬疼痛；脓者气血所化，热盛肉腐而成，今精血亏虚故而脓水不多；经停由于虚损，食减因于痰热；发寒热者以邪正相争，营卫失其常度也。正虚邪恋，痰热缠绵故而彼没此起，此敛彼溃。黄左案因肺肾阴虚，肝火上炎，蒸津为痰，痰热上干于肺，伤及肺络而成。肺经痰热入络，故而内热咳呛，涕中夹红。

（2）疗以宣清化痰，兼以补虚怡情

瘰疬属外科疾患，其病邪实而正虚，因气郁阴亏而起，痰热为标。瘰疬之治宜标本兼顾。丁甘仁治疗瘰疬，以清热化痰、养阴补虚为法，同时怡养性情，舒畅情志，调畅气机。诚如丁甘仁所云："非大剂清化，不足以平其势；非情怀宽畅，不足以清其源。"高右案所列之内服方，用药凡9味。其方以薄荷叶、连翘壳辛凉宣散，夏枯草清热泻火，玄参清热凉血，羚羊角、生牡蛎平肝潜阳以止头痛，贝母、海藻、蛤粉以化凝滞之痰。宜乎析理明而用法当！翟左案所列之内服方用药凡13味，其中化痰药7味。其方以贝母、半夏、蛤粉、海藻、紫菜、海蜇、荸荠化痰，其中海蜇配荸荠又名雪羹汤，化痰之功甚著；夏枯草清热泻火；生地、玄参清热凉血；银柴胡退虚热；羚羊角、生牡蛎平肝潜阳以止头痛。郑右案缘于阴虚内热，

故丁甘仁治以养阴清热，所用之内服方用药共 10 味。药以沙参、石斛、甘蔗、鳖甲补阴之虚，扶正托毒；青蒿、地骨皮、功劳子清虚热；茯苓、贝母化痰；丹皮清热凉血。朱右案治以补益精血为主，结合怡养性情，调畅气机。初诊之方用药 14 味，橘红、茯苓、川贝母、象贝母化痰，牡蛎软坚散结，夏枯草清热泻火，生地黄、玄参清热凉血，银柴胡、地骨皮退虚热，於术、红枣、参须益气血以扶正托毒。二诊时寒热已退，纳谷略增，丁甘仁仍守原意出入，增强补虚之力而拟填补三阴、怡养性情之法。全方用药亦 14 味，然以於术、红枣、参须、炙甘草补气托毒，龟板、杜仲、川续断滋补肝肾，助阳益阴，橘白、茯苓、象贝母、川贝母、半夏化痰，牡蛎软坚散结，生地黄清热凉血。黄左案，丁甘仁以滋阴清肝、养肺化痰为法，内服方用药 12 味。药以沙参、石斛养阴；夏枯草清热泻火；丹皮、玄参清热凉血以疗"涕中夹红"；石决明平肝阳，清肝热；贝母、瓜蒌、竹茹、蛤粉、枇杷叶化痰；杏仁止咳。

（3）治疗瘰疬，善于结合外治

丁甘仁治疗瘰疬，善内外合治。内治以消托补为原则，外治以祛腐生新为大法。外治法由来已久，早在《礼记》中便有"头有疮则沐，身有疮则浴"的记载。《素问·至真要大论》亦云："内者内治，外者外治。"在张仲景的《伤寒论》与《金匮要略》中，外治法应用甚多，剂型多样，诸如浴剂、熏剂、软膏剂、肛门栓剂等，是后世应用外治法以疗疾的典范。清·吴师机在其所撰的药膏外治专著《理瀹骈文·略言》中指出："外治之理，即内治之理，外治之药，即内治之药，所异者法尔。"指出了内治法与外治法虽给药途径不同，但都可以起到相应的治疗作用。历代医家在中医外治方面积累了十分丰富的经验，不仅有膏药等药物疗法，还有刀法、砭镰法、挂线法、结扎法等手术疗法，以及垫棉法、药线引流法、熏法、熨法等诸多疗法。毋庸置疑，外治法在外科疾患的治疗过程中占有十分重要的地位。正如徐大椿《医学源流论·治法》所说："外科之法，最重外治。"丁甘仁为我国近代著名中医学家，其对外治法亦颇多研究。《丁甘仁临证医集》中就载有散药类、丹药类、膏药类等诸多外治方药。《丁甘仁医案·瘰疬》所列五则医案中，除朱右案外，均用到了外用药。外用方药凡六首，涉及散剂、膏剂、丹剂、锭剂四种剂型。高右案外用消核锭化痰散结；翟左案外用海浮散祛瘀生肌，九宝丹、九仙丹、太乙膏祛腐生肌收口；郑右案外用桃花散提脓生肌，海浮散、太乙膏祛腐生肌；黄左案外用消核锭化痰散结。由此可见，丁甘仁对于外科疾患的治疗亦积累了丰富的经验。

综上所述，丁甘仁治疗瘰疬使用治法 11 种，包括辛凉解表、清热泻火、清热凉血、清虚热、化痰、补气、补阴、补肝肾、平肝化痰、止咳和祛腐生肌。内服方剂用药共 38 味。其中，化痰药 13 味［象贝母（川贝母）竹茹、半夏、橘白、海藻、海蛤粉、紫菜、海蜇、荸荠、橘红、瓜蒌、枇杷叶、茯苓］，清热类药 8 味（夏枯草、玄参、生地黄、丹皮、银柴胡、青蒿、地骨皮、功劳子），补虚药 11 味（杜仲、川续断、於术、红枣、参须、炙甘草、沙参、甘蔗、鳖甲、龟板、石斛），平肝药 3 味（羚羊角、牡蛎、石决明），散风热药 2 味（连翘、薄荷），止咳药 1 味（杏仁）。另外，丁甘仁还运用外用祛腐生肌收口药方药 6 种（消核锭、海浮散、九宝丹、九仙丹、太乙膏、桃花散）。由上可见，丁甘仁治疗瘰疬，善于清热化痰以治标，补虚以治本，畅情以调气，外治以祛腐生肌。

5. 乳岩

（1）阴虚肝郁为本，痰瘀阻络为标

乳岩是发生于乳房部的恶性肿瘤，因肿块坚硬如岩石而得名。乳岩一病，历代医家多有记述。乳岩之名，最早见于《校注妇人良方》。明·陈实功《外科正宗·乳痈论第二十六》云："（乳岩）初如豆大，渐若棋子，不痛不痒，渐长渐大，始生疼痛，痛则无解。日后肿如堆栗，或如覆碗，紫

色气秽，渐渐溃烂，深者如岩穴，凸者如泛莲，疼痛连心，出血则臭，其时五脏俱衰……名曰乳岩。"乳岩之起，多因外感六淫，情志不遂，饮食失节，冲任不调以致气滞血瘀、痰凝、邪毒结于乳络而成。丁甘仁认为，乳岩多因阴血亏虚，痰热阻络而起，或肝郁夹痰瘀凝结于乳络所致。《丁甘仁医案·乳岩》中共列两则医案。庄右案乃津血亏虚、痰热阻络所致。津血亏而肝阳旺，故脉左寸关弦数不静；痰热内结，故右寸关濡滑而数；津血亏而内热生，热耗气津则舌苔剥绛。若气血盛而通利，营卫阴阳谐和，则人体昼精夜暝，眠安无不适。今津血亏而肝阳旺，筋络蕴热，卫阳营阴不相谐和，故睡醒则遍体酸疼；津血亏而下焦肝肾失于荣养，故腰腿酸疼尤甚。二诊时由于肝肾阴血不足，阴亏阳旺，故脉象尺部细弱，寸关弦细而数，舌质红绛。阴血不足，肝木失于涵养，横逆乘脾，脾失健运，痰热郁阻于内，故纳谷减少，口干不多饮，腹胀便结。待四诊之时，痰热依旧阻于络道。痰热内蕴，气机不利，故心悸气逆，时轻时剧，音声欠扬。舌质光红，苔薄腻黄，脉象左弦数、右濡数乃一派阴亏热郁、痰热内蕴之象。王右案乃肝气郁结、痰瘀阻络而成。诚如丁甘仁所云："乳房属胃，乳头属肝，肝胃两经之络，被阻遏而不得宣通，乳部结块……按之疼痛。"

（2）治疗以养阴血而调肝，化痰瘀而通络为要

丁甘仁认为，乳岩的发生缘于阴血亏虚，痰热内蕴或肝气郁结，痰瘀阻络，故治疗以养阴血而调肝、化痰瘀而通络为主法。庄右案初诊时，丁甘仁治以滋阴柔肝，清热安神。药以西洋参、石斛、麦冬、谷芽露、阿胶、白芍滋阴养血柔肝。其中，谷芽露兼能护胃生津；生牡蛎平肝潜阳；竹茹、瓜蒌、枇杷叶、贝母化痰；丝瓜络活血通络；生地黄清热凉血，养阴生津；白薇退虚热；朱茯神、龙齿安神。同时外用金箍散、冲和膏化痰瘀以通络。二诊时，乳岩依然肿硬不消，故丁甘仁仍守原意出入，药以西洋参、石斛、麦冬、阿胶、白芍滋阴养血柔肝；羚羊片、生牡蛎平肝潜阳；竹茹、甜瓜

子化痰；丝瓜络、桑枝通络；生地黄清热凉血，养阴生津；朱茯神、龙齿安神。同时，另以金器煎珍珠粉、钩藤，取汤送服意在加强平肝之力。三诊时，丁甘仁再拟养血清络之法。药以西洋参、石斛、麦冬、阿胶、白芍、黑芝麻滋阴养血柔肝；羚羊片、生牡蛎平肝潜阳；贝母、甜瓜子化痰；丝瓜络、桑枝、地龙通络；生地黄清热凉血，养阴生津；夜交藤、龙齿安神。同时，另以金器煎珍珠粉、朱灯心，取汤送服，意在加强清热平肝之力。四诊时，丁甘仁治以养肝体以柔肝木，安心神而化痰热。药以西洋参、石斛、黑芝麻、凤凰衣（鸡蛋壳的内膜）、蔷薇花露、稻叶露滋阴生津且护胃；钩藤、珍珠母平肝潜阳；象贝母、川贝母、瓜蒌化痰；生地黄清热凉血，养阴生津；夜交藤、龙齿、朱茯神、柏子仁安神。同时，另以金器煎珍珠粉、朱灯心取汤送服，意在加强清热平肝之力。王右案，丁甘仁治以疏肝解郁，化痰祛瘀，以出自《秘传外科方》的复原通气散合逍遥散加减出入。药以薄荷叶、青皮、香附、橘叶、陈皮疏肝行气化痰，当归补血养肝，银柴胡退虚热，瓜蒌、贝母、桔梗、僵蚕化痰散结，赤芍、丹参活血祛瘀，丝瓜络活血通络。

综观丁甘仁治疗乳岩，不计外治法，共用治法10种，分别为养阴生津法，用药8味（石斛、西洋参、麦冬、稻叶露、蔷薇花露、谷芽露、凤凰衣、黑芝麻）；补血养肝法，用药3味（当归、白芍、阿胶）；平肝潜阳法，用药2味（白薇、银柴胡）；疏肝理气法，用药5味（薄荷叶、香附、橘叶、青皮、陈皮）；清虚热法，用药2味（白薇、银柴胡）；凉血祛瘀法，用药3种（赤芍、丹参、生地黄）；化痰法，用药8味（川贝母、象贝母、桔梗、瓜蒌、僵蚕、甜瓜子、枇杷叶、竹茹）；通络法，用药3味（丝瓜络、桑枝、地龙）；安神法，用药4味（朱茯神、龙齿、首乌藤、柏子仁）；清心利尿法用药1味（朱灯心）。其中，又以养肝、平肝、疏肝三法养肝体、助肝用以调肝。由上所述，不难看出，丁甘仁治疗乳岩是以养阴血而调肝、化痰瘀而通络为主要治法。

6. 痔疮

（1）病机主气阴两虚，湿热下注大肠

根据痔的发生部位不同，可分为内痔、外痔和混合痔三种。中医学文献对痔的认识内容十分丰富。《素问·生气通天论篇第三》云："因而饱食，筋脉横解，肠澼为痔。"明·陈实功在《外科正宗·痔疮论》中说："夫痔者，乃素积湿热过食炙煿，或因久坐而血脉不行，又因七情而过伤生冷，以及担轻负重，竭力远行，气血纵横，经络交错，又或酒色过度，肠胃受伤，以致浊气瘀血，流注肛门，俱能发痔"。清·祁坤《外科大成·痈疽》云："盖因饱食之后，或暴怒，或努力，或枯坐，或酒色，妇人或难产，小儿或夜啼等因，致气血纵横，经络交错，流注肛门而成此痔矣。"中医学认为，痔疮的形成多因湿热下注，气滞血瘀，脾虚气陷及风伤肠络所致。由于痔疮的发病率较高，故俗语云："十人九痔。"因而，总结先贤之经验，具有十分重要的现实意义。《丁甘仁医案·痔疮》中共列两则医案，丁甘仁均断为气阴两虚、湿热下注之证。吴左案乃脾虚生湿，阴虚生热，湿热下注大肠使然。气虚下陷，不能收摄故脱肛；苔薄腻、脉濡滑乃湿热内蕴之征。潘左案为气阴两虚、大肠湿热留恋所致。气虚下陷，失于收摄故脱肛；阴虚血热，气虚失摄则便血。疼痛者，大肠湿热、气滞血瘀故也。

（2）治以清化湿热，调补气阴

由于书中所列两则医案均由气阴两虚、湿热下注大肠所致，故治疗均以清化湿热、调补气阴为主法。吴左案，丁甘仁用炙黄芪益气升阳举陷；白术、扁豆益气健脾化湿；炙升麻佐黄芪升阳举陷；沙参养阴生津；赤小豆清热利湿；当归行血化瘀；桑叶、槐米凉血止血；灶心土荷叶包，煎汤代水以涩肠止血；茯神安神。潘左案，丁甘仁以赤小豆、薏苡仁利湿清热；橘白行气化湿；生地黄清热凉血，养阴生津；赤芍、丹皮清热凉血；槐米、

地榆炭、脏连丸成药入煎凉血止血；当归行血化瘀；干柿饼涩肠止血；茯神安神。同时，外用黄连膏清化湿热。以上两案，均用到当归、赤豆、槐米、茯神四味药。其中，赤豆配当归又名赤豆当归散（出自《金匮要略》），赤豆清热利湿，当归行血化瘀，槐米凉血止血，茯神安神。

综观丁甘仁治疗痔疮，使用治法 10 种（不计外治法）。其中补气健脾法，用药 3 味（黄芪、扁豆、白术）；升阳举陷法，用药 1 味（升麻）；养阴生津法，用药 1 味（沙参）；清热利湿法，用药 2 味（赤小豆、薏苡仁）；行气化湿法，用药 1 味（橘白）；清热凉血法，用药 3 味（生地黄、赤芍、丹皮）；凉血止血法，用药 4 味（桑叶、槐米、地榆炭、脏连丸）；涩肠止血法，用药 2 味（灶心土、柿饼）；行血化瘀法，用药 1 味（当归）；安神法，用药 1 味（茯神）。另外，外治法用药 1 味（黄连膏）。凡用药 20 种。观其治法方药，不难看出丁甘仁治疗痔疮，注重清化湿热、凉血止血化瘀、调补气阴的用药风格。

案例 1

唐左，夭疽肿硬，位在左耳之后，症由情志抑郁，郁而生火，郁火夹血瘀凝结，营卫不从，颇虑毒不外泄，致有内陷之变。急与提托，冀其速溃速腐，得脓为佳。银柴胡一钱，全当归二钱，京赤芍二钱，川象贝各二钱，陈广皮一钱，生草节八分，炙远志一钱，炙僵蚕三钱，炙甲片一钱五分，皂角针一钱五分，琥珀蜡矾丸（开水化服）一粒。

二诊：前投提托透脓之剂，疽顶红肿高活，有溃脓之象，是属佳兆。惟恙从七情中来，务须恬淡虚无，心旷神怡，胜乞灵于药石也。生黄芪三钱，全当归二钱，京赤芍二钱，紫丹参二钱，生草节八分，银柴胡八分，生香附一钱，皂角针一钱五分，川象贝各三钱，炙僵蚕三钱，笋尖三钱，琥珀蜡矾丸（开水化服）一粒。

三诊：疽顶隆起，内脓渐化，旋理调护，可保无虞矣。全当归二钱，京赤芍二钱，银柴胡八分，生草节八分，川象贝各三钱，炙僵蚕三钱，陈广皮一钱，半夏曲二钱，制首乌三钱，香白芷六分。

按语：夭疽是发生于颈后两旁少阳经的有头疽，相当于西医学的"痈"。本案之夭疽发于耳后乳突，乃气郁化火，少阳胆经郁火夹血瘀凝结，气血阻滞使然。初诊之时，丁甘仁药用贝母、陈皮、炙远志、炙僵蚕、炙甲片、皂角针化痰消肿，透脓溃坚；当归、赤芍活血；银柴胡清热；生草节解毒；另化服琥珀蜡矾丸加强解毒之力。诸药合用，共奏化痰解毒、活血清热之功。二诊时，去陈皮、炙远志、炙甲片，加生黄芪托毒生肌，丹参活血，香附理气解郁，笋尖化痰散结。由于本病起于情志抑郁，故丁甘仁指出："惟恙从七情中来，务须恬淡虚无，心旷神怡，胜乞灵于药石也。"三诊之时，去皂角针、琥珀蜡矾丸，加半夏化痰，白芷消肿散结，制首乌益精血。

案例 2

李右，掌心疔顶虽溃，未曾得脓，四维肿硬疼痛，湿火蕴结，血凝毒滞，症势非轻。急拟清解托毒。甘菊花五钱，地丁草三钱，京赤芍二钱，薄荷叶八分，生草节六钱，大贝母三钱，炙僵蚕三钱，金银花三钱，连翘壳三钱，草河车一钱五分，丝瓜络二钱，外科蟾酥丸（开水化服）二粒。外用九黄丹、太乙膏，四周用玉露散、菊花露调敷。

按语：本案疔疮发于掌心，又名掌心毒，乃痰瘀热毒凝结所致。丁甘仁治以菊花、地丁、金银花、连翘、草河车、生草节清热解毒，丝瓜络化痰解毒，贝母、炙僵蚕化痰，赤芍活血，另化服外科蟾酥丸加强解毒消肿之力。

（六）喉科疾病

喉痧

（1）喉痧白喉，不容稍混

烂喉丹痧是一种由外感温热时毒引起，以发热、咽喉肿痛糜烂、肌肤丹痧密布为主要临床特征的急性温热病，多发生于冬、春两季。本病因有咽喉溃烂、肌肤丹痧，故称"烂喉丹痧"或"烂喉痧"；由于肌肤发生的痧疹赤若涂丹，故称"丹痧"；因其可互相传染引起流行，属于时疫，故又称"疫喉痧"或"疫喉"及"时喉痧"等。本病相当于西医学的猩红热。

明清以降，在中医喉科方面，江苏一带名医辈出，学说颇为丰富。如干祖望在"江苏是中医喉科的发祥地"一文中指出："江苏的喉科，具备了四个重点：①历史的悠久（明代已出名医）；②神秘的吹药（尤氏一派的外用药）；③扎实的中医基本功（处方服药的一派）；④特殊的抢救技术（擎拿）。处处领先于全国，称为喉科发祥地，其谁曰不宜。"作为江苏名医的丁甘仁，对本病亦有丰富的治疗经验和颇为深入的研究，著有《喉痧症治概要》一书。在《喉痧症治概要》中，丁甘仁指出："余行道数十年，诊治烂喉痧麻之症，不下万余人。"可见当时本病流行之盛，以及丁甘仁诊疗经验之富。由于时疫喉痧"传染迅速，沿门阖境，竟有朝发而夕毙、夕发而朝亡者"。加之医者误治，"舍本求末，重于咽喉，忽于痧子，早进寒凉，遏伏厉邪"，以致"喉痧一症，日甚一日，且多殒命"。可见本病危害之大。

丁甘仁在"喉痧总论"一文中，首言"时疫喉痧，由来久矣"。然对于本病的起源及流行尚有不同的说法。有学者认为，近代始终存在两种不同的观点，一者持"古有是病"说，一者持"外来传入"说。另外，对于本病的文献记载究竟始于何时亦有不同的说法。清·叶天士《临证指南医案·卷五》记载了一些以咽痛、痧疹为主要表现的病案，其中有的与本病酷似，可认为是本病首次较可靠的病历记录。

对于喉痧的病因病机，丁甘仁认为是由于"冬应寒而反温，春犹寒禁，春应温而反冷。经所谓非其时而有其气，酿成疫疠之邪也。邪从口鼻入于肺胃，咽喉为肺胃之门户，暴寒束于外，疫毒郁于内，蒸腾肺胃两经，厥少之火，乘势上亢"所致。在辨治方面，丁甘仁提出："时疫喉痧初起，则不可不速表，故先用汗法，次用清法，或用下法，须分初、中、末三层。在气在营，或气分多，或营分多"；又言"初则寒热烦躁呕恶，咽喉肿痛腐烂。舌苔或白如积粉，或薄腻而黄，脉或浮数，或郁数，甚则脉沉似伏。此时邪郁于气分，速当表散，轻则荆防败毒，清咽利膈汤去硝黄，重则麻杏石甘汤。如壮热口渴烦躁，咽喉肿痛腐烂，舌边尖红绛，中有黄苔，丹痧密布；甚则神昏谵语，此时疫邪化火，渐由气入营，即当生津清营解毒，佐使疏透，仍望邪从气分而解。轻则用黑膏汤、鲜石斛、豆豉之类，重则犀豉汤、犀角地黄汤。必待舌色光红或焦糙，痧子布齐，气分之邪已透，当用大剂清营凉解，不可再行表散，此治时疫喉痧用药之次第也。"可见，丁甘仁治疗喉痧，遵叶天士"在卫汗之可也，到气才可清气，入营犹可透热转气"的卫气营血辨证纲领，注重清透之法。据上述丁甘仁所论，其所谓汗法，当为辛凉清解透达之法。在丁甘仁的著作中，尚列有一些经验方剂，如解肌透痧汤、凉营清气汤、加减竹叶石膏汤等，即体现了丁甘仁的辨治思路。

西学医认为，白喉是由白喉杆菌所引起的一种急性呼吸道传染病，以发热、气憋、声嘶、犬吠样咳、咽扁桃体及周围组织出现白色伪膜为特征，严重者可并发心肌炎和神经麻痹，其全身中毒症状明显。中医学认为，本病系感受时疫毒邪引起的热性传染病，主症初起发热恶寒，脉浮，喉痛，喉间有白点，随之壮热，白腐满喉而肿痛，重则喉痹神昏，酿成危症。1795年，郑梅涧在《重楼玉钥·又论喉间发白治法及所忌诸药》中有一段关于白缠喉的论述。这段文字可说是我国有关白喉最早的确切记载。郑梅涧进一步指出："经治之法，不外肺肾，总要养阴清肺，兼辛凉而散为主。"郑梅涧还制定了著名的养阴清肺汤，确立了治疗白喉的基本法则。丁甘仁在论白喉的病因病机时指出，本病是由"少阴伏热升腾，吸受疫疠之气，与内应伏热，相应为患"而然。意即本病之作，内因阴虚，外因疫疠之邪，内外相合而患为此病。在治疗方面，丁甘仁除用清热养阴之法外，还强调"白喉固宜忌表"，并指出"苟与表散，引动伏火，增其炎焰之势，多致夭枉"。由于白喉以阴虚为本，若误用宣散之剂，则虚火不潜降反而升腾，不宜表散。邵琴夫先生在"录慈溪邵琴夫先生喉痧有烂喉白喉之异论"一文中亦指出，若"昧者妄投辛散"则"犹天气旱亢，非雨不润，扇之以风，则燥更甚。迫肺阴告竭，肾水亦涸，遂令鼻塞音哑，痰壅气喘，咽干无涎，白块自落，鼻孔流血，面唇皆青，恶候叠见，难为力矣！"在丁甘仁所录的11则验案中，"白喉两关腐烂"案，丁甘仁以滋阴清肺汤加减治之；二诊加花粉、鲜石斛养阴生津，加生大黄通腑泄热，则白喉随愈。在"白喉腐烂身壮热烦闷口渴"中，白喉被误诊为喉痧，其错误之缘由，乃因"意谓此妇因侍其夫喉痧而得此疾，深恐其亦出痧麻，未敢骤用滋阴清降"所致。由于误用辛凉清解之剂，致使"疫邪化火，由气入营，伤津劫液，内风欲动"，而导致发热更甚，烦躁不安，起坐如狂，甚则谵语妄言，咽喉满腐，蒂丁去其大半，舌灰黄，唇焦，脉洪数有力等。丁甘仁遂投大剂犀角地黄汤合竹叶石膏汤，并一日夜连进四剂，方转危为安。另外，从此案还可看出，接触喉痧患者，不一定得喉痧，亦有如本案之虽接触喉痧但患白喉者。正因为喉痧与白喉在临床表现上均有咽痛而腐之表现，而其病因病机、治法方药各异，故丁甘仁强调指出："时疫喉痧当与白喉分别清楚，不容稍混也。"

（2）清透解毒，结合外治

在喉痧的辨治上，丁甘仁认为，病程可分为初、中、末三个阶段。初期：病在气分，寒热骨楚，胸闷泛恶，咽喉疼痛，红点隐而不多，见于胸背或头颈等处，舌苔白如积粉，或薄腻而黄，脉浮数，或郁数，甚则脉沉似伏。中期：病在气营之间，身部头面红点见多，咽喉肿痛腐烂，舌质红绛，而苔黄有稀少之趋势，脉细数。末期：头身红点渐回，咽喉疼痛渐轻，舌质红绛，苔有不多，或舌光苔无，余热大退，有时脉静身凉。丁甘仁认为，治疗喉痧的关键之处在于初期以透痧为主，用方如解肌透痧汤，麻杏石甘汤等。待痧出齐后，再偏重治喉，法宜清之，或用下法以解热毒邪气，用方如凉营清气汤。若至后期，余热未清者，则投以加减竹叶石膏汤等方治之。在丁甘仁所创制的内服方剂中，凉营清气汤极具代表性。此方用栀子、薄荷、连翘壳、川黄连、生石膏、竹叶清透气分邪热，用玄参、石斛、芦根、茅根甘寒生津，用犀角、丹皮、生地黄、赤芍、金汁凉血解毒。此方有竹叶石膏汤、凉膈散、犀角地黄汤、清营汤诸方合用之意，共奏清气凉营、解毒生津之效。研究显示，凉营清气汤对气营同病具有良好的疗效，降温较快且无反弹，临床症状改变较快且副作用较小。另外，从丁甘仁所创制的内服方的用药上看，多用葛根、牛蒡、薄荷、荆芥、蝉衣、浮萍等辛凉之品透邪疏表，用生甘草、连翘、赤芍、石膏、竹叶等以清热透邪解毒，亦很好地体现了清透解毒的治疗方法。

在丁甘仁所录之11则验案中，在"喉痧寒热无汗痧麻隐约"案，症见寒热无汗，痧麻布而隐约，咽喉肿痛，牙关拘紧；甚则梦语如谵，脉郁数不扬，舌色薄腻而黄。丁甘仁诊断为"此疫邪将欲内陷，失表之征"，遂急进麻杏石甘汤治之。药后得畅汗，痧麻满布，热解神清，咽喉肿红亦退，数日而安。在"温邪喉痧"气营同病案治疗上，丁甘仁以气营两清、解毒达邪之法，投犀角地黄汤合竹叶石膏汤加荆芥、薄荷治之，数剂而愈。此案用犀角地黄汤合竹叶石膏汤，病情较重，诚如丁甘仁所说："此温疫之邪，化火入营，伤津劫液，内风欲动，是将痰涌气喘，危在旦夕间矣！"丁甘仁所加之药，为陈金汁、竹沥、珠黄散等清热解毒化痰之品。总之，丁甘仁认为，喉痧因感温疫毒邪所致，辨治上遵叶天士氏之说，故其治疗强调清透解毒之法。

中医喉科外治法历史悠久，内容丰富。有学者考证，中医喉科外治法文献记载，最早首见于先秦时期（前600—前400）的马王堆汉墓帛书《五十二病方》，列有"以桑薪燔"治疗口鼻败疮的烟熏外治法，之后代有发展。及至清代，中医喉科长足发展，喉科医籍众多流传，外治法亦日臻系统、完善。徐鸿庆总结的中医喉科常用外治法有吹药法、针刺法、探吐法、含化法、含漱法，以及外敷、烟熏、刀割、火烙等多种方法。在《喉痧症治概要》中，丁甘仁录有吹药方：玉钥匙、金不换、加味珠黄散、锡类散；外贴药方；贴喉异功散；敷药方：三黄二香散、冲和膏、紫金锭，以及申字漱喉散、辰字探吐方、一字散、刺法等多种外治法和方药。可见，丁甘仁于喉科外治法应用方面亦有较深造诣。如丁甘仁以香菜水擦肤，香菜即芫荽，其药性辛散，有发表透疹之功。还以透痧解毒汤加枳实竹茹内服，一方面兼刺少商穴以开闭泻火等，均体现了治疗思路和方法的灵活性。

咽喉者，饮食呼吸之通道，声音之门户，与肺胃相连，故虽方寸之地，却于人之一身，于生理病理具有十分重要的意义。丁甘仁谓："谚云：救病如救火，走马看咽喉。用药贵乎迅速，万不可误时失机。"（《喉痧症治概要》）诚经验之谈也。温热时毒，初则毒侵肺卫，继则扰乱气营，病情速而危，故须速战速决。若失治误治，则病情趋于危重。对此，丁甘仁亦有颇多经验，在其书中还列有不治难治数则。脉伏者不治，脉伏为邪郁不透、邪无出路之象，故为不治；泄泻不止者不治，泄泻不止表明脾胃虚弱，正气虚衰故为不治；会厌腐祛，声哑气急者不治，此为热毒盛而气血亏，故为不治；始终无汗者难治，此为邪气闭郁于内而不能出，故为难治；丹痧遍体虽见，而头面不显者难治，此即白鼻痧，热毒易内陷而变生诸多逆症，故为难治。除此之外，丁甘仁还在《论症续要》中指出："凡咽喉闭，毒气归心，胸前肿满，气烦促，下部洞泄不止者死。若初起咽喉，呕吐清水，神昏谵语，目光上窜，脉涩伏，痰声如锯着不治。又三四日内津涸舌光，唇齿焦黑，鼻扇口张，目无神者，亦不治。"丁甘仁所载之案三，即为白鼻痧险症。对于此案，丁甘仁断为"阳明腑热，熏蒸心包"。虽头面鼻部无痧，亦不用升麻、葛根等升阳发表之品，而投犀角地黄汤和白虎汤加硝黄之品以生津清营，釜底抽薪。可见，虽是难治之重症，只要辨证准确，治疗及时而得法，用药得宜，亦可告痊。

（3）贵慎于始，忌寒宜汗

刘右，年二十余，患喉痧四天，痧麻虽布，麻色紫暗，发热烦躁，梦语如谵，咽喉肿痛，不能咽饮。适值经临之期，前医以其热壮神糊，早投清凉鲜生地黄、鲜石斛、茅芦根等，据述即腹中绞痛，少腹结块，大便溏泄，壮热即衰，痧点即隐，谵语撮空，牙关拘紧，痰多气粗。邀余往诊，其脉空数无神，亦不能视其舌色。余曰：此温疫之邪，已陷入三阴，血凝毒滞，残阳欲绝，无药可救，果于是晚而殁。早投寒凉，百无一生，过用疏散，尚可挽回，益信然也。

此案致死之由，一因医者失察，早投寒凉；二因适值经期，温邪乘虚内陷三阴。正如丁甘仁所说："早投寒凉，百无一生，过用疏散，尚可挽回。"在"论症"时，丁甘仁进一步强调说："凡痧症欲出未出之时，宜早为发散，以解其毒，则无余患。若不预解，使之尽出，或早投寒凉遏伏，多致毒蓄于中，或为壮热，日久枯瘁，或成惊痫，或为泻痢，或为腐烂，咳血喘促，或作浮肿疳蚀而死。"另外，在"录烂喉寒喉经验阐解"一文中丁甘仁亦指出："今医不究其受病之因，乃执《内经》诸痛属火，红肿为热，急进寒凉，甚至用犀、羚、石膏、金汁、黄连等味，稍兼辛凉表散，以为双解之法……种种险候，医家见之，犹曰病重药轻，更以寒凉倍进，必致痧毒内陷，燔灼愈腾，喉痹痰升，命归泉路。"总之，丁甘仁治疗喉痧，强调"痧慎于始……不可早进寒凉遏伏，以致不治"。

由于"暴寒束于外，疫毒郁于内，蒸腾肺胃两经，厥少之火，乘势上亢，于是发为烂喉丹痧"，故治疗方面，丁甘仁十分强调"凡遇烂喉丹痧，以得畅汗为第一要义"，又言"凡痧疹只怕不能出，若出得畅尽，其毒便解，故治痧疹者，贵慎于始……务使发得透畅，莫使其丝毫逗留，以致生变幻缠绵"。正如上述，丁甘仁在喉痧初期的辨治上，强调"初则寒热烦躁呕恶，咽喉肿痛腐烂……此时邪郁于气分，速当表散，轻则荆防败毒，清咽利膈汤去硝黄，重则麻杏石甘汤"。另外，在初期用药上，丁甘仁还提出了"当察时令寒热，酌而治之"的观点，其云："倘时令严寒，即桂枝葛根汤或麻黄汤俱可用，勿拘辛温迟疑。二汤内俱加入牛蒡子、蝉衣、桔梗发之；如果热火充斥，稍加生石膏三四钱亦可。倘时令平和，以荆防葛根汤加浮萍草发之。"

既须施以汗法，则其调护和药后情况亦当加以关注。在调护方面，丁甘仁指出："凡服事之人，最为要紧，必须老成可靠者，终日终夜，不得倦怠，人不可脱离，以被紧盖，出汗后不可使露，致汗不畅，若任性贪凉，虽方药中病，亦难奏效。盖痧邪当发出之时，病人每闷不可耐，稍一反侧于被内，使稍露以为适意，痧点即隐，毒从内陷，适意乃速死之道也。"在药后反应方面亦须注意如下事项："凡服表散之剂，必得汗至足心，丹痧透，咽痛止，胸闷舒，方无余邪。若有痧汗少，或痧现即隐，症势最险。或痧后重感风邪，或食新鲜发物，必有余毒为患，俗称痧尾是也。痧膨、痧癫、痧痨，内外诸症百出，慎之。"

案例

王右，喉痧一候，痧麻渐布，咽喉肿痛白腐，身热，口舌前半淡红，中后腻黄，脉濡数而滑，胸闷泛恶，烦躁懊恼。阅前方辛凉清解，尚属平稳，不过方中有玄参、茅芦根等。据述服后胸闷泛恶，烦躁懊恼，更甚于前，颇觉难以名状。余曰：此痧麻未曾透足，疫疬之邪郁遏肺胃，不得泄越于外，痰滞交阻中焦，浊垢不得下达之故。仍用透痧解邪，加涤痰导滞之品，如枳实、竹茹、玉枢丹。服两剂，始得痧点透至足心，呕恶烦躁随定，热退，喉腐亦渐渐脱去而愈。但玄参、茅芦根小小寒凉，不可早用，若大寒大凉之剂，可不慎之又慎乎！

按语： 本案王右因感受温热秽浊之邪，浊毒郁遏于肺胃气分，痰滞中焦而患喉痧。但因医者误治，早投玄参、茅芦根等寒凉之品，以致邪气郁闭更甚。丁甘仁治以透痧解邪，涤痰导滞。二剂，"始得痧点透至足心，呕恶烦躁随定，热退，喉腐亦渐渐脱去而愈"。

丁甘仁

后世影响

　　近代中医临床大家、中医教育家丁甘仁先生谢世89年了（1926—2015），其宏阔浩繁之伟绩尚存，愈久弥香。观其一生，历尽坎坷、终成伟业。其学识、胆识、医道、临证经验和教育理念，对后世产生了深远的影响，后世各界名流给予高度评价。其门人弟子对丁甘仁之学术进一步予以继承和发扬，使其学术思想远播海内外，可以说，丁氏甘仁先师功在当代，利在千秋。

一、历代评价

　　丁甘仁辞世至今，近现代诸多医家、名人，对其医术、为人等多有高度评价。近代中医名家、经方大家曹颖甫先生，曾将悼念丁甘仁逝世的祭文等录之成册，名为《丁甘仁先生作古纪念录》，内容包括挽词、挽联、挽诗、丁氏后人哀启一篇、传文四篇、祭文五篇、诔文两篇等。

（一）挽词

　　国民党元老、中华民国首任内阁总理唐绍仪评价丁甘仁先生说："汤汤孟河，群医辈出，谁为拔萃，其首屈博施济众，仁心仁术，沪之医，世之生佛。"

　　民国时期直系军阀首领孙传芳，评价丁甘仁先生说："和缓扁鹊，道本通神，中医精粹，自有其真。伟哉甘叟，良相活人，创院建学，功仰椎轮。更推仁心，好义济贫，嘘枯泽瘠，沟壑生春。舍身成佛，春相罢邻，遗型常在，千载弗湮。"

　　国民党元老、临时参议院副院长陈陶遗评价丁甘仁先生说："生人之厄，惟病与饥。天生哲人，慈惠之师。不为良相，必为良医。济人利物，乐善好施。度一切苦，得大菩提。"

革命军第十八军中将军长夏超评价丁甘仁先生说："方伎之传，德行之科。起衰振瘤，跻世泰和。艺术专门，推施并及。橘井流甘，杏林焕色。海上生佛，妇孺皆知名。公益义举，殚力经营。果熟菩提，超凡离垢。恢恢宏业，永垂不朽。丝绣平原，金范少伯。仰止高风，是效是则。"

"中华民国"杭州警备司令张载阳评价丁甘仁先生说："董奉庐山，韩康秦市，医家者流，有隐君子。术宗岐伯，国粹保存，凌驾欧美，三折功深。师承有自，设校培才，悬壶济世，善念恢恢。见义勇为，福田广种，妇稚讴歌，灾黎感颂。巫阳下召，清风长徂，君子有容，永垂世模。"

驻美领事官、四品知县施肇曾评价丁甘仁先生说："懿欤先生，望出济阳，孔精六籍，备究岐黄。灵素古义，千金良方，厥肱三折，析及毫芒。提倡医校，慨解仁囊，活人无算，起广针肓。誉隆南国，万夫之望，凋瘁鞠躬，哲人倏亡。庄严遗像，瞻仰彷徨，或是仪型，亿祀刘芳。"

国画巨匠吴昌硕评价丁甘仁先生说："君能医，我癖画，君乞画，辞以瘵。我画痴，君医奇，君有疾，不自治。呜呼！海上浮名尽如此，死而不忘乃无死。仙乎，仙乎，君传矣。"

（二）挽诗

辽东化鹤易成悲，百感苍茫亦自危。海国早传方伎学，江天暮赋挽歌词。孟河莘莘钦高第，歜浦依依失大师。何日统方搜一卷，丹书付刻六朝碑。

甘仁先生冥鉴　东台报主任徐石卿挽

追念丁夫子，渊源起孟河。生徒从学广，善举奉行多。大地名几遍，苍天意若何。医星归本位，来去总无他。

江苏省医学会会长甘仁先生千古
盐城医学会正会长吴少云、副会长李传薪仝拜奠雅擅桐君术，能起俞附功。孟河承祖德，歇浦颂仁风。善人宜有后，兰桂挺方从。广厦万间在，藏舟大壑悲。活人有奇术，医国大良师。薤露浮年逼，秋风大暮思。平原今吹逝，楚些有哀辞。

陶王行敬挽

耿耿医星照孟河，代传国手活人多。赡施宗族田连郭，荫庇亲朋松系萝。泽及万家颂生佛，名留千古媲华佗。于今化鹤归真去，遗惠杏林有太和。

宜兴陆光岳拜挽

（三）挽联

菩提精舍落成，而今无我无人，脱化俄空寿者相。

仓学书院经始，从此善继善述，维持赖有后昆闲。

上海仓学书院院长冯煦、副院长孙镛、姚文栋仝拜挽

济南享盛名，提倡中医，毅力热心存国粹。

活人等良相，广行义举，好施乐善仰遗型。

西山医药学会恭挽

不为良相为良医，更加教化宏开，独抉岐黄旧学。

本愿寿人兼寿世，何逢仙风睽隔，空留庐扁高风。

扬州医学公会正会长张受谦副会长陶和龄率全体敬挽

俞跗信功深，南国共推牛耳执。

令威今物化，西风乍听鹤声悲。

镇江医学公会景鑑和、章寿芝、褚云波仝鞠躬敬挽

2007年10月，上海举办了丁甘仁先生诞辰120周年纪念大会，会后资料汇集成书《丁甘仁先生诞辰120周年纪念特刊》。书中辑有诗文数十篇。其中，裘沛然先生作诗一首以纪念丁甘仁："甘雨滂沱始觉仁，泽周南北大江滨。家传绝艺过三世，手脱灵方济万人。绛帐于今惭后学，兰台凭古忆前尘。可堪五十余年事，竹马儿童白发新。"

对丁甘仁先生的评价，以国父孙中山先生的嘉奖最为著名，其曾以大总统名义赠以丁甘仁"博施济众"金字匾额。

此外，尚有许多名人、文士的评价。

何氏医学二十八代传人，上海著名中医何时希评价丁甘仁先生说："创学校、建医院、组学会、远瞩高瞻，蔚开一时风气；育人才，传经验，阐理论，流芳移泽，无忝当事医宗。"

清末武举马福祥评价丁甘仁先生说："名下无虚，察色观毫，应手回春，斯固颖悟华琳，似饮上池之水；薪传橘井，厌窥中古之书者矣。"

近代著名诗人、文学家王蕴章评价丁甘仁先生说："夫医非三世不专，非九折不精，先生之矫然自异，济万之恪守祖德，皆晚近所罕见，丁氏之以医世其家业有以哉！"

民国上海名医夏应堂评价丁甘仁先生说："先生耳目所及，取精撷华，益复上追古人，穷研至理，镕古铸今，内外兼善，盖无病而不治，无治而不瘥者也。悬壶海上，户限为穿，社会推为良工，医界让为巨擘。"

丁派弟子陶可箴评价丁甘仁先生说："师上追轩岐之奥旨，中发仲景之原理，晚得叶、王之治法，实昏夜之烛，空谷之音也。"

丁派弟子严苍山在《纪念丁甘仁夫子》一文中作诗一首："当年名望噪春申，着手能教治若神。办学兴医思想健，热忱培育接班人。中西团结今提倡，新旧合参要认真。灿烂医花开祖国，岂容忽视负师恩。"

二、学派传承

（一）孟河医派

孟河医派源远流长，其形成最早始于明末清初的费氏。费氏原籍江西，后迁居镇江，四世费尚有迁居孟河，擅长内科杂病论治，开创孟河费氏医学生涯，代有传人，迄今 14 世，300 余年，其中以九世费伯雄最著名。据考证，对孟河医派形成影响最大的医家首推曾为太医的镇江名医（丹徒）王九峰（1753—1823）。《清代名医医案精华》谓："大江南北莫不知有王先生者，先生尝至孟河愈奇疾，惊其士大夫。"在孟河医家的医案中，经考证不少是王九峰之笔。

1. 孟河医派的学术特色

孟河医派具有鲜明的学术特色。

（1）世医相传，名医辈出

费、马两家自明末至民国，历经 300 余年，各家名医辈出，约计 30 余人，累世不衰，门人弟子遍及大江南北。又以孟河四大家费伯雄、马培之、巢崇山、丁甘仁为代表，创造了"吴中名医甲天下，孟河名医冠吴中"的医盛时期。

（2）口传心授，师徒相传

马培之随祖父临诊 16 年，又得生父及费伯雄之传，熔三家心法于一炉，终成大业。马培之又为培养丁甘仁、曹渭方等呕心沥血，使其均成一方名医。

（3）吸纳各家思想，诊疗独具特色

医派中各名家上汲《内》《难》思想，中纳"金元四家"之说，取长补短，灵活用方，从理论到实践都创造出独特的特色。特别是能够适应时代要求，练就内、外、妇、儿兼治，精炮制、擅针刀独特医学特点。

（4）诊疗著书并重，垂范后世学者

孟河医家早年大多忙于诊务，积累丰富临床资料，中晚年均有著述，且各有自己特色，为后世留下了丰富而宝贵的文献。如费伯雄的《医醇賸义》、丁甘仁的《丁甘仁先生家传珍方》等。丁氏家传珍方，既继承了前人有效之名方，又有自制的自家传方、秘方。其方选药精当，疗效肯定。如如意金黄散、白金丸至今为临床所常用。另有戒烟丸方、戒烟验方、汗斑丸、梅毒泻毒丸、珍珠下疳散等对当今临床都有实用价值和研究开发前景。

2. 孟河医派的分支

孟河四大家中，由于生卒、师承辈分的因素，丁甘仁居于末位。但他倡导革新了中医传承模式，以中医近代教育、教学为载体，有效地传承了中医国粹，将孟河医派发扬光大，可谓功不可没。出于对丁甘仁的尊敬，他和他的传人、众多门人弟子被称为孟河医派重要的一支——"丁派"。

"丁派"可大致分为四类。

第一类包括丁氏家族成员。

丁仲英，字元彦（1886—1978），丁甘仁次子，近代上海名医。丁仲英幼受庭训，刻苦研习，尽得家传。其为人敦厚正直，不苟言笑，极具长者风度。继承了中和里诊室，在临床上掌握了父亲"轻清"和"醇正和缓"的思想，每起沉疴。他对社会事业也是兢兢业业，先后主持上海中医专门学校、上海中医学会和南北广益中医院的管理、教学和医务工作。1928年底，与夏应堂、蔡济平等人共同发起，联合上海中医学会、神州医药总会和中华医药联合会三个中医学术团体，成立了上海市中医协会（后改名国医公会），并担任常务理事一职。1931～1936年间，又担任中央国医馆理事、上海市国医分馆馆长、上海中医学院董事会董事、中国医学院常务董事等要职，并在上海中医学院（现上海中医药大学）、中国医学院、新中国医学院等学校任教。新中国成立后，丁仲英携幼子丁锡行，与名医陈存仁一同迁居香港九龙行医。后赴美国旧金山定居，仍开诊所为旅美华侨和美国患者诊病。丁仲英一生著述不多，有《丁仲英先生医案》抄本，为其门生整理。

丁懋英（1891—1969），丁甘仁之女。"民国"初赴美国留学，获医学博士学位。1923年任天津公立女医院（水阁医院）院长，1934年创立天津女医院，1945年在联合国救济总署工作。新中国成立后转至香港，后去美国。

丁元椿，字涵人（1901—？），丁甘仁幼子。上海中医专门学校第一期学员，曾在上海白克路登贤里十四号楼挂牌行医，名为"孟贺丁甘仁父授内妇科丁涵人诊所"，不幸早逝。

丁济万（1903—1963），名秉臣，又名兰生（兰荪），丁甘仁长孙，因其父丁元钧早逝，丁甘仁遵循传统，立他为衣钵传人，对他精心栽培。丁济万自幼聪慧，承家学，览群书，又善于记诵，对《内经》《温热经纬》等诵之烂熟。1916年入上海中医专门学校就读，常于丁甘仁身边侍诊，继承了祖父的医德家风和学术经验。1921年毕业后不久就随丁甘仁设小号门诊，后来救活了一位高热不退、温病势危的贫苦病人，方声名鹊起。以后医者日众，医术愈精，成为20世纪30年代上海家喻户晓、妇孺皆知的名医。继祖父之后，他全面负责中医专门学校的行政和教学业务，并团结上海各医学院和医界人士向当局请愿，谋求中医教育的合法地位，成为上海中医界的领军人物之一。后迁居香港。

丁景源，丁济万之子，继承祖业，先后在中国香港、台湾，以及日本等地行医，任香港中医师公会终身副会长，后移居美国。

丁彬章，字济华（1909—1964），丁仲英长子。抗战前在上海挂牌行医，担任上海《新华医药》和《新华中医药》杂志社董事。曾被归为"右派"，后调新疆工作。其儿子丁景孝和女儿丁和君分别在美国纽约和洛杉矶从事中医。

丁彬刚，字济民（1912—1979），丁仲英次子，擅长中医内科，为上海近代医学家，又是著名的藏书家、历史学家和中医教育家。新中国成立前，在上海福州路开设私人诊所，曾任上海《新华医药》和《新华中医药》杂志社主编和董事。1956年调至上海市第十一人民医院任副院长，兼任上海

中医学院（现上海中医药大学）医史教研室主任，后任上海中医学院（现
上海中医药大学）附属龙华医院副院长。

丁彬毅，字济南（1913—2000），丁仲英三子。新中国成立前，与兄丁
济民共同开设诊所，新中国成立后调至上海瑞金医院工作，后任瑞金医院
中医高级顾问。丁彬毅养女朱海纳早年迁居美国，在佛罗里达州自筹资金
创办了一所中医学校，为振兴宣传中医、培养中医人才做出了贡献。

丁文蕴（1911—1982），丁仲英之女。早年留学美国密歇根大学医学
院，1956 年参加上海卫生局西学中学习结业后，与兄丁济南同在上海广慈
医院从事中医工作。

第二类是孟河医派其他分支的成员，主要有马笃卿（马伯藩之子）及
其堂兄马书绅、马嘉生，被称为"马氏三骏"。他们都是马氏嫡系传人，又
曾跟随丁甘仁习医。

余继鸿，余听鸿（景和）之子，在上海中医专门学校毕业后留校任教，
并在附属医院坐诊。

第三类是通过传统拜师仪式收下的弟子，包括陈耀堂、潘明德、程门
雪、曹仲衡等。

陈耀堂（1897—1980），出身孟河，后于上海中医专门学校任教。

潘明德（1867—1928 年），武进县农民，自习中医，后投奔丁甘仁拜师
学艺，并在丁甘仁的资助下在家乡为贫苦百姓建了一所学校。

程门雪（1902—1972 年），名振辉，字九如，号壶公，江西婺源人，
著名中医学家、教育家。他毕生致力于中医临床和教学工作，先后在广益
中医院、上海中医专门学校担任工作，又在上海中医学院、中国医学院、
新中国医学院等执教，曾主编《中医杂志》。新中国成立后担任上海市第
十一人民医院中医内科主任、上海市卫生局顾问、上海中医学院院长等职。
1961～1962 年间，他亲自主持举行"近代中医学术报告会"10 余次，邀

请上海中医名家传授各流派学术经验，对中医界学术争鸣起到很大的推动作用。在学术上有很深造诣，对伤寒、温病学说的理论有深入研究，主张寒温融合，临床善用复方多法治疗热病和疑难杂症，用药以简洁、轻巧、灵动见长。程门雪一生著作颇多，如《金匮篇解》《伤寒论歌诀》《未刻本叶氏医案校注》《叶案存真评注》《藏心方》《女科歌诀》《西溪书屋夜话录歌诀》等都是其代表作。

曹仲衡（1897—1990），字讳蓁，笔名四非山人、吴秦琬，晚年别号东浦老人、蔡路乡人。1917年考入私立中医专门学校，毕业后开业于川沙西门。曾组建川沙县中医师公会，出任理事长，任上海中医学院《内经》教授。新中国成立后，组织联合诊所，历任第一至第八届川沙县卫生协会主任。曾编《川沙验方汇编》，在《上海老中医选编》发表医案，并撰有《内科杂症》《外科心得》《儿科心传》《女科精华》《妇科和痧症》《药性与方剂》《证治集要》《中西医对照》等30余卷。

第四类是上海中医专门学校的学生，其中一些学生也是他的门人，较为著名的有黄文东、张伯臾、秦伯未、王慎轩、严苍山等。

黄文东（1902—1981），字蔚春，江苏吴江人。学校毕业后回故里行医，后返校任教务长，主讲《本草》《伤寒论》《金匮要略》《名著选辑》及中医妇科、儿科等课程。新中国成立后，主办上海市中医进修班、中医师资训练班，担任上海市第十一人民医院内科主任、上海中医学院（现上海中医药大学）院长、中华全国中医学会副会长、上海分会理事长，中华医学会上海分会副会长等职。

张伯臾（1901—1987），别名湘涛，上海市川沙县人。早年师从浦东三桥镇王文阶先生，后被上海中医专科学校录取，毕业后回浦东家乡行医。1924年承业于江南名医丁甘仁，并在仁济善堂任中医内科医师。新中国成立后，在上海市邑庙区第一联合诊所工作，1956年进上海市第十一人民医院、曙光医院任内科医师，1978 年任上海中医学院（现上海中医药大学）内科教授。撰有《张伯臾医案》《中医中药治疗急性心肌梗塞的经验》等著作。

秦伯未（1901—1970），原名之济，号谦斋，江苏上海人，出身儒医世家。1919 年入上海中医专门学校，在名医丁甘仁门下攻读中医，毕业后留校任教。后创办上海中国医学院，任教务长、院长，教授《内经》及内科。1930 年创办中医指导社，主编《中医指导丛书》《中医指导录》杂志，开展学术交流和社会咨询，社员遍及国内外。1938 年创办中医疗养院，设内、外、妇、幼等科，有病床百余张，作为学生实习基地。生平著作甚丰，达数百万字，较有影响的有《秦氏内经学》《内经类证》《内经知要浅解》《金匮要略浅释》《内经病机十九条之研究》《清代名医医案精华》《中医入门》《中医临证备要》《谦斋医学讲稿》等 50 余种。

王慎轩（1900—1984），浙江绍兴人。1916 年，从师于沪上名医丁甘仁、曹颖甫、黄体仁等先生学医，是丁甘仁创办的上海中医专门学校的早期学生。自上海中医专门学校毕业后，迁居苏州悬壶应诊，以女科著称于江浙沪，并创办了"苏州女科医社"，后改称为"苏州国医学社"。曾执教于江苏中医学校（南京中医药大学前身）和北京中医学院（现北京中医药大学），主要著作有《胎产病理学》一书。

严苍山（1898—1968），名云，浙江宁海人。家学渊源，从祖父志韶学习中医。后就读于上海中医专门学校，毕业后主持上海四明医院医务，开展急性热病的中医治疗。1927 年参与创办中国医学院并在该院执教。抗日战争期间，任上海仁济善堂董事，负责难民收容所医疗工作，曾受左翼作家柔石延请为鲁迅治病。新中国成立后，组织卢湾区第二联合诊所，兼任上海市中医文献馆馆员、上海市卫生工作者协会执行委员、上海中医学会常务委员兼秘书长。当选为上海市第五届政协委员。

丁氏学派门人弟子，在继承丁甘仁学术思想的基础上又各有创新，各有所长。从丁氏门人弟子的"丁家师承脉络图谱"中,可以清楚地看到丁甘仁对近现代中医界深刻的影响,真可谓"医誉满海上,桃李满天下"。在2009年第一批30位国医大师中,朱良春、裘沛然、颜正华、颜德馨四位都是孟河医派的佼佼者。

(二)丁氏门人弟子

丁甘仁的一些门人弟子,继承了他的学术经验和中医办学理念,除了继承丁氏医派重视经典、用药灵活、寒温统一、兼收并蓄并有所发挥外,还对中医现代教育和发展做出了很大贡献。当代海内外对于他的生平和学术思想研究也不乏其人。目前,可搜索到近现代出版的丁甘仁相关著作有十余部,主要包括《丁甘仁传》《丁甘仁先生诞辰120周年纪念特刊》《丁甘仁临证医集》《丁甘仁医案》《孟河丁甘仁医案》《丁甘仁医案续编》《孟河四家医集》《丁甘仁百病医方大全》《孟河四家医集》《丁甘仁医书二种》《中医古籍珍稀抄本精选——丁甘仁先生家传真方》《历代名医临证经验精华》。新中国成立后,有关其学术思想研讨的论文有百余篇,分别从学派传承、教育思想、学术思想和临证经验等方面进行研究和探讨。以丁甘仁的学术思想为主要研究内容的硕士、博士毕业论文有三篇,分别是南京中医药大学舒莹的博士学位论文《丁甘仁临床经验与学术思想研究》、南京中医药大学常爱萍的博士学位论文《孟河医派传承及脾胃病用药规律研究》和广州中医药大学刘柳硕士学位论文《清代中期至民国前期寒温融合派代表医家的辨证特点》。在其后世传人中,最具代表性的是丁甘仁长孙丁济万和丁门三杰——程门雪、秦伯未和章次公。

1. 丁氏嫡传,持盈守成——丁济万

在学术和临床方面,丁济万基本继承了祖父丁甘仁的成法和经验,用药轻灵,醇正和缓,处方稳妥,药味与丁甘仁相仿,以十一、十二、十三味居多;常用药物有薏苡仁、冬瓜子、杏仁、象贝母、神曲等,淡豆豉常

改用清水豆卷，柴胡多用银柴胡，善将沙参用于肺系疾病的治疗；用量一般较为固定，如黄郁金一钱五分、杏仁三钱等，喜欢用炒药、膏方，丸药多入煎。医案中亦必有气化阴阳之病机和治法等分析。

丁济万除擅长治疗温热病，在内伤杂病尤其是肝病的治疗上颇具经验，尝谓"治杂病需善治肝"。如《丁济万先生治胸腹痛经验》一文中总结其治肝经验，所举医案的处方用药与丁甘仁所著《证治论要》中肝气肝阳的诊治思路和用药相似。在《丁济万先生运用沙参配伍治疗肺系疾病的经验》一文中，其对于沙参的灵活运用也是传自祖父丁甘仁的思想。很多方药对于后世应用都颇有启示，如沙参麻黄方，不但治风温，且用于上呼吸道感染、支气管炎、肺炎及支气管哮喘无不应效；沙参柴胡方用于各类低热，如功能性低热、体外结核及结核性消耗热等。此外，他还兼得外家马氏喉科外科之传，擅长使用三棱针快速排脓。

丁济万诊务很好，每日看一百号病人以上，诊病极是便捷，如行云流水。处方必高声朗诵，药味常五六味一报，脉案则四字成句，四句连诵，令两旁门人都能耳闻抄录；诵方时善用乙凡音，将戏艺功底运用于中医临床，也能使患者振作精神。诊断时有条不紊，思路清晰，门人问他如何臻此境界，他说："第一是熟，第二是记忆力强和敏捷的分析力。但遇疑难重症，仍须慢中细求，方能无误。"此可谓其不传之秘也。丁济万诊病还有一个特点是，嘱咐患者服一帖，服得好再服一帖，很少有开三剂、四剂药的，因此患者常常是隔天复诊。

丁济万在丁甘仁先生谢世后，承担起上海中医专门学校学校的管理工作。后学校体制改革，成为董事会下的校长负责制。丁济万既是董事又担任副校长一职，负责学校的正常运营。5年后，学校从专科升为大学，更名为上海中医学院，成为我国第一所中医高等学府，丁济万任院长。在他继承祖父管理学校期间，可谓内忧外患。先是1929年，南京政府中央卫生委员会第一次会议通过的《废止旧医以扫除医事卫生之障碍案》，后来抗日战争爆发，以及抗战胜利后南京政府勒令停止办学。

2. 寒温融合，溯本求源——程门雪

程门雪所经历的治学道路约有三变。

第一变：由杂而专。

程门雪先学于伤寒派汪莲石，后入丁甘仁门下，亦在上海中医专门学校就读，毕业后担任母校教务主任、广益中医院医务主任等职，并教授《金匮要略》课程八年。随后辞去教务主任一职，自设诊所，悬壶于市。程门雪因"幼而荒嬉"，分心于诗及书画，自二十五六岁方专于医道，潜心著书教课。期间他的患者多是病重的劳苦大众，故多用迅猛的药方。如阳明实热，石膏日服240g；阴寒证病程较短用四逆、白通汤，附子总用量至500g。自设诊所之后，学术上以轻清灵巧为特点。病家多中、上层富贵人家，所谓"膏粱之体"，故用药以经方的精炼配合时方的轻灵，认真学习叶天士，遣方兼有丁甘仁的平淡之法。这一阶段是他治学"由杂而专"的一变，专心于汪、丁两师和中医经典的学问和研究。

第二变：由专而博。

36岁以后，程门雪博览群书，除将《千金要方》《外台秘要》《本草纲目》等鸿编巨制作为备查外，其他名著及清代各家无不泛览，阅读时多加笺批；在博涉的同时仍以《内经》、张仲景著作为主。这一阶段是他"由专而博"的一变，同时勤于实践，对临床"轻以去实"用药之法有了更深的体会和独到的见解，如麻黄仅用二三分，还须水炙或蜜炙；桂枝一分煎水炒白芍，炒后去桂枝不入药；陈皮、干姜用蜜炙，半夏须竹沥制；豆蔻、缩砂用壳；川厚朴、佛手用花；苍术用米泔水浸；熟地黄须炒松或用砂仁、木香、蛤粉为拌；又常用香稻叶、野蔷薇、枇杷叶、蚕豆花、金银花、地骨皮、生地黄、青蒿、藿香、白荷花、荷叶等蒸露。这些炮制方法或用法

均可制约药物偏性，或取其轻清芬香。此外，杏、苓、朴，杏、蔻、桔、橘、杏、蔻、苡，桔、枳、苓等同用，开上、宣中、导下诸法，虽然都是温病学派和丁甘仁常法，但他尤能运用自如。

第三变："由博而精"。

程门雪43岁以后由博返约，重归于经典尤其是《伤寒杂病论》的研究，将多种经典编成歌诀，以便自读。除了掌握六经各种方证要法，又有自己独特的见解。他认为，六经各有其自发症状，病证有先见与后见之别，其后所见不一定由太阳失治传变而来。这种论点实际上已把伤寒与温病熔为一炉。同时对历代医家所认为误治所致的"坏病"，他则以可能属于热性病中的特异性和严重性的一类疾患。此时他常为工、农、兵服务，认识到劳动人民因劳致虚，反复感邪，又兼夹湿热瘀滞等复杂病机，相应制定了"复方多法"的治疗，用药融伤寒、温病两派特长，能表里、虚实、寒热、标本并施，可谓大小咸宜，进退自如，已臻化境。

3. 精研《内经》，兼收并蓄——秦伯未

秦伯未18岁就读于上海中医专门学校，亦是丁甘仁先生的高徒。早期临证受丁甘仁影响颇多，长于内、妇两科，素以大经大法、强调理法方药契合著称。他对《丁甘仁医案》和《喉痧症治概要》推崇备至，认为这两部是丁甘仁学术思想的代表著作，并仔细研读，从医案中体会丁甘仁灵活辨证和治病思路，亦不局限于一病一方一药。他认为，《喉痧症治概要》一书是丁甘仁用中医辨证论治的方法诊治"现代疾病"的范例。在他早年著作《清代名医医案精华》中选辑了丁甘仁的几十例医案，并写有文字浅显而论述精辟的按语。对于丁甘仁主张融会伤寒与温病，不拘门户的辨证治法，秦伯未也十分赞同，曾想把"伤寒"与"温病"结合成为中医外感学，但未能如愿。秦伯未的著作和临床中一直倡导中西医团结合作，取长补短，

共同与疾病做斗争，亦是受丁甘仁提倡融合中西医思想的影响。在他接受丁甘仁学术的同时，又能博览先贤名著，向曹颖甫、谢观等多位名家请益，对前贤独特的医疗经验也能择善而从，在临证方面亦形成了自己的特色。

纵观秦伯未一生，从未间断对《黄帝内经》的研习。他认为，《内经》总结了秦汉以前的医学经验和成果，是中医学的理论基础。他研究《内经》，可分为两个阶段。早年撰有《读内经记》《内经类证》《内经病机十九条研究》《秦氏内经学》等，重在研讨《内经》精义，对《内经》原著进行全面深入系统的分析和归纳，并对其中的艰深词汇做了考证和注释。晚年，他的代表性研究著作是《内经知要浅解》，重在阐释经旨，结合自己的临床经验，通过理论与临证的结合分析，对《内经》进行诠释和发挥。他对于张仲景学术也深有体会，谈到《伤寒论》，提倡主要学习其辨证论治方法。《金匮要略》虽然叙述杂病，分散而无系统可寻，但其辨证论治的诊疗规律还是一致的。正如研究《伤寒论》应该和后世温病学说结合一样，应从发展的观点学习张仲景学说，将《伤寒论》与后世温病学说相结合，将《金匮要略》与后世内伤杂病诸学说相结合，不能仅在一证一方上用功夫。

秦伯未一生著作颇丰，其著作除上述以外，《实用中医学》《清代名医医话精华》《金匮要略浅释》《中医入门》《中医临证备要》《谦斋医学讲稿》等在中医学术界亦有广泛的影响。1927年，秦伯未与王一仁、严苍山、许半龙、章次公等人在上海创办了中国医学院，先后担任教务长、院长、名誉院长、教授等职。他为学校编写了药物学、生理学、诊断学、内科学、妇科学、幼科学等讲义，还亲自担任《内经》和内科的教学。新中国成立后，秦伯未拥护党的中医政策，先后任上海第十一人民医院中医科主任、卫生部中医顾问、北京中医学院（现北京中医药大学）顾问、中华医学会副会长、政协医药卫生组副组长等职务。在新的历史条件下，他为发展中医药事业和培养高层次中医临床、科研、教学人才做出了重要贡献。

4. 发皇古义，不拘一格——章次公

章次公师出名门，先学于丁甘仁，又师事于曹颖甫，受二位名师的熏陶，又能不拘学派。他主张博采众长，不但没有经方、时方的界限，对各家的特长亦兼收并蓄。

首先，他认为，温病学派是叶天士总结了前人的理论，充实了很多辨证方法与治疗方药，以卫、气、营、血作为辨证纲领，但没有离开张仲景辨证论治的规矩准绳，这本是经方的进一步发展，伤寒、温病学说本不可分割。

其次，对于宋元四大家的认识，河间主凉，子和主攻，东垣温补，丹溪滋阴，分之则抱残守缺，若各执一端，容易被前人一方一法所限制；如能合之而用其所长，则可随宜而施，处方用药便能得心应手。

再次，他在早期就提到了"发皇古义，融会新知"的观念，对于中西医学也能客观地认识和评价。他主张发挥两者的特长，在必要时需要采用双重诊断和治疗，甚至强调说："科学的诊断应无条件接受，现代的新药应有条件选择。"他在临床上仍以中医辨证用药为主，也配合西医的诊断方法，经方时方、民间单方都会采用，并以有效为依据。在医案中将中西医学理论印证和探讨，并提出自己的观点。如"大叶性肺炎，痰有铁锈色，系肺循环瘀血故也"，进而推论出"麻黄所以为此症之主药，即因其能亢进血压，消失瘀血之故也"。又如"心包者，实指中枢神经也"等，不胜枚举。

章次公热心于中医教育事业，在中医专门学校毕业后留校任教，之后在 1927 年与王一仁、秦伯未等人创办中国医学院，1929 年又与陆渊雷、徐衡之创办上海国医学院。他讲课时注重联系实际，常常选取医案作为补充教材，加以点评分析，并将自己失败的病例编为《道少集》，引用扁鹊"人

之所病病疾多，医之所病病道少"，有前车之鉴的意思。

章次公对本草有深入的研究，早年曾编著《药物学》，后大部分资料收入《中国药学大辞典》，对于民间药也有过笔记。他对虫类药的运用极有心得，认为叶天士继承了张仲景遗法善于使用虫类药，如蜂房、蜣螂虫、蕲蛇用于痹痛，蟋蟀、蝼蛄、土鳖虫用于积聚肿胀，蜈蚣、全蝎用于偏头痛，对近代虫类药的广泛使用起了一定的推动作用。

孟河医派的形成对后世中医学术发展有很大影响。时至今日，丁甘仁的著作及其深刻的学术思想，连同他所代表的孟河医派已越来越受到世人关注。在孟河医派的家乡江苏常州，政府将孟河医派作为一种文化事业来促进，使孟河医派研究成为热门话题。在相关设施上，政府修缮了孟河医派奠基人"费伯雄故居"，建起了"孟河医派陈列馆"，丁甘仁先生故居复建一期工程也已完成。学术上，常州市中医院成立了"孟河医派研究所"；出版了《孟河四家医集》《孟河医派研究文集》，丰富了孟河医派学术内涵。《孟河医学流派传承规律与传承模式的研究》课题被国家中医药管理局列为国家"十一五"科技支持计划项目。2006年，常州市中医药学会召开首届中国（常州）孟河医学论坛，2008年成立了常州孟河医派传承学会，之后几年里数次会议、讲座和义诊吸引了海内外孟河医派学者、传人、弟子到会交流，产生了深远的国际影响。

三、台港及国外流传

早在20世纪20年代末，"丁门三杰"之一的秦伯未就在新中医社出版了《中医世界》杂志。该杂志每期封面上都印着世界地图，以中国为中心，并写有"化中医为世界医"几个字。中医药全球化是一种趋势和必然，需要所有中医药人的努力。丁氏后裔和门人中的大量人才，也为在海外弘扬中医做出了显著的成绩。

姜佐景和吴海峰都是上海中医专门学校的毕业生。两人共同创办了台湾"中华民国"中医药学会,参与了其会务运作;首开台湾地区《伤寒论》学术研究和教育之先河,培养的学生很多成为台湾各中医学会的骨干人物。吴海峰于任内呈请考选部,恢复中医师特考、检查开始及开办检定考试,为中医延续血脉和纳入正规教育做出了贡献。

丁济万于 1948 年迁居香港,以中医闻名,并担任香港中医师公会终身会长。陈存仁在新中国成立后亦迁居香港,担任港九中医师公会理事长。

在美国,老一辈的有丁仲英,晚年在旧金山行医;丁景源(丁济万之子)、丁景孝(丁仲英之孙美国纽约针灸医师会理事长和美东针灸医师联合会理事长)为纽约州针灸合法化做出了贡献;丁和君在洛杉矶创办丁氏医室;丁一谔多次赴美国讲课,介绍孟河医派和传播中医;丁济南养女朱海纳早年迁居美国,在佛罗里达州自筹资金创办东方中医学院,为振兴宣传中医、培养中医人才做出了贡献。丁济万的学生沈鹤峰、黄羡明,不仅开设诊所、传授中医,还为中医在美国的地位奔走出力。2007 年,英国伦敦大学亚非学院教授、西方著名的中医药史研究专家蒋熙德经过 20 多年的潜心研究,在美国出版了《孟河医学源流论》,对于孟河医派在近代国际上的传播和影响起了推动作用。

本书从丁甘仁先生的生平概述、学术渊源、学术特色、临证经验和后世影响等方面,对丁甘仁从一位普通中医师成长为一名临床大家、中医教育家的历程作了系统全面的总结、分析与研究,提出一些感想和观点。

1. 治学之道,应由博返约

从丁甘仁及其门人弟子成为中医名家的过程可以看到,学中医必须从熟读经典开始,当以《内经》《伤寒论》《金匮要略》《难经》《神农本草经》为基础,兼采各家之长。丁甘仁认为,"读书多是博,然博需防乱,须执其要"。读书要读得通达灵活。读古人书，要有自己的见识，通过自己的思考来加以辨别，并要结合临床实际，方能心领神会，触类旁通，达到运用自如的境地。

2. 破门户之见，采众家之长

丁甘仁成功的经验之一，就是在学术上不囿于一家之说，除门户之见，多方拜师，无论《内经》《难经》《伤寒论》，还是温病学、金元诸家、内外各科，悉数采纳，将各派学术熔冶于一炉，并结合自己的临床实践，择善而从，融会贯通，形成了丁氏学术流派。

3. 培养中医人才，理论与实践并重

丁甘仁为了振兴中医、发展中医，指出"盖医学之兴衰，惟教育为之关键""昌明中医，莫如设立医学堂"。他视传承、弘扬中医为己任，积极倡导中医教育改革，联合医界同仁和社会贤达之士，创办了上海中医专门学校（上海中医药大学前身），将西方教育模式与中医传统教育模式相结合。为了为学生提供临床实习场所，他积极筹建开办附属临床医院——南北广益中医院，并专门聘请一批学问渊博、医理精深、医德高尚、享誉上海的名医担任讲课教师和临床带教老师。事实证明，正是这样一批高素质的教师队伍，培养出了一大批中医人才，其中不少是近现代中医事业的栋梁。

4. 中医诊病凭四诊，脉诊其中最为要

丁甘仁十分重视脉学这一中医诊病手段，集历代脉学经典与费氏脉理之长，形成了自己的诊脉特色，编撰《脉学辑要》作为中医专门学校的教材。关于脉诊的临床价值，丁甘仁认为，"诊寸口脉，能知三因之百病"；关于脉之脏腑分配，丁甘仁比较李濒湖、王叔和、张景岳三位医家论脉之脏腑分配后，还是赞同陈修园的观点：脉之脏腑分配"以濒湖为准，余作参考"；在诊脉技巧方面，丁甘仁认为"掌握八脉"，才能"判断八要"。临

床运用不可拘泥于一家之言，当与病证相参，这是临床诊脉方法之一。

5. 临床证治，以和缓为法

丁甘仁在临床实践中，继承了孟河费氏学术思想，崇尚醇正和缓、归醇纠偏的学术风格。"和"则无猛峻之剂，"缓"则无急切之功。丁甘仁临床主张和缓为宗，治以平淡之法为主。总结丁甘仁临床用药有七个方面的特点，即注重药材质量、用药平淡、用药量轻、擅用鲜品、擅用炭药、擅用药露、擅用食品。本研究从丁甘仁所用的459味中药中找出了常用的前十味药，即茯苓、大贝母、半夏、陈皮、茯神、竹茹、杏仁、白术、连翘、赤芍。这些药均性味平淡，为化痰、健脾、清热之类。由此可推断丁甘仁当时所治疾病以呼吸、消化系统居多，用药时注意顾护中焦脾胃。

6. 擅用经方，变通灵活

擅用经方，变通灵活是丁甘仁临证处方的一大特点。丁甘仁对张仲景的《伤寒论》最有心得，早年曾拜伤寒大家汪莲石为师。在汪氏的指导下，他潜心研读舒驰远的《伤寒论集注》，临床中推崇使用经方。通过统计丁甘仁所用的205首方剂得出，麻杏石膏汤、小柴胡汤、五苓散、补中益气汤、归脾汤、竹叶石膏汤、桂枝白虎汤和黄芪建中汤这八首为丁甘仁最常用方，八首古方中除归脾汤、补中益气汤不是张仲景方外，其余均为张仲景方。由此可见，丁甘仁临床上继承发扬张仲景学说，以经方为主体。结合案例分析，比较丁甘仁常用方，找出与现代认识的异同点，为我们临床应用提供了思路。

丁甘仁师古通今，临床灵活变通应用经方也有其特色。如经方与经方合用、经方与时方合用、汤剂与中成药合方等。对于病情复杂、病呈慢性、正气已虚、治疗难取速效者，合方的使用既避免了药物庞杂，又增强了药物功效，值得借鉴和效仿。

7. 风温病的治疗，利在速战

根据风温病的传变规律及变化急剧的特点，丁甘仁认为，"因风从阳，温化热，两阳相劫，病变最速；如由伏温引起，化火伤阴，来势更为急骤"，这是与湿温根本不同之点。因此，为了截断风温之邪进一步入营及逆传心包，治疗上需速战速决，准确辨证，立法措施果断。当风温之邪不从外达反陷入少阴而临床出现神志模糊、汗出肢冷、脉沉细等阴阳离决表现时，应迅速以参、附、龙牡等回阳救逆法，不可拘泥于温邪禁投温剂之说，以免延误治疗时机，导致变证丛生。

8. 湿温病辨治以六经为纲，卫气营血和三焦辨证为辅助，简便易行，疗效显著

丁甘仁认为，湿温病邪在卫、气，按三阳经治法，当湿胜阳微时按三阴经治法。因为湿温之邪的特点是表里兼受，蕴蒸气分，漫布三焦，湿与热合，胶结难解，或从阳化热，或从阴变寒，传变规律与伤寒六经传变多相符合，所以临床辨证时，要圆通运用各种方法。

9. 外科病治疗注重内外合治

治疗外科疾病需将内科理论与外科处理有机地结合起来，内服、外治相结合。在治疗原则上，对外科重症溃脓后善用健脾和胃、益气托毒、助阳托毒等方法，使正气充足而托毒外出，同时配合各种外用膏药以提高疗效。

10. 喉痧的治疗以"畅汗"为第一要义

丁甘仁对喉痧的治疗尤为擅长，曾自述"临证二十余年，于此症略有心得，诊治烂喉痧不下一万多次"。其临床以温病卫气营血为辨证纲领；治疗分初、中、末三期。初期邪郁气分，速当表散而用汗法；中期为疫邪化火，由气入营，治当生津清营解毒，佐以疏透；末期为疫火伤阴灼液，气分邪已透，治当大剂清营凉解，佐以滋阴。同时配合吹喉药，以消肿祛腐

生新。关于预后，其言"丹痧有汗则生，无汗则死"，故此症当表则表之，当清则清之。丁甘仁认为："用药贵乎神速，万不可误时失机。"丁甘仁还自拟八首治疗喉痧有效良方，为后人提供了中医药治疗急性传染病的宝贵经验。

11. 治病广泛，精通多科

丁甘仁擅长治疗多科疾病，这是造就中医临床大家的必要条件。丁甘仁的从医经历充分证明了这一点。丁甘仁不但在内科疾病治疗上经验丰富，而且在外科、妇科、儿科、皮肤科等多科疾病的治疗方面也有着精湛的医术。统计丁甘仁所治病种共有 103 种，分析这些病种得出，丁甘仁在内科病中最擅长治疗的疾病依次为湿温、咳嗽、风温；外科病中最擅长治疗的疾病依次为痈疽、咽喉病、瘰疬；妇科病中最擅长治疗的疾病依次为月经不调、胎前病、产后病。对这些疾病进行分析研究，可以发现丁甘仁辨证立法的思路和经验。

作为在近代中医史上留下灿烂篇章的中医临床大家和中医教育大家的丁甘仁先生，其学术思想与临床经验博大精深。尽管我们竭尽所能进行系统、全面地总结、分析和研究，但仍难以穷尽。作为后学者的我们，首次对孟河医派的核心人物——丁甘仁生平的时代背景、学术渊源、学术特色、临床经验及后世影响等进行系统总结，相信这些研究结果必将对正在兴起的医学流派研究有一定的启示。

丁甘仁

参考文献

［1］高柏荣，舒琴芳，朱汉兴.丁甘仁治肝十法［J］.新中医，1983（7）：14-16.

［2］方凡.丁甘仁急证救治特点举要［J］.上海中医药杂志，1986（1）：33-34.

［3］马秉光.丁甘仁先生治疗湿温病初探［J］.江苏中医杂志，1986（7）：35-36.

［4］李云.中医人名辞典［M］.北京：国际文化出版公司，1988.

［5］贾美华.丁甘仁治咳十六法述要［J］.中医函授通讯，1988（5）：25-26.

［6］颜德馨，刘庆云.丁甘仁治疗内伤杂病经验［J］.重庆中医药杂志，1989（1）：2-3

［7］申之公.丁甘仁家传秘方选粹［J］.天津中医，1989（5）：47-48.

［8］周佩青.近代中医巨擘丁甘仁——记其治疫烂喉痧［J］.上海中医药杂志，1989（9）：28.

［9］侯美玉.近代名医丁甘仁治疗中风九法［J］.天津中医，1991（1）：36-39.

［10］张剑宇，刘冬岩，乔连厚，等.丁甘仁学术思想和用药规律浅析［J］.山西中医，1991，7（2）：4-6.

［11］杜胜滨，庞有军，卢滨，等.丁甘仁组方用药规律探赜［J］.中医药学报，1991（6）：5-6.

［12］周富明.丁甘仁治泄泻五法浅析［J］.江苏中医，1991（2）：1-2.

［13］王春才.《丁甘仁医案》运用反治法探析［J］.四川中医，1992（8）：18-19.

［14］职延广.丁甘仁治疗中风方法的研究［J］.中医杂志，1993，34（8）：460-462.

［15］徐云建.丁甘仁治肿三法浅析［J］.江苏中医，1995，16（5）：37-38.

［16］陶昔安，陶晓萍.丁甘仁调经三法［J］.四川中医，1995（8）：10.

［17］管利民.丁甘仁治痢五法［J］.实用中医内科杂志，1995，9（4）：33-34.

［18］侯美玉，职延广.丁甘仁治疗崩漏立法用药要览［J］.江苏中医，1996，17（5）：40-41.

［19］陶昔安.丁甘仁治咳血三法［J］.四川中医，1996，14（3）：8.

［20］杨杏林，楼绍来.丁甘仁年表［J］.上海中医药杂志，1997（1）：37-40.

［21］何时希.近代医林轶事［M］.上海：上海中医药大学出版社，1997.

［22］方化琪.丁甘仁咳嗽辨治试析［J］.安徽中医学院学报，1997，16（2）：6-7.

［23］沙宝瑜.丁甘仁治疗泄泻七证浅析［J］.四川中医，1997，15（7）：7-8.

［24］沈仲理.丁甘仁临证医集［M］.上海：上海中医药大学出版社，2000.

［25］付先军，王振国，范磊，等.基于《诊方辑要》文本挖掘与关联网络的丁甘仁临床用药经验挖掘研究［J］.江苏中医药，2013，45（8）：63-65.

［26］郑培基.丁甘仁诊治湿温病医案探要［J］.浙江中医学院学报，2000，24（3）：67-68.

［27］陆静静.丁甘仁治疗血证浅析［J］.上海中医药杂志，2000（10）：

34–35.

［28］唐建君．丁甘仁先生在伤寒与风温案中的用药特点浅析［J］．中国微循环，2001，5（4）：311–312.

［29］职延广．丁甘仁先生治疗失眠证经验［J］．中国中医基础医学杂志，2002，8（1）：74–75.

［30］王津慧．谈丁甘仁妙用祛湿法［J］．江苏中医药，2003，24（5）：43–44.

［31］李笑然，孙萌，闫忠红．丁甘仁化裁经方治杂病案探析［J］．中医药学报，2003，31（2）：62.

［32］李笑然，郝丽莉，阎忠红．试析丁甘仁对时疫喉痧病的治疗［J］．中医药信息，2004，21（1）：43–44.

［33］陈桂华，刘惠茹，陈贵良．《丁甘仁医案》治咳［J］．中医与中西医结合，2004，7（1）：87.

［34］王琳，李成文．丁甘仁治疗中风经验［J］．河南中医，2004，24（12）：14–15.

［35］李夏亭．丁甘仁对近代中医药的影响［N］．中国中医药报，2005-08-29-005.

［36］朴雪花，刘宝海，徐京育．丁甘仁治中风病案浅析［J］．黑龙江中医药，2006（6）：32–33.

［37］康欣欣．丁甘仁膏方举隅［J］．上海中医药杂志，2006，40（11）：8–9.

［38］朱雄华．孟河四家医集［M］．南京：东南大学出版社，2006.

［39］丁甘仁著．苏礼，王怡，谢晓丽整理．丁甘仁医案［M］．北京：人民卫生出版社，2007.

［40］丁甘仁著．晏飞，张应文点校．丁甘仁医书二种［M］．福州：福建科

学技术出版社，2007.

［41］许泽君.丁甘仁治血证心法探析［J］.陕西中医，2007，28（9）：
　　　1246.

［42］杨忠.丁甘仁传［M］.上海：上海中医药大学出版社，2008.

［43］舒莹.丁甘仁治疗外感热病的临床经验和学术思想探讨［J］.江苏中
　　　医药，2008，40（5）：18–20.

［44］李成文，杜正浩.丁甘仁治疗中风医案特色［J］.辽宁中医杂志，
　　　2009，36（12）：2169–2170.

［45］李夏亭.孟河医派三百年［M］.北京：学苑出版社，2010.

［46］丁甘仁著.张玉萍，王素羽点校.丁氏百病医方大全［M］.福州：福
　　　建科学技术出版社，2010.

［47］连侃.丁甘仁外科病辨治经验探析［J］.辽宁中医药大学学报，2010，
　　　12（3）：162–163.

［48］上海中医药大学.近代中医流派经验选集［M］.第3版.上海：上海
　　　中医药大学出版社，2011.

［49］秦琴，石历闻.丁甘仁伏暑治法浅析［J］.江苏中医药，2012，44（5）：
　　　6–8.

［50］吴永钧，舒莹.丁甘仁治疗痰饮咳嗽经验浅析［J］.中国民族民间医
　　　药，2012（7）：130.

［51］马明越，于文明.丁甘仁运用六经辨治湿温经验探析［J］.中医杂志，
　　　2013，54（4）：352–354.

［52］李友白，刘跃光，郭胜伟，等.孟河医派传承模式研究及对中医教育
　　　的启发［J］.中医杂志，2012，53（7）：544–552.

［53］王传博，王婕琼，李泽庚.丁甘仁诊治咳喘撷华［J］.中医药临床杂

志，2013，25（4）：365-366.

［54］朱毓梅，杨金萍，王振国，等．丁甘仁对张仲景六经辨证思想的发挥［J］．中医杂志，2013，54（5）：389-391.

［55］蔡芳霓，叶进．《丁甘仁医案》调治脾胃病特色浅析［J］．上海中医药杂志，2013，47（6）：19-21.

汉晋唐医家（6名）

张仲景　王叔和　皇甫谧　杨上善　孙思邈　王　冰

宋金元医家（18名）

钱　乙　成无己　许叔微　刘　昉　刘完素　张元素

陈无择　张子和　李东垣　陈自明　严用和　王好古

杨士瀛　罗天益　王　珪　危亦林　朱丹溪　滑　寿

明代医家（25名）

楼　英　戴思恭　王　履　刘　纯　虞　抟　王　纶

汪　机　马　莳　薛　己　万密斋　周慎斋　李时珍

徐春甫　李　梴　龚廷贤　杨继洲　孙一奎　缪希雍

王肯堂　武之望　吴　崑　陈实功　张景岳　吴有性

李中梓

清代医家（46名）

喻　昌　傅　山　汪　昂　张志聪　张　璐　陈士铎

冯兆张　薛　雪　程国彭　李用粹　叶天士　王维德

王清任　柯　琴　尤在泾　徐灵胎　何梦瑶　吴　澄

黄庭镜　黄元御　顾世澄　高士宗　沈金鳌　赵学敏

黄宫绣　郑梅涧　俞根初　陈修园　高秉钧　吴鞠通

林珮琴　章虚谷　邹　澍　王旭高　费伯雄　吴师机

王孟英　石寿棠　陆懋修　马培之　郑钦安　雷　丰

柳宝诒　张聿青　唐容川　周学海

民国医家（7名）

张锡纯　何廉臣　陈伯坛　丁甘仁　曹颖甫　张山雷

恽铁樵